全国高职高专护理类专业规划教材（第三轮）

社区护理学

第3版

（供护理及助产专业用）

主　编　郑翠红　彭月娥

副主编　李华萍　闫春梅　宁晓东　连剑娟

编　者　（以姓氏笔画为序）

宁晓东（荆门市中心医院）

闫春梅（山东医学高等专科学校）

李华萍（福建省级机关医院）

李治伟（长沙卫生职业学院）

连剑娟（福建卫生职业技术学院）

张小红（襄阳市中心医院）

周媛媛（江苏护理职业学院）

郑旭君（江西医学高等专科学校）

郑翠红（福建卫生职业技术学院）

秦　洁（上海建桥学院）

黄小娥（重庆三峡医药高等专科学校）

彭月娥（长沙卫生职业学院）

中国健康传媒集团
中国医药科技出版社

内 容 提 要

本教材是本着创新、贴近社区等原则，结合目前社区的发展现况、互联网＋在社区的应用、高职高专护理及助产专业学生的学习需求进行编撰。内容涵盖社区护理概述、流行病学在社区护理中的应用、社区健康管理、社区健康促进和健康教育、社区健康相关行为管理、家庭护理、社区重点人群的保健与护理、社区慢性病的管理与护理、社区康复护理、社区传染病的管理与护理、社区紧急救护、社区安宁疗护等。全书从社区护理的各种工作及管理方法、服务内容到各种人群的预防保健均进行了详细的阐述。本书为书网融合教材，还配有微课、题库、重点小结等数字资源，方便学生利用碎片化时间进行学习，有利于进行线上线下相结合的教学模式。

本教材主要供高等职业院校护理及助产专业师生教学使用，也可作为相关专业人员的参考用书。

图书在版编目（CIP）数据

社区护理学/郑翠红，彭月娥主编．－－3 版．

北京：中国医药科技出版社，2024．8．－－（全国高职高专护理类专业规划教材．第三轮）．－－ISBN 978－7－5214－4710－1

Ⅰ．R473．2

中国国家版本馆 CIP 数据核字第 2024TP5635 号

美术编辑 陈君杞
版式设计 友全图文

出版 **中国健康传媒集团** | 中国医药科技出版社
地址 北京市海淀区文慧园北路甲 22 号
邮编 100082
电话 发行：010－62227427 邮购：010－62236938
网址 www.cmstp.com
规格 889mm×1194mm $^{1}/_{16}$
印张 13 $^{3}/_{4}$
字数 377 千字
初版 2015 年 7 月第 1 版
版次 2024 年 8 月第 3 版
印次 2024 年 8 月第 1 次印刷
印刷 河北环京美印刷有限公司
经销 全国各地新华书店
书号 ISBN 978－7－5214－4710－1
定价 46.00 元

数字化教材编委会

主　编　郑翠红　彭月娥

副主编　李华萍　闫春梅　宁晓东　连剑娟

编　者　（以姓氏笔画为序）

宁晓东（荆门市中心医院）

闫春梅（山东医学高等专科学校）

李华萍（福建省级机关医院）

李治伟（长沙卫生职业学院）

连剑娟（福建卫生职业技术学院）

张小红（襄阳市中心医院）

周媛媛（江苏护理职业学院）

郑旭君（江西医学高等专科学校）

郑翠红（福建卫生职业技术学院）

秦　洁（上海建桥学院）

黄小娥（重庆三峡医药高等专科学校）

彭月娥（长沙卫生职业学院）

出版说明

全国高职高专护理类专业规划教材，第一轮于 2015 年出版，第二轮于 2019年出版，自出版以来受到各院校师生的欢迎和好评。为深入学习贯彻党的二十大精神，落实《国务院关于印发国家职业教育改革实施方案的通知》《关于深化现代职业教育体系建设改革的意见》《关于推动现代职业教育高质量发展的意见》等有关文件精神，适应学科发展和高等职业教育教学改革等新要求，对标国家健康战略、对接医药市场需求、服务健康产业转型升级，进一步提升教材质量、优化教材品种，支撑高质量现代职业教育体系发展的需要，使教材更好地服务于院校教学，中国健康传媒集团中国医药科技出版社在教育部、国家药品监督管理局的领导下，组织和规划了“全国高职高专护理类专业规划教材（第三轮）”的修订和编写工作。本轮教材共包含 24 门，其中 21 门为修订教材，3 门为新增教材。本套教材定位清晰、特色鲜明，主要体现在以下方面。

1. 强化课程思政，辅助三全育人

贯彻党的教育方针，坚决把立德树人贯穿、落实到教材建设全过程的各方面、各环节。教材编写将价值塑造、知识传授和能力培养三者融为一体。深度挖掘提炼专业知识体系中所蕴含的思想价值和精神内涵，科学合理拓展课程的广度、深度和温度，多角度增加课程的知识性、人文性，提升引领性、时代性和开放性，辅助实现“三全育人”（全员育人、全程育人、全方位育人），培养新时代技能型创新人才。

2. 推进产教融合，体现职教精神

围绕“教随产出、产教同行”，引入行业人员参与到教材编写的各环节，为教材内容适应行业发展献言献策。教材内容体现行业最新、成熟的技术和标准，充分体现新技术、新工艺、新规范。

3. 创新教材模式，岗课赛证融通

教材紧密结合当前实际要求，教材内容与技术发展衔接、与生产过程对接、人才培养与现代产业需求融合。教材内容对标岗位职业能力，以学生为中心、成果为导向，持续改进，确立“真懂（知识目标）、真用（能力目标）、真爱（素质目标）”的教学目标，从知识、能力、素养三个方面培养学生的理想信念，提升学生的创新思维和意识；梳理技能竞赛、职业技能等级考证中的理论知识、实操技能、职业素养等内容，将其对应的知识点、技能点、竞赛点与教学内容深度衔接；调整和重构教材内容，推进与技能竞赛考核、职业技能等级证书考核的有机结合。

4. 建新型态教材，适应转型需求

适应职业教育数字化转型趋势和变革要求，依托“医药大学堂”在线学习平台，搭建与教材配套的数字化课程教学资源（数字教材、教学课件、视频及练习题等），丰富多样化、立体化教学资源，并提升教学手段，促进师生互动，满足教学管理需要，为提高教育教学水平和质量提供支撑。

前言 PREFACE

我国社区卫生服务已发展成为我国卫生工作的重要组成部分。随着疾病谱转变及老龄人口的迅速增长，人民群众对社区护理服务需求也日益增长，作为社区卫生服务团队重要成员之一的社区护士，应不断地与时俱进，提高自身素质和服务水平，为人民群众提供符合他们需求的护理服务，达到普及护理服务的目的。

本教材内容涵盖社区护理概述、流行病学在社区护理中的应用、社区健康管理、社区健康促进和健康教育、社区健康相关行为管理、家庭护理、社区重点人群的保健与护理、社区慢性病的管理与护理、社区康复护理、社区传染病的管理与护理、社区紧急救护、社区安宁疗护等。全书对社区护理的各种工作和管理方法、服务内容及各种人群的预防保健均进行了详细的阐述。从社区的构成、环境对健康的影响、流行病学研究方法、各种统计指标的应用和计算、如何建立和管理健康档案、怎样实施健康教育及针对不同人群进行健康促进工作、如何进行家庭评估、访视及社区照顾等方面详细阐述了社区护理的各种工作和管理方法。从儿童、妇女及老年人保健与护理、患有各种慢性病者、传染病者及需紧急救护者的保健及护理详细阐述社区护士该如何应对社区人群的生、老、病。而社区安宁疗护则详细阐述了社区护士应如何进行死亡教育，如何对临终者实施安宁照护。随着安宁疗护的加入，本书将社区人群的生、老、病、死全部涵盖其中。

本教材根据“内容新颖，贴近社区”的原则，结合“以岗位需求为导向”的办学方针编写而成，力求做到使学生好学，老师好教。为了便于学生学习和理解，每章节前均设有情境导入，利于学生结合教师讲课内容进行思考；每章后设有目标检测，目标检测形式模拟护士执业考试题型，学生通过练习不仅可以了解自己对所学内容的掌握情况外，还能熟悉执业考试模式；本教材设有知识链接模块，旨在拓宽学生的视界，帮助学生增加人文知识。

希望读者通过对本书的学习，能够掌握社区护理工作的基本工作和管理方法，掌握重点人群的保健、慢性病及传染病患者的管理与护理，能正确开展死亡教育，做好安宁疗护工作。

本教材在编写过程中，凝聚了全体编者的智慧和心血，同时也得到了各参编单位领导和同事的大力支持，在此一并表示诚挚的感谢。

由于编者的能力和水平有限，教材难免存在疏漏之处，敬请广大师生、护理同仁及广大读者批评指正。

编　者

2024 年 5 月

CONTENTS 目录

第一章　社区护理概述 …… 1

第一节　社区与社区卫生服务 …… 1

一、社区 …… 1

二、社区卫生服务 …… 3

三、我国社区卫生服务体系 …… 3

四、社区卫生服务相关法规 …… 4

第二节　社区护理 …… 4

一、社区护理的概念、特点和意义 …… 5

二、社区护理历史沿革和发展趋势 …… 5

第三节　社区护士 …… 6

一、社区护士的角色和任务 …… 6

二、社区护士的任职资格 …… 7

三、社区护士的能力要求 …… 8

第四节　社区环境 …… 8

一、自然环境 …… 9

二、社会环境 …… 14

第二章　流行病学在社区护理中的应用 …… 19

第一节　流行病学概述 …… 19

一、流行病学的概念 …… 19

二、流行病学的研究内容与应用 …… 20

三、流行病学研究方法概述 …… 20

四、流行病学特征 …… 21

第二节　常用统计描述与疾病的分布 …… 22

一、率和比的概念 …… 22

二、常用疾病频率测量指标 …… 22

三、疾病流行的强度 …… 23

四、疾病的分布形式 …… 24

第三节　描述性研究 …… 24

一、现况调查 …… 24

二、筛检 …… 26

第四节　分析性研究 …… 28

一、病例对照研究 …… 28
二、队列研究 …… 29
第五节 实验流行病学研究 …… 32
一、概述 …… 32
二、社区干预试验 …… 32
第三章 社区健康管理 …… 35
第一节 社区健康管理概述 …… 35
一、社区健康管理的概念 …… 35
二、社区健康管理国内外发展状况 …… 36
三、社区健康管理工作 …… 37
第二节 社区健康档案的建立与管理 …… 40
一、建立社区健康档案的目的和原则 …… 40
二、社区健康档案的种类和内容 …… 42
三、社区健康档案的建立 …… 44
四、社区健康档案的保管和利用 …… 46
五、社区健康档案服务管理 …… 47
第三节 互联网+社区健康管理 …… 49
一、“互联网+社区健康管理”概述 …… 49
二、“互联网+社区健康管理”服务模式 …… 50
三、“互联网+社区健康管理”平台建设 …… 50
四、“互联网+”社区健康数据管理与分析 …… 51
第四章 社区健康促进和健康教育 …… 53
第一节 社区健康促进 …… 53
一、健康促进概述 …… 53
二、健康促进理论与模式 …… 55
三、健康生活方式 …… 57
四、健康促进场所 …… 59
第二节 社区健康教育 …… 60
一、健康教育的概念与目的 …… 60
二、健康教育的理论与模式 …… 62
三、健康教育的内容和形式 …… 62
四、健康教育的步骤和技巧 …… 64
五、社区护士在健康教育中的角色与功能定位 …… 66
第五章 社区健康相关行为管理 …… 68
第一节 健康相关行为 …… 68
一、概述 …… 68
二、健康相关行为的分类和影响因素 …… 69

第二节 营养膳食行为干预 …… 70
一、营养膳食与健康 …… 71
二、社区人群营养调查与评价 …… 72
三、社区人群的营养干预 …… 74
第三节 身体活动行为干预 …… 75
一、身体活动与健康 …… 76
二、身体活动水平的测量与评价 …… 78
三、制订个性化身体活动方案流程 …… 79
四、不同年龄段及人群的身体活动指南 …… 80
第四节 烟酒成瘾行为干预 …… 81
一、吸烟与健康 …… 81
二、饮酒与健康 …… 83
第六章 家庭护理 …… 86
第一节 家庭与家庭评估 …… 86
一、家庭的概念 …… 86
二、家庭的类型 …… 86
三、家庭的功能 …… 87
四、家庭生活周期与护理特点 …… 88
五、家庭的评估 …… 89
第二节 家庭护理 …… 91
一、家庭病床 …… 91
二、家庭访视 …… 92
三、居家护理 …… 94
四、“互联网+”家庭护理 …… 96
第七章 社区重点人群的保健与护理 …… 99
第一节 社区儿童保健与护理 …… 99
一、概述 …… 99
二、不同时期儿童的特点 …… 100
三、不同时期儿童的保健指导 …… 101
四、儿童保健服务流程 …… 106
五、计划免疫和预防接种 …… 106
第二节 社区妇女保健与护理 …… 109
一、概述 …… 109
二、不同时期妇女的特点 …… 110
三、不同时期妇女的保健指导 …… 112
四、妇女保健服务流程 …… 116
第三节 社区老年人的保健与护理 …… 116

一、社区老年人的相关概念 …… 117
二、社区老年人保健的任务 …… 117
三、老年人的特点 …… 117
四、老年人的保健指导 …… 119
五、社区老年人的养老模式与健康管理 …… 121
第八章 社区慢性病的管理与护理 …… 124
第一节 概述 …… 124
一、慢性病的概念与特点 …… 124
二、慢性病的流行病学特征 …… 125
三、慢性病的相关危险因素 …… 125
第二节 社区慢性病管理 …… 126
一、社区慢性病管理的原则与策略 …… 126
二、慢性病的社区管理流程 …… 127
三、社区慢性病信息化管理平台的应用 …… 128
第三节 常见慢性病患者的社区护理与管理 …… 129
一、恶性肿瘤患者的社区护理与管理 …… 129
二、心脑血管疾病患者的社区护理与管理 …… 131
三、慢性呼吸系统疾病患者的社区护理与管理 …… 133
四、代谢性疾病患者的社区护理与管理 …… 135
第九章 社区康复护理 …… 139
第一节 概述 …… 139
一、社区康复护理概述 …… 139
二、社区康复护理的工作内容和实施原则 …… 140
三、社区康复护理的治疗技术 …… 142
四、社区康复护理的常用方法 …… 143
第二节 社区康复护理 …… 144
一、残疾人的社区康复护理 …… 144
二、常见疾病后遗症的社区康复护理 …… 148
三、智力低下者的社区康复护理 …… 149
四、心理障碍者的社区康复护理 …… 150
第十章 社区传染病的管理与护理 …… 153
第一节 社区传染病概述 …… 153
一、传染病的流行过程及影响因素 …… 154
二、传染病的特征 …… 155
第二节 社区传染病的管理 …… 156
一、传染病的报告制度 …… 157
二、传染病的管理措施 …… 157

三、传染病患者的访视 …… 159
第三节 社区常见传染病的管理与护理 …… 160
一、常见呼吸道传播传染病管理 …… 160
二、常见消化道传播传染病管理 …… 164
三、常见血液传播传染病管理 …… 167
第四节 突发公共卫生事件的管理 …… 170
一、突发公共卫生事件的概念与特点 …… 171
二、突发公共卫生事件的预防和应急处理 …… 171
第十一章 社区紧急救护 …… 176
第一节 概述 …… 176
一、社区紧急救护的概念 …… 176
二、社区紧急救护的要素 …… 176
三、社区紧急救护的特点 …… 177
四、社区紧急救护的原则 …… 177
五、社区紧急救护护士的基本要求 …… 178
第二节 社区常见急症的紧急救护 …… 179
一、心搏骤停的社区紧急救护 …… 180
二、昏迷的社区紧急救护 …… 181
三、休克的社区紧急救护 …… 182
四、喉阻塞的社区紧急救护 …… 183
五、溺水的社区紧急救护 …… 184
六、急性细菌性食物中毒的社区紧急救护 …… 185
七、烧（烫）伤的社区紧急救护 …… 186
八、中暑的社区紧急救护 …… 186
九、犬咬伤的社区紧急救护 …… 187
第十二章 社区安宁疗护 …… 190
第一节 死亡及死亡教育 …… 190
一、死亡概述 …… 190
二、死亡态度 …… 192
三、死亡教育 …… 192
四、护士与死亡教育 …… 194
第二节 缓和医学与安宁疗护 …… 194
一、缓和医学 …… 194
二、安宁疗护 …… 195
三、社区安宁疗护 …… 199
参考文献 …… 204

第一章　社区护理概述

PPT

学习目标

知识目标：掌握社区卫生服务、社区护理的概念和特点及社区护理的工作范围；熟悉社区的概念、构成要素和功能；了解环境污染、空气污染及社会环境对健康的影响、饮用水的卫生要求及社区护士的角色与准入条件。

技能目标：具备在社区卫生服务工作中解决实际问题的能力。

素质目标：能够初步树立社区卫生服务工作的意识。

随着社会的发展、我国城镇化步伐的加快以及老龄化社会的到来，使得人们对卫生服务的需求越来越高。发展社区卫生服务是我国卫生服务体制改革的重要举措，为社区居民提供预防、医疗、保健、康复、计划生育技术指导和健康教育等就近、方便的综合性服务，发展社区和居家护理、安宁疗护等服务，进一步提升专业服务能力，提高护理服务的可及性。

第一节　社区与社区卫生服务

情境导入

情境：某社区是近年来城市扩建过程中的新建社区，随着入住人口的增多，附近新建或搬迁的幼儿园、小学已陆续投入使用，并且新建了超市、菜市场、药店和公交车站等，但是社区居民反映看病很不方便，尤其老年人、孕产妇和需要进行儿童保健的家庭对此感受很深，因为距离中心城区较远，到公立医院都很不方便。社区居民强烈要求建立社区卫生服务中心，就近提供基本卫生服务。

思考：1. 什么是社区？社区由哪些基本要素构成？

2. 什么是社区卫生服务？社区卫生服务的内容包括哪些方面？

一、社区

（一）社区的概念

世界卫生组织（World Health Organization，WHO）将社区（community）定义为："以某种形式的社会组织或团体结合在一起的人群"。我国社会学家费孝通于20世纪30年代引入"社区"一词，根据我国的特点将社区定义为："社区是若干社会群体（家族、氏族）或社会组织（机关、团体）聚集在某一地域里所形成的一个生活上相互关联的大集体"。在我国，城市社区一般是按街道办事处和居委会辖区范围设置，农村社区一般是按照乡镇和行政村为基本单位划分。社区是人们日常活动的主要场所，与人们的健康密切相关。

（二）社区的构成要素

1. 人群　是构成社区的第一要素，社区是由一定数量的人群组成的，包括社区人口的数量、质量、构成和分布等。

2. 地域 社区有一定的区域范围，其大小不定，可按行政区域或地理范围划分。WHO 对社区的界定是：一个有代表性的社区，人口数在 10 万 ~30 万，面积在 5000 ~50000 平方公里。但从广义的角度看，这种区域性并不仅局限于地理空间，也包含一种人文空间。

3. 社区认同 社区居民生活在社区这样一个共同的环境空间里，存在着个体需求的不同，如生活方式、文化习俗和心理认同等；同时也存在着一些共同的需要，如基本生活、卫生、教育、环境等，具有某些共同的利益以及由此产生的认同意识，所以社区居民又存在着一定的共性。

4. 社区设施 是满足社区居民生活需要必须具备的条件，因而要求社区需要具备满足生活条件的各种相应设施和场所，如菜市场、超市、学校、医疗机构、交通、金融网点、活动场所等，以满足社区居民基本的物质和精神需要。

5. 相应的管理机构 社区作为具有多重功能的地域社会生活共同体，是一个有组织、有秩序的社会实体，存在着许多公共事务需要处理，应有相应的管理机构和组织来解决社区居民存在的实际问题。

知识链接

社区干部坐班办公制度

为进一步加强服务型社区党组织建设，转变社区干部作风，提高办事效率，实行社区干部坐班办公制度。

1. 每个社区每天至少保证有一名社区干部坐班办公，接待群众，处理事务，坐班人员必须保证 24 小时通讯畅通。

2. 推行首问负责制和即时受理、限时办结等制度，按照“谁受理、谁处置、谁反馈”的原则，保证随时处理社区内日常事务，帮助群众解决各种问题。

3. 对在坐班时间内无法解决或需转交他人办理的事项要由受理人负责跟踪落实，并向当事人反馈办理结果，保证受理事项事事有着落，件件有回音。

（三）社区的功能

1. 社会化功能 社区是社会对人们生活影响最直接的场所，社区居民在其共同生活的过程中，形成了社区所特有的风俗习惯、文化特征、价值观念及意识形态等社会特征，这些特征又会影响每个社区居民。

2. 经济生活功能 社区具有生产、分配、交换和消费功能，社区通过对社区资源的整合和社会利益的调整，为社区居民各方面的生活需求提供资源和服务，如菜市场、超市和公交车站等。

3. 社区参与功能 社区是居民生活交往的主要场所，也是参与社会事务活动的地方。社区应建立一定的活动场所，如老人活动站、文化站、青少年活动中心、图书室等，以促进人们相互交往与互动，提高社区居民的参与意识。

4. 社会控制功能 社区通过各种组织及规章制度，鼓励社区居民自觉遵守社会道德规范，维护社会秩序，发挥社区的正常功能，保障社区居民的利益。

5. 相互支持及福利功能 社区可根据其具体情况及社区居民的要求设立一定的福利机构，如养老院、福利院、活动中心等，尤其应考虑为社区内的妇女、儿童、老年人、残疾人以及经济贫困的弱势群体等特殊人群，尽力为社区成员解决各种困难、提供多种福利服务以及寻求相关帮助等，以满足社区居民医疗、娱乐及相互支持和照顾的功能。

二、社区卫生服务

（一）社区卫生服务的概念

社区卫生服务（community health services）又称社区健康服务，在1999年国务院十部委印发的《关于发展城市社区卫生服务的若干意见》中明确指出，社区卫生服务是社区建设的重要组成部分，是在政府领导、社区参与、上级卫生机构的指导下，以基层卫生机构为主体，合理使用社区资源和适宜技术，以人的健康为中心、家庭为单位、社区为范围、社区居民的需求为导向，以妇女、儿童、老年人、慢性病者、残疾人和弱势人群为重点，以解决社区主要卫生问题，满足社区居民基本卫生服务需求为目的，融预防、医疗、保健、康复、健康教育、计划生育技术服务为一体，有效、经济、方便、综合、连续的基层卫生服务。

（二）社区卫生服务的内容

社区卫生服务不仅能为个人提供基本卫生服务，而且能充分利用社区资源，满足家庭和群体的基本卫生需求。当前我国社区卫生服务的主要内容有：社区预防、社区医疗、社区健康教育、社区保健、慢性病防治与管理、社区康复、计划生育技术服务等。

（三）社区卫生服务的特点

1. 可及性 社区卫生服务的最大优势是方便、可及。社区卫生服务为社区居民提供基本医疗服务和基本药品，从服务的时间、地点、内容及价格等方面都能够满足社区居民的基本卫生需求。

2. 公益性 与医院医疗服务相比较，社区卫生服务公益性的特点更加明显。其工作内容除了基本医疗服务以外，更多的是预防保健、健康教育和康复等公共卫生服务的内容。

3. 主动性 社区卫生服务相比其他形式的医疗卫生服务更具主动性。社区卫生服务是以社区家庭为基本单位，从各个方面，以多种形式主动为社区居民提供社区卫生的基本服务，服务的时间、地点、形式和内容等更具自主性和灵活性，能更好地方便社区居民。

4. 全面性 社区卫生服务的对象是社区全体居民，其重点服务对象是妇女、儿童、老年人、慢性病者、残疾人和精神病患者等。

5. 综合性 社区卫生服务包含着初级卫生保健，除基本医疗服务外，还包括预防、保健、康复、健康教育及计划生育技术等多位一体的卫生服务。

6. 连续性 社区卫生服务区别于专科医疗服务的显著特点是具有连续性，其服务于生命的各阶段，是从生前到死后的服务，服务内容从孕前保健指导到临终关怀，覆盖生命的各个周期以及疾病发生、发展的整个过程，根据生命各周期及疾病各阶段的特点及需求，提供具有针对性的服务，具有连续性的特点。

三、我国社区卫生服务体系

社区卫生服务在我国已开展多年，但目前其发展程度在全国各地仍不平衡。社区卫生服务体系是以一级医院为主体，二、三级医院和预防保健机构为指导，以城市街道、居委会为基础，由社区卫生服务指导中心、社区卫生服务中心和社区卫生服务站三级组织构成，由全科医师、社区护士、药剂师等专业人员组成。

1. 社区卫生服务指导中心 接受基层社区卫生服务中心的转诊患者，开展全科医学教学与科研工作，同时也承担部分全科医疗临床服务工作。社区卫生服务指导中心需具备二级甲等及以上医疗卫生机构的设备。

2. 社区卫生服务中心 一般以街道办事处所管辖范围设置，覆盖3万~5万人，应步行10~15分钟可到达。社区卫生服务中心的业务用房使用面积不应少于1000平方米。根据社区卫生服务的需要和居民需求，可配置适当类别与数量的病床，具备开展社区预防、医疗、康复、健康教育等工作的基本设备，并按相关规定配备一定比例的全科医师和注册护士。

3. 社区卫生服务站 以居民需求为导向，作为社区卫生服务中心无法覆盖区域的补充，服务人口一般为1万~5万人。社区卫生服务站的业务用房面积不应小于150平方米。

四、社区卫生服务相关法规

1997年1月，中共中央国务院颁布的《国务院关于卫生改革与发展的决定》指出，改革城市卫生服务体系，积极发展社区卫生服务，逐步形成功能合理、方便群众的卫生服务网络，此文件也成为我国卫生服务的标志性文件。1999年7月，十部委联合在《关于发展城市社区卫生服务的若干意见》中提出发展社区卫生服务的总目标，并规范了社区卫生服务的定义。2006年，国务院下发《国务院关于发展城市社区卫生服务的指导意见》，明确了社区卫生发展的指导思想、基本原则和工作目标，提出了社区卫生服务的六大功能，即健康教育、预防、保健、康复、计划生育技术服务和一般常见病、慢性病的诊疗服务，意义重大。国家发展改革委等十部门联合印发的《国家基本公共服务标准（2023年版）》，在2021年国家基本公共服务标准发布实施以来又经过不断发展和调整，完善规范了孕产妇健康服务、生育保险等41个服务项目的服务内容、服务标准、支出责任的表述，并调整了健康教育与健康素养促进等10个服务项目的牵头负责单位。

2015年，国家卫生计生委在发布《国务院办公厅关于推进分级诊疗建设制度的指导意见》和《关于进一步规范社区卫生服务管理和提升服务质量的指导意见》的基础上，结合"进一步改善医疗服务行动计划"，启动社区卫生服务提升工程，并提出了《社区卫生服务提升工程实施方案》。要求按照《社区卫生服务质量评价指标体系（2015年版）》全面开展服务提升活动，建立社区卫生服务质量考核评价的长效机制。切实促进了基本医疗卫生服务的公平可及，提出了规范社区卫生服务机构设置与管理、加强社区卫生服务能力建设、转变服务模式、加强社区卫生服务保障与监督管理等方面的具体措施。2016年，《中华人民共和国国民经济和社会发展第十三个五年规划纲要》从全面深化医药卫生体制改革、健全全民医疗保障体系、加强重大疾病防治和基本公共卫生服务、加强妇幼卫生保健及生育服务、完善医疗服务体系、促进中医药传承与发展、广泛开展全民健身运动、保障食品安全等8个方面对健康中国建设提出了具体要求。

第二节 社区护理

情境导入

情境： 某社区为了提高社区人群的健康水平，社区卫生服务中心的工作人员为全社区每个家庭发放了精心制作的健康生活指南手册、不定期组织社区人群进行健康知识讲座、每年为社区人群进行体格检查，并指导社区高血压患者、糖尿病患者进行血压血糖监测、指导慢性病患者正确服药等，为社区居民提供了及时、便捷的各种护理服务。

思考： 1. 什么是社区护理？社区护理的特点包括哪些方面？

2. 社区护理的意义包括哪些方面？

一、社区护理的概念、特点和意义

（一）社区护理的概念

社区护理（community health nursing）起源于公共卫生护理，20 世纪 70 年代由美国护士露丝·依思曼首次提出。根据美国护士协会的定义，社区护理是将公共卫生学及护理学理论相结合，用以促进和维护社区人群健康的一门综合学科。

（二）社区护理的特点

1. 以健康为中心 社区护理的服务宗旨是提高社区人群的健康水平，以预防疾病和促进健康为主要目标，因此，预防性服务和保健性服务在社区护理工作中尤为重要。社区护理通过运用公共卫生学和护理学的专业理论、技术和方法，维护和促进社区健康，减少社区人群的发病率。

2. 以社区人群为对象 社区护理的对象包括社区全体人群，既包括健康人群、亚健康人群、高危人群、重点保健人群和患者，也包括个体、家庭和社区。

3. 具有高度的独立性和自主性 社区护理具有高度的自主性，社区护士常常需要独立地开展多种工作或深入家庭提供各种护理服务，这就要求社区护士必须具备较强的独立工作能力。

4. 广泛的协作性 社区护理的工作范围和对象决定社区护士在工作中不仅要与卫生保健人员合作，还要与社区管理人员、社区居民及其他相关人员密切协作。

5. 具有长期性、连续性、综合性和可及性 社区护理是针对整个人群实施的连续、动态的服务，贯穿人的生命全过程，其工作内容广泛而复杂，因此具有长期性、连续性、综合性和可及性。

（三）社区护理意义

1. 开展社区护理，为社区居民提供了及时、方便、经济的各种护理服务，满足了社会的需求，有利于国家卫生资源的合理利用和人民健康水平的提高。

2. 发展社区护理是确保社区卫生服务质量的关键，是实现我国发展社区卫生服务目标的重要保证。

3. 社区护理工作的开展，既体现了护理服务模式的转变，又拓宽了护理服务的范围，丰富了护理服务的内容，对护理队伍的建设、护理事业的发展起着重要的促进和推动作用。

二、社区护理历史沿革和发展趋势

（一）社区护理的历史沿革

社区护理起源于西方国家，追溯社区护理发展的历史，可将其发展过程划分为 4 个阶段，即：家庭护理阶段、地段护理阶段、公共卫生护理阶段和社区护理阶段。

1. 家庭护理阶段 19 世纪中期以前，由于卫生服务资源的匮乏、医疗水平的局限以及护理专业的空白，多数患者在家中休养，由家庭主妇看护、照顾。这种简单、基础的家庭护理为早期护理和社区护理的诞生奠定了基础。

2. 地段护理阶段 地段护理起源于英国。19 世纪中期到 19 世纪末期的近 50 年间，英国、美国为了使贫困患者能享受到基本的护理服务，改善贫困人群的健康状况，各地陆续开设了地段护理服务。此阶段主要侧重于对居家贫困患者的护理以及对家属的指导。尽管有保健护士参与，但从事地段护理的人员多数为志愿者，只有少数为护士。

3. 公共卫生护理阶段 公共卫生护理起源于美国。自 20 世纪开始，此阶段护理的服务对象由贫困患者扩大至地段居民；服务内容由单纯的医疗护理，扩展至预防保健服务。从事公共卫生护理的人员，绝大多数为公共卫生护士，少数为志愿者。

4. 社区护理阶段 20世纪70年代后，世界各国越来越多的护士以社区为范围，以健康促进、疾病防治为目标，提供医疗护理和公共卫生护理服务。从20世纪70年代中期开始，美国护理协会将这种融医疗护理和公共卫生护理为一体的服务称为社区护理，将从事社区护理的人员称为社区护士。

（二）我国社区护理的现状和发展趋势

近年来，我国的社区护理事业有了长足的发展，但同时也存在一些不足。1996年5月，中华护理学会在北京举办首届“全国社区护理学术会议”，倡导要发展社区护理、家庭护理和老人护理，要求护士把在家庭和社区中照顾妇婴、老人和慢性病人的工作开展起来，这与1998年国际护士会提出的“携手共促社区保健”主题一致。2018年中华护理学会第27届全国社区护理学术交流会议的主题是“凝心聚力，协同发展”，为社区护理工作开阔了视野，打开了思路。专家用生动的语言、典型的案例、前卫的工作模式诠释了基层首诊在社区，社区护士具有使辖区居民就医“接得住、留得下、管得好”的服务能力。2020年全国社区护理学术交流会以“创新与发展”为主题，为发挥社区护士在预检分诊、基层首诊、分级诊疗中的积极作用搭建高水平的学术交流平台，促进社区护理学科的创新与发展。

2006年2月，《国务院关于发展城市社区卫生服务的指导意见》中提出，到2010年全国地级以上城市和有条件的县级市要建立比较完善的社区卫生服务体系。2011年卫生部发布《关于落实2011年医改任务做好农村卫生服务有关工作的通知》，就做好农村卫生服务有关工作提出要求。2012年卫生部发出《卫生工作要点》指出，进一步加强社区卫生服务能力建设，推进中小城市社区卫生服务发展，继续开展创建示范社区卫生服务中心活动，提升社区卫生服务内涵。2022年国家卫生健康委在《全国护理事业发展规划（2021—2025年）》中指出，加快补齐护理领域短板弱项，增加妇儿、老年、康复、中医等领域护理服务供给，发展社区和居家护理、安宁疗护等服务，进一步提升专业服务能力，提高护理服务的可及性。通过开展“互联网+护理服务”试点工作，实施老年护理服务发展工程，积极推进老年居家医疗护理服务，护理服务模式得到创新发展，护理服务领域不断延伸拓展，覆盖医疗机构、社区和居家以及全人群。护士为人民群众提供的医疗护理服务更加多样化，在疾病预防、治疗、护理、康复和安宁疗护等领域发挥了重要作用。护理内涵外延进一步丰富和拓展，老年、中医、社区和居家护理服务供给显著增加。社区护理工作为保障人民健康任重道远。

第三节 社区护士

情境导入

情境： 社区周护士对患有慢性支气管炎、肺气肿、肺源性心脏病的杨奶奶进行家庭访视，杨奶奶正在家中使用家用制氧机吸氧，氧流量为5L/min。周护士将氧流量调整为2L/min，同时向杨奶奶进行了耐心的解释，杨奶奶对周护士的家庭访视很满意。

思考： 1. 周护士在家庭访视过程中体现了社区护士的哪些角色？

2. 周护士在家庭访视过程中展现了社区护士的哪些能力？

一、社区护士的角色和任务

（一）社区护士的角色

社区护士（community health nurse）是指在社区卫生服务机构及其他有关医疗机构从事社区护理

工作的护理专业人员。社区护士的主要角色包括以下几种。

1. 照顾者 是社区护士最基本的角色，在照顾过程中，应将整体护理观念和护理程序贯穿其中。

2. 健康教育者和咨询者 社区护士应通过对社区居民传播健康知识，帮助其树立健康意识，改变不良行为和生活方式，建立健康科学的生活方式，提高生活质量。社区护士还应作为咨询者，为社区居民提供健康问题的解答和服务。

3. 组织者与管理者 在社区卫生服务工作中，社区护士面临的具体工作具有复杂性和多样性，需要取得多方的理解、合作和信任，这些工作的开展都要求社区护士具备一定的组织能力和管理技巧。

4. 协调者与合作者 社区护理工作的开展通常需要取得不同部门和人员的配合，保证社区护理工作的顺利完成，这就要求社区护士必须具有较好的人际沟通和协调合作的能力。

5. 观察者与研究者 社区护士要善于观察社区中可能存在的一切与健康有关的问题，收集资料，并能进行正确的分析，找到解决的方法。同时社区护士还需要配合或主持一些专题研究，进一步提高社区人群的健康水平。

6. 社区健康代言人 为保护社区人群的健康，社区护士要及时发现威胁社区居民健康的问题和隐患，采取积极措施，必要时求助和上报，与有关部门协同解决。同时还应为社区特殊服务对象和弱势人群争取所需的健康服务。

（二）社区护士的任务

原卫生部颁布的《社区护理管理的指导意见（试行）》对社区护士任务做出如下规定。

1. 参与社区诊断，重点了解社区人群健康状况及分布、社区护理需求，发现社区人群的健康问题和影响因素，参与监测影响群体健康的不良因素。

2. 参与对社区人群的健康教育与咨询、行为干预和筛查、建立健康档案、高危人群监测和规范管理工作。

3. 参与社区传染病的预防与控制工作，参与预防传染病的知识培训，提供消毒、隔离技术的指导与咨询。

4. 参与社区儿童计划免疫任务。

5. 参与社区康复、精神卫生、慢性病防治与管理、营养指导工作。重点对老年人、残疾人、婴幼儿、围生期妇女提供康复与护理。

6. 承担诊断明确的居家患者的访视、护理工作，提供基础或专科护理服务，开展健康教育、护理指导与咨询服务。

7. 参与社区紧急意外事件的预防和处理。

8. 承担就诊患者的护理工作，提供急重症患者的转诊服务。

9. 参与计划生育技术的指导、宣传教育与咨询。

10. 提供社区临终护理服务。

二、社区护士的任职资格

根据我国《护士条例》和《社区护理管理的指导意见（试行）》，对从事社区护理工作的护士做出了明确要求。

1. 具有国家护士执业资格并经过注册。

2. 通过地（市）以上卫生行政部门规定的社区护士岗位培训。

3. 独立从事家庭访视或居家护理工作的社区护士，应具有在医疗机构从事临床护理工作 5 年以上的工作经验。

知识链接

《护士条例》

《护士条例》是为了维护护士的合法权益，规范护理行为，促进护理事业发展，保障医疗安全和人体健康而制定的。2008 年 1 月 23 日国务院第 206 次常务会议通过，2008 年 1 月 31 日国务院令第 517 号公布，自 2008 年 5 月 12 日起施行。最新《护士条例》全文包括总则、执业注册、权利和义务、医疗卫生机构的职责、法律责任、附则共六章三十五条。

三、社区护士的能力要求

社区护士的能力直接影响到社区护理的质量。只有不断加强社区护士的能力培养，提高社区护理队伍的整体素质，才能保证社区护理的质量。社区护士应具备以下能力。

1. 人际沟通和协作能力 社区护士需要与不同年龄、文化、职业及社会背景的社区居民、社区管理人员以及其他卫生工作人员密切合作。为了有效地开展社区护理工作，要求社区护士必须具备良好的人际沟通和协作的能力。

2. 健康教育能力 社区护士的工作职责之一就是要通过对社区人群传播预防保健知识，改变社区人群对健康的态度，帮助社区人群形成健康、科学的行为和生活方式，同时还需要教会非护理人员如照料者或慢性病者掌握必要的基础护理技术。

3. 组织管理能力 社区护士工作除需向社区居民提供直接的护理服务外，还需调动一切积极因素和有利资源促进社区健康，这就要求社区护士具备一定的协调和组织管理能力。

4. 评判性分析能力 社区护士的服务对象复杂、服务内容广泛、服务形式多样，这就要求社区护士对所收集资料具备一定的评判性分析能力，才能发现、分析问题，并最终解决问题。

5. 独立解决问题的能力 社区护士常需独立进行各种护理技术操作、开展健康教育、进行健康咨询或指导、解决健康问题等。因此，社区护士应具备独立判断和解决问题的能力。

6. 专业能力 是护士所必须具备的护理学专业知识和技能。社区护士除了需要为患者提供优质的护理服务，评估个人、家庭及社区的健康需求并努力地设法解决等，还要能够配合医生对社区居民的常见疾病做出正确的判断和处理，对急危重症患者能配合医生采取紧急措施并提供转诊服务。

7. 科研能力 社区护士肩负着发展社区护理、完善社区护理学科的重任。因此，应不断学习理论知识、科研设计及流行病学与统计方法，能正确分析健康资料，进行相应的科学统计和分析。

8. 自我防护能力 社区护士的自我防护能力，主要包括法律的自我防护和人身的自我防护。在非医疗机构场所提供有风险的医疗护理服务时，应加强法律意识，如实、完整地记录患者的病情，必要时在提供医疗护理服务前与患者或家属签订有关协议书，作为法律依据。同时还应加强自我防护，确保自身安全。

第四节 社区环境

情境导入

情境：小区居民发现附近的空气中常常弥漫着一种刺鼻的、难闻的气味，并且烟尘在空气中呈现出淡黄色，细心的社区居民发现这些烟尘来自小区后的厂房。经调查，该厂房为一制药车间，正按政府有关部门规划办理搬迁手续，将另迁新址。

思考：1. 环境污染的来源有哪些？

2. 环境污染对人体健康有何危害？

环境是人类赖以生存和发展的一切因素的总和，分为内环境和外环境。内环境包括人的生理环境和心理环境，外环境包括自然环境和社会环境。人作为一个开放的系统，外环境和人的健康密切相关，既相互作用，又相互影响。自然环境是社会环境的基础，而社会环境是自然环境的发展，自然环境和社会环境交织在一起，共同影响着人类的健康。了解环境对人群健康的危害，对社区护士开展“以社区为范围”的预防保健工作具有十分重要的意义。

一、自然环境

自然环境是存在于人类周围的各种自然因素的总和，包括生物、物理和化学因素，如大气、水、土壤、动物、植物等，与人的健康关系密切。

（一）环境污染

1. 环境污染的概念 由于人为的因素使环境的组成或状态发生变化，扰乱和破坏了生态系统的平衡、人类正常的生活和生产环境，对人和其他生物造成直接的、间接的或潜在的有害影响，称为环境污染。严重的环境污染称为环境破坏或公害。具体来讲，环境污染就是人们在生产、生活中排出的“三废”（废水、废气、废渣）和噪声等，导致空气、水、土壤和食物等的污染，使生态环境遭到破坏，影响人体健康，造成资源破坏和经济受损的现象。随着科技的进步和社会的发展，环境污染的问题日益突出，需要得到更多的重视并解决。

2. 环境污染物的种类 进入环境并引起污染或环境破坏的物质，称为环境污染物，按其属性可分为3类。

（1）物理性污染物 如噪声、光线、电磁辐射、电离辐射等。

（2）化学性污染物 如有毒气体、有机溶剂、农药以及其他有机物和无机物等。

（3）生物性污染物 主要指微生物，如细菌、病毒、寄生虫、真菌等。

3. 环境污染物的来源 环境污染物的主要来源如下。

（1）生产性污染 是环境污染物的主要来源。在工业生产过程中排放的废水、废气、废渣，即工业“三废”，其中含有多种化学污染物，若未经处理或处理不当排入环境，可造成大气、水和土壤等污染；农业生产中所使用的农药、化肥等也可能对周围环境造成污染。

（2）生活性污染 人们日常生活产生的垃圾、粪便和污水等处理不当均会造成环境污染。目前城市人口剧增，产生的生活垃圾数量庞大，加之塑料、玻璃、金属等材料复杂多样，垃圾处理难度日益加大。此外，现代生活中广泛使用的各种化学物品，如各类洗涤剂、杀虫剂、家庭装饰材料等也会对环境造成污染。

（3）其他污染 交通运输工具排放的尾气和产生的噪声与振动也是城市环境污染的重要来源。另外，还有建筑灰尘、电视塔和其他通信设备所产生的微波及电磁辐射，应用原子能和放射性同位素机构排出的放射性废弃物，以及火山爆发、森林大火、地震等自然灾害，均有可能使环境遭到污染和破坏，危害人们的健康。

4. 环境污染对健康的危害 环境污染具有多样性、广泛性、复杂性和长期性等特点，其对健康的危害主要体现为直接危害和间接危害。

（1）直接危害 包括特异性危害和非特异性危害，在特异性危害中又分为急性危害、慢性危害和远期危害。

1）特异性危害：①急性危害是指环境污染物在短时间内大量进入环境，对机体所致的健康危害甚至死亡。发达国家在工业化进程中，由于未重视环境保护，曾多次发生由环境污染所致的急性中毒事件。常见的有燃料燃烧排放的烟雾和生产事故排放的有毒有害气体等大气污染物。根据烟雾形成的原因可分为煤烟型烟雾事件，如英国伦敦烟雾事件；光化学型烟雾事件，如美国洛杉矶光化学烟雾事件。②慢性危害是指环境污染物长时间、低剂量反复作用于机体所产生的危害。这种环境污染在多数情况下都处于较低的浓度，不易被察觉，较为隐匿，是环境污染最常见、最广泛的健康损害方式。如大气污染与慢性支气管炎、支气管哮喘、肺气肿等呼吸道疾病密切相关。另外，工业废气中含有的有毒金属如铅、镉、汞等，也可以通过呼吸道进入人体，引起慢性中毒。③远期危害又称“三致作用”，是指污染物引发的致癌、致畸、致突变作用。远期危害潜伏期长，后果严重、影响深远。目前已证明有致癌作用的大气污染物有30余种，如多环芳烃、砷、铬等，其中致癌性最强的是苯并芘。现已证明二噁英类物质是典型的“三致”污染物，主要来源于垃圾焚烧、农药生产中的副产物。

知识链接

美国洛杉矶光化学烟雾事件

1943年发生在美国洛杉矶光化学烟雾事件是世界有名的公害事件之一。光化学烟雾是大量聚集的汽车尾气中的碳氢化合物在阳光作用下，与空气中其他成分发生化学作用而产生的有毒气体。这种烟雾中含有臭氧、氧化氮、乙醛和其他氧化剂。这种烟雾会使人眼睛发红，咽喉疼痛，呼吸憋闷、头昏、头痛。洛杉矶在40年代就拥有250万辆汽车，每天大约消耗1100吨汽油，排出1000多吨碳氢（CH）化合物，300多吨氮氧（NO_x）化合物，700多吨一氧化碳（CO），另外，还有炼油厂、供油站等其他石油燃烧排放。这些化合物被排放到阳光明媚的洛杉矶上空，不啻制造了一个毒烟雾工厂。1943年以后，烟雾更加肆虐，以致远离城市100千米以外的海拔2000米高山上的大片松林也因此枯死，柑橘减产。仅1950～1951年，美国因大气污染造成的损失就达15亿美元。1955年，因呼吸系统衰竭死亡的65岁以上的老人达400多人；1970年，约有75%以上的市民患上了红眼病。

2）非特异性危害：是指环境污染使一些常见病、多发病的发病率增加或病情加重，人体抵抗力下降、劳动能力降低。如大气污染严重地区人群的呼吸道感染患病率上升等。

（2）间接危害　环境污染扰乱生态平衡，间接损害人类健康。如自然灾害增加、农业和畜牧业减产、气候异常、建筑损毁等。大气中的烟尘还能吸收太阳的直射光和散射光，影响太阳辐射强度，具有抗佝偻病作用及杀菌作用的紫外线尤其容易被吸收。因此，在大气污染严重的地区，儿童佝偻病的发病率较高，也容易发生某些呼吸道疾病。温室效应、臭氧层破坏、酸雨是全球性环境污染最突出的3个热点问题，其影响广泛，后果严重。

1）温室效应：是煤炭、石油、天然气等燃料燃烧后释放出大量的二氧化碳进入大气造成的。二氧化碳气体具有吸热和隔热的作用，能吸收红外线长波辐射，阻止热量自地面向大气逸散，使地球表面保持一定的温度，这种现象称为温室效应。大气中二氧化碳的增加会出现全球气候变暖、海平面上升等现象。

2）臭氧层破坏：臭氧层是指大气层的平流层中臭氧浓度相对较高的部分，其主要作用是吸收短波紫外线。臭氧层的破坏可能会导致皮肤癌、眼部疾病和传染性疾病等的发生。

3）酸雨：是指pH值小于5.6的雨、雪或其他形式的降水如冰雹等，是由于空气中的二氧化硫和氮氧化物等酸性污染物遇水而形成的，酸雨可导致土壤和湖泊酸化、植物和生态系统遭受破坏，建筑材料、金属结构和文物被腐蚀等一系列严重的环境问题。

5. 环境污染的防治　需要动用综合的手段和措施来实现。

（1）治理工业“三废”　工业“三废”是环境污染的主要来源，需要采取各种措施减少“三废”排放。如改革生产工艺，大力推行清洁生产；综合利用和处理污染物，提高资源利用效率；加大执法力度，限期达标排放，强制淘汰落后技术和污染严重的生产设备等。保护环境，实现可持续发展。

（2）发展生态农业　生态农业是指在保护、改善农业生态系统的前提下，遵循生态学、生态经济学规律，运用系统工程方法和现代科学技术集约化经营的农业发展模式。可达到保护和改善生态环境，防治污染，维护生态平衡的目标。

（3）预防生活性污染和医疗污染　生活垃圾和污水必须严格经过无害化处理后才能排放。目前垃圾、污水的数量大幅增加，垃圾的性质、种类也变得日趋复杂，处理难度加大。另外，医疗垃圾常常含有病原微生物和放射性废弃物，需要经过特殊处理后才能排放。

（4）加强全社会环境保护的动员　借助各种教育、宣传的途径和手段，提高人们的环保意识，增加对环境保护的自觉性和参与性，共同创造和维护美好家园。

（5）完善法律法规　建立健全与我国目前经济、社会发展水平以及国情相适应的环境保护法律法规体系，运用法律手段保护环境，做到有法可依、有法必依、执法必严、违法必究。

（6）加强监督管理　相关职能部门做好本职工作，加强对环境保护工作的监督管理，认真贯彻执行国家相关法律、法规和政策等，使各项工作真正落到实处，取得实际效果。并且加强对自然环境的保护和利用工作，努力实现国家经济、社会的可持续发展。

（二）饮用水

水是人体的重要组成部分，物质输送、废物代谢等都必须在水的参与下完成。此外，水在维持个人卫生、调节气候、绿化环境、防暑降温等方面起到非常大的作用。如果水遭到污染，还可能导致疾病的传播和流行。

1. 水污染　2008 年颁布的《中华人民共和国水污染防治法》指出：水污染是指水体因某种物质的介入，而导致其化学、物理、生物或者放射性等方面特性的改变，从而影响水的有效利用，危害人体健康或者破坏生态环境，造成水质恶化的现象。

WHO 调查显示，全世界 80% 的疾病是由于饮用水被污染造成的，每年约有 2500 万儿童死于饮用被污染的水引发的疾病，占儿童死亡人数的 50%，12 亿人因饮用被污染的水而患上多种疾病。水污染按性质可分为化学性污染、物理性污染和生物性污染三大类。

（1）化学性污染　水的化学性污染物主要有无机化合物和有机化合物。至今从水中检出的化学性污染物已达 2500 种以上，常见的有汞、砷、铬、酚、氰化物以及农药等化学物质，它们可通过饮水或食物链进入人体，引起急性或慢性中毒。

（2）物理性污染　水的物理性污染主要包括悬浮物、放射性污染和热污染。水中悬浮物来自于生产和生活污水的排放，影响水的感官。放射性污染可通过直接辐照和食物链对人体产生危害，导致脱发、皮肤红斑、基因突变和染色体畸变，并可能遗传或诱发癌变等。热污染可使水温增高，影响水生生物的正常生长和水的净化，影响水环境和生态平衡。

（3）生物性污染　水的生物性污染主要是指病菌、病毒、寄生虫等微生物污染。其危害主要为传播各种疾病，甚至引发疾病的暴发和流行。

目前，我国大量的河流和地下水均受到不同程度的污染，引发了很多地区和人群的饮水安全问题，需要引起高度重视。

2. 饮用水的卫生要求　随着我国经济的发展，环境污染严重，水环境也在不断恶化。为此，国家卫生健康委员会、国家市场监督管理总局、中国国家标准化管理委员会修订了《生活饮用水卫生标准》（GB 5749—2022），新国标于2022年3月15日发布，于2023年4月1日正式实施。

（1）生活饮用水的基本卫生要求　①水中不得含有致病微生物，以防止水源性传染病的传播和流行；②水中所含化学物质及放射物质不得对人体健康带来任何危害；③感官性状良好，符合基本卫生要求的饮用水应无臭、无味、无色、透明；④水量充足，使用方便，符合长期发展的需要。

（2）饮用水的水质标准　《生活饮用水卫生标准》（GB 5749—2022），共97项水质标准。包括水质常规指标43项和扩展指标54项及限值，其中水质常规指标分为微生物指标、感官性状和一般化学指标、放射性指标和毒理指标4大类。统一了城镇和农村饮用水的卫生标准，实现了饮用水标准与国际接轨。既适用于集中式供水的生活饮用水，也适用于分散式供水的生活饮用水。

（3）饮用水的净化和消毒　饮用水的净化是为了除去水中的悬浮颗粒物质，改善物理性状，常用的方法有沉淀与过滤。饮用水的消毒是为了杀灭水中的病原微生物，以防止通过水传播疾病，常用的方法有物理消毒法和化学消毒法。

3. 水污染的防治　《中华人民共和国水污染防治法》从一般规定、工业水污染防治、城镇水污染防治、农业和农村水污染防治、船舶水污染防治、饮用水水源和其他特殊水体保护等多个方面，明确规定了水污染的防治措施和要求。任何单位和个人都必须严格执行，严格按照污染标准排放，有关部门要加强监督管理，对违反规定的单位和个人依法追究法律责任。

（三）大气

空气是人类赖以生存的重要环境因素之一。人体通过呼吸与外界环境进行气体交换，吸入氧气，排出二氧化碳，维持生命活动。因此，空气的理化组成关系着人类的健康。

1. 大气物理性状　包括太阳辐射、气象因素和空气离子化等。

（1）太阳辐射　由紫外线、可见光和红外线组成。

1）紫外线：根据其波长，可将紫外线分为3段：A段（320～400nm）有色素沉着作用；B段（275～320nm）有红斑作用和抗佝偻病作用；C段（200～275nm）有极强的细胞杀伤作用。适量照射紫外线可以增强机体的抵抗力，加速创伤的愈合。但过量则会危害健康，如短波紫外线可导致电光性眼炎等危害。

2）可见光：根据其波长，可见光呈现出红、橙、黄、绿、青、蓝、紫的不同颜色。可见光能提高代谢功能、视觉功能、平衡兴奋和镇静，还能提高工作效率与情绪。光线不足会引起视觉不适或眼疲劳等。

3）红外线：可使机体照射部位温度升高、血流加快、血管扩张，有消炎和镇痛的作用。因此，红外线照射可用于一些康复治疗，但过量的红外线照射可损害健康，引起皮肤角膜灼伤、热射病和日射病等。

（2）气象因素　包括气温、湿度、气压、气流等。气象因素与辐射综合作用于机体，调节人体的体温、心血管、神经、免疫功能和新陈代谢等多种生理活动。气象因素的极端变化可诱发疾病或使原有病情加重，如低气压、高气温、高气湿的"桑拿天"可诱发和加重心脑血管疾病。

（3）空气离子化　空气中的各种气体或原子在射线、雷电、水体冲击、摩擦等作用下，产生正离子和负离子，这个过程称为空气离子化的过程。空气中的负离子对健康有益，能调节中枢系统功能、改善自主神经功能、降低高血压、改善呼吸功能、镇静镇痛、改善睡眠、消除疲劳等。正离子的作用通常则刚好相反，对机体有不利影响。天然环境中，通常在树林、瀑布、自然风景区等的空气中负离子含量较多，有利于机体健康。

以上因素对机体的健康影响可能是综合性的，因此要注意从整体进行评价，不能仅考虑单一因素。

知识链接

雾霾天气注意事项

雾霾天气时有出现，对人们健康构成一定威胁，因此，在雾霾较为严重的天气，可以通过注意以下事项来减少由于空气污染可能引发或加重的健康问题：①取消或减少户外锻炼。②尽量减少外出。尤其是儿童、老年人以及患有呼吸系统疾病的人群更应尽量减少外出，外出时戴口罩。③酌情减少开门窗和外界通风换气时间，以减少室内空气污染的机会。④饮食宜清淡，少食刺激性食物。尤其在冬季应多吃牛奶、豆腐等含钙高的食品，必要时要补充维生素 D，以此来减少由于缺乏阳光照射而导致的佝偻病等。⑤因为雾霾天气可能导致视线条件不良，行车走路应更加注意安全。

2. 大气污染对健康的危害　由于自然或人为的因素，空气中混入了各种污染物并达到一定的浓度，大气的质量发生恶化，超过了空气的自净能力，对人体健康和生活卫生条件造成直接或间接的危害，称为大气污染。污染主要来源于工业生产、交通运输和日常生活等的排放，主要经过呼吸道或以其他方式进入人体，影响机体健康。

3. 室内空气污染　室内的空气质量直接影响到人们的健康状况。室内空气污染存在着长期性、累积性和多样性的特征，因此室内空气污染甚至可能比大气污染更加严重，对人体健康的危害不可忽视，室内空气中常见的污染来源有如下几项。

（1）烹调油烟和燃料燃烧　人们在烹饪和取暖时产生的室内空气污染。烹调油烟中测出 220 多种化学物质，其中挥发性亚硝胺和杂环胺化合物、醛类等都是已知的致癌物。

（2）建筑与装饰材料　近年来，大量新的化学物质被引入建筑材料、室内装饰和家具制作中，若处理不当则可能会造成严重的室内污染。主要的污染物有：①甲醛，主要来源于各种胶粘剂，具有刺激性和强烈的致癌作用，刺激眼和呼吸道黏膜，产生变态反应、免疫功能异常，造成肝损伤，影响中枢神经系统，甚至可损伤细胞内的遗传物质，对人体健康危害极大。②苯类及其化合物，主要存在于油漆、涂料等化工产品中，被 WHO 确定为强致癌物。严重的急性中毒可导致死亡，慢性中毒时以抑制造血功能为主。③氡，是一种无色、无味的放射性惰性气体。室内装修材料中析出的氡是室内氡的最主要来源，如炉渣、花岗岩、瓷砖和洁具等，对人类健康危害巨大。在美国，每天约有 60 人被氡夺去生命，甚至超过了艾滋病。我国每年因氡导致的肺癌患者在 5 万人以上。氡是 WHO 公布的 19 种主要环境致癌物之一。

（3）其他室内因素　室内喷洒各种杀虫剂、清洁剂、除臭剂等家用化学品，可造成挥发性有机物污染。室内通风不良、空调使用不当等也会造成室内生物性污染，可引起眼睛不适、咳嗽、精神不振。

4. 空气污染的防治　我国已颁布了《中华人民共和国环境保护法》和《中华人民共和国大气污染防治法》等相关法律，为保护大气环境、减少大气污染、保障人民健康提供了法律保证。加强大气卫生监测，依法进行监督和管理。大力倡导技术革新，减少大气环境污染。广泛进行宣传教育，提高民众和社会的环境保护意识。全社会动员起来，为推进空气污染的防治共同努力，促进人们健康水平的提高。

知识链接

绿色出行

绿色出行是指降低出行中的能耗，采用对环境污染最小的出行方式，即节约能源、提高效能、减少污染、有益于健康、兼顾效率的出行方式。如采用步行、骑自行车、乘坐公共汽车或地铁等公共交通工具出行，以达到保护环境的目的。

二、社会环境

社会环境主要由社会制度、经济、文化、风俗习惯等因素所构成，是人类在生产、生活和社会交往过程中逐渐形成的。社会环境与人群健康的关系复杂而密切，往往多个因素交织在一起共同发挥综合效应，主要包括人口因素、经济因素、文化因素和行为生活方式等。

（一）人口因素

在一定的经济状况和生产力发展水平条件下，人口发展即人口的数量、质量和再生产的速度决定了人们的生活水平和健康水平。

1. 人口数量对健康的影响 人口数量是指全球或一个国家或地区在具体时间、具体条件下的人口发展规律和水平。人口数量包括时期人口和时点人口。

人口的增长速度是影响人口数量的原因之一，目前疾病导致的死亡率下降，人均寿命的延长，使得人口的增长速度对人口数量的影响更大。人口增长速度适当，则该地区或国家的人口基本稳定，有利于当地的经济发展和社会稳定；人口的增长速度过快，加重社会负担，影响人群生活质量，给社会的发展带来一系列问题；人口的增长速度较慢，甚至为负数，又会使该地区或国家迅速进入老龄化，影响到社会的发展和人类的健康。

2. 人口结构对健康的影响 人口结构主要指人口的性别、年龄、婚姻、职业、文化等结构。其中与健康关系最为密切的是人口年龄结构。

人口年龄结构是指各年龄组在所有人口中所占的比例。年龄结构与疾病的分布具有极为密切的关系。老年人口的患病率高，卫生资源消耗量大。随着社会老龄化的发展，老年性疾病的患病率增加，对社会的医疗卫生事业造成沉重负担。人口老龄化是全球共同面临的一个重大问题。据国家统计局发布第七次全国人口普查公报显示：全国人口中，60 岁及以上人口超 2.64 亿人，占 18.70%，其中 65 岁及以上人口近 1.91 亿人，占 13.50%。与 2010 年第六次全国人口普查相比，60 岁及以上人口的比重上升 5.44%，65 岁及以上人口的比重上升 4.63%。满足老年人群对卫生保健的需求，成为迫在眉睫的重任。

（二）经济因素

经济因素对人群健康和社会发展有着重要的影响。经济状况不仅是人们生产、生活的物质基础和重要保证，同时还涉及教育、医疗卫生、社会福利和社会保障体系。经济因素对人群健康的影响是一种双向作用。一方面经济的发展是人群健康水平提高的根本保证；另一方面人群健康水平也是社会经济发展的必要条件之一，提高人群健康水平对推动社会经济的发展起着至关重要的作用。

经济水平低下会影响社会对医疗卫生、教育、社会福利等事业方面的投入。经济状况较差的人群往往存在较多的健康问题，同时可能使人群接受教育的机会减少，造成人口总体素质的下滑。

经济的发展可以帮助人们加快社会基础设施建设，建立和完善社会医疗保障，为人们提供更多的医疗卫生资源和受教育机会。经济的发展还可改善和保护环境，使环境更有利于人群的健康。

经济发展对健康也有不利影响。随着工业化进程的加快，造成环境的污染和破坏，增加了人们患病的危险性。经济的高速发展，使人们的劳动条件和生活水平明显改善，但同时也使得人们的生活方式发生了许多变化，如生活节奏的加快导致人们的身心压力过大、久坐办公的工作方式使人们脱离繁重体力劳动的同时导致了职业人群普遍缺乏运动；高脂、高糖的饮食习惯造成人群肥胖、高血压、糖尿病、冠心病等慢性疾病的发病率大大增加，这些已严重影响到人们的健康，甚至威胁生命。

知识链接

《中国居民膳食指南（2022 版）》一般人群膳食指南

一、食物多样，谷类为主，粗细搭配
二、多吃蔬菜、水果和薯类
三、每天吃奶类、大豆或其制品
四、常吃适量的鱼、禽、蛋和瘦肉
五、削减烹调油用量、吃清淡少盐膳食
六、食不过量、每天运动、保持安康体重
七、三餐安排要合理，零食要适当
八、每天足量饮水，合理选择饮料
九、如饮酒应限量
十、吃清洁卫生、不变质的食物

（三）文化因素

文化因素是人类重要的连接纽带，是社会环境的重要组成部分。文化因素包括民族结构、宗教结构、文化教育和家庭结构等。

1. 民族和宗教背景对健康的影响　我国是一个多民族国家，不同的民族可能有相同的风俗习惯和宗教信仰，相同的民族也可能有不同的风俗习惯和宗教信仰，他们在生活方式、行为习惯等方面都存在着差异，可能导致不同的健康问题，所以要在充分尊重不同人群不同宗教信仰的前提下，有针对性地开展卫生服务工作。

2. 文化教育对健康的影响　文化教育水平是一个国家经济发展程度的体现，同时也是一个国家和民族人口素质的重要方面。人口的文化教育水平一方面受到经济发展水平的制约；另一方面，又影响社会经济的发展。文化教育程度较高的人，自我保健意识较强，健康状况也相对较好。因此，提高文化教育水平，是提高健康水平的一项重要内容。

3. 家庭对健康的影响　家庭与人们的健康有着极为密切的关系。家庭是社会的基本单位，同时又是维护人群健康的重要场所。

家庭通过计划生育手段和优生优育措施，维护家庭成员的健康水平，特别是妇女儿童的健康水平。家庭成员的健康与家庭的经济水平和家庭类型等关系密切。一般来说，经济状况良好的家庭，有利于家庭成员的身心健康；经济状况较差的家庭，可能会对家庭成员的身心健康造成一定影响。离异、丧偶等类型的家庭，其家庭成员相对来说健康问题较多或健康状况稍差。

目标检测

答案解析

A 型选择题

1. 社区的构成要素中居于第一位的是（　）

A. 人群　　B. 地域　　C. 社区认同
D. 社区设施　　E. 管理机构

2. 下列哪些不是社区的功能（　）

A. 社会化功能　　B. 满足经济发展的功能　　C. 社会参与功能

D. 社会控制功能　　E. 福利功能

3. 关于社区卫生服务概念，下列错误的是（　）

A. 以人的健康为中心　　B. 以社区为范围　　C. 以家庭为单位

D. 以满足人的需求为中心　　E. 以社区居民需求为导向

4. 社区卫生服务最大的优势是（　）

A. 可及性　　B. 公益性　　C. 主动性

D. 综合性　　E. 连续性

5. 下列哪项不是社区卫生服务的内容（　）

A. 预防保健　　B. 学校卫生　　C. 健康教育

D. 康复　　E. 计划生育技术服务

6. 下列不属于社区卫生服务体系的是（　）

A. 社区卫生服务指导中心　　B. 社区卫生服务中心　　C. 社区卫生服务站

D. 卫生行政主管部门　　E. 三级医院

7. 下列不是自然环境组成的是（　）

A. 植物　　B. 动物　　C. 矿产资源

D. 水　　E. 人口

8. 目前环境污染物最主要的来源是（　）

A. 生产性污染　　B. 生活垃圾　　C. 生活污水

D. 交通工具排放　　E. 辐射

9. 下列属于生物性污染物的环境污染物是（　）

A. 有毒气体　　B. 电磁辐射　　C. 噪声

D. 农药　　E. 细菌

10. 下列不是环境污染的特点是（　）

A. 长期性　　B. 广泛性　　C. 复杂性

D. 多样性　　E. 特异性

11. 下列属于环境污染物中生活性污染物的是（　）

A. 废水　　B. 废气　　C. 废渣

D. 农药　　E. 洗涤剂

12. 温室效应的产生主要是由于大气中增加了下列何种物质（　）

A. 一氧化碳　　B. 二氧化碳　　C. 二氧化硫

D. 一氧化氮　　E. 二氧化氮

13. 酸雨的 pH 低于（　）

A. 3.4　　B. 4.3　　C. 5.6

D. 6.5　　E. 7.0

14. 抗佝偻病的紫外线是（　）

A. A 段　　B. B 段　　C. C 段

D. A 段和 B 段　　E. B 段和 C 段

15. 下列说法正确的是（　）

A. 一个国家的人口越少越有利于发展，人们健康水平也越好

B. 一个国家的人口越多越好，有利于社会发展

C. 社会的经济水平会影响人们的健康状况

D. 人们的健康水平不会影响社会的经济发展

E. 一个国家人口增长水平低，有利于人们健康

16. 下列不是文化因素对健康的影响的是（　）

A. 宗教　B. 民族　C. 教育

D. 家庭　E. 人口

17. 社区护理学是将护理学和以下哪个学科结合，形成的综合性学科（　）

A. 公共卫生学　B. 健康教育学　C. 社会医学

D. 伦理学　E. 心理学

18. 下列不是社区护理发展经历的阶段的是（　）

A. 家庭护理　B. 地段护理　C. 疾病预防控制护理

D. 公共卫生护理　E. 社区卫生护理

19. 社区护士常需独立进行各种护理技术操作、开展健康教育、进行健康咨询或指导，属于（　）

A. 独立解决问题的能力　B. 组织管理能力　C. 科研能力

D. 专业能力　E. 评判性分析能力

20. 下列不是社区护理的特点的是（　）

A. 以健康为中心　B. 以社区人群为对象　C. 独立性和自主性

D. 以个人为主体　E. 协作性

21. 下列不是社区护士任务的是（　）

A. 参与社区儿童计划免疫任务

B. 提供急重症患者的转诊服务

C. 参与社区诊断

D. 提供社区临终护理服务

E. 制订社区紧急意外事件的预防和处理政策

22. 社区护士最基本的角色是（　）

A. 健康教育者　B. 照顾者　C. 社区健康代言人

D. 健康咨询者　E. 观察者与研究者

23. WHO 调查显示，全世界 80% 的疾病是由于下列哪项污染造成（　）

A. 大气被污染　B. 植物被污染　C. 动物被污染

D. 土壤被污染　E. 饮用水被污染

24. 下列属于化学性污染物的是（　）

A. 噪声　B. 电磁辐射　C. 有毒气体

D. 电离辐射　E. 微生物污染

25. 目前已证明有致癌作用的大气污染物有 30 余种，其中致癌性最强的是（　）

A. 多环芳烃　B. 铬　C. 二噁英

D. 砷　E. 苯并芘

26. 下列不是社区护士角色的是（　）

A. 照顾者　B. 咨询者　C. 管理者

D. 领导者　E. 研究者

27. 社区护士的基本条件不包括（　）

A. 具有护士执业资格

B. 经过注册

C. 高中毕业以上文化水平

D. 通过岗位培训

E. 独立家访护士，应具有医院5年以上临床护理经历

28. 社区护士在开展工作时具备较强的法律意识，做好自我防护是属于（ ）

A. 组织管理能力　B. 评判性分析能力　C. 解决问题的能力

D. 专业技术能力　E. 自我防护能力

29. 某社区居民认为社区内没有设置菜市场，使得居民们生活极不方便，这属于哪一社区功能（ ）

A. 社会化　B. 经济生活　C. 社区参与

D. 社会控制　E. 福利功能

30. 社区通过各种组织及规章制度，鼓励社区居民自觉遵守社会道德规范，维护社会秩序，发挥社区的正常功能，保障社区居民的利益，这属于社区的哪一项功能（ ）

A. 社区参与功能　B. 社会化功能　C. 社会控制功能

D. 相互支持功能　E. 福利功能

31. 社区卫生服务的内容不包含（ ）

A. 社区预防　B. 社区医疗　C. 社区健康教育

D. 急性病防治与管理　E. 计划生育技术服务

32. 社区卫生服务区别于专科医疗服务的显著特点是（ ）

A. 连续性　B. 综合性　C. 全面性

D. 主动性　E. 公益性

（彭月娥）

书网融合……

思维导图　重点小结　微课　微课课件　习题

第二章 流行病学在社区护理中的应用

PPT

学习目标

知识目标： 掌握常用统计的指标及应用；熟悉现况调查、筛检、病例对照研究、队列研究等的实施步骤及相关指标；了解流行病学的概念和研究方法。

技能目标： 能够计算常用的统计指标，如率、构成比、相对比、死亡率、发病率、患病率等。具备应用生命统计指标为社区护理工作服务的能力。

素质目标： 树立“群体预防”理念，具备科学培养群体观念和科学的综合决策能力。

流行病学是研究人群中疾病和健康状态的分布及其影响因素，根据研究结果提出预防控制疾病和促进健康的对策与措施，并评价其效果的一门方法学。社区护理的主要目的是从群体的角度维护和促进社区居民健康。为达到这个目的，社区护士必须熟悉和掌握流行病学常用的基本知识，能够通过调查和统计分析，对社区内人群的健康状况做出评估，制定社区护理计划，评价社区护理效果。运用流行病学方法和统计知识开展社区人群保健和护理是社区护理工作的重要内容，本章介绍一些常用流行病学方法。

第一节 流行病学概述

情境导入

情境： 近期，某市某社区发生了一起感染性腹泻疫情，引起了社会的广泛关注。此次疫情主要集中在社区居民中，特别是学龄前儿童和老年人群体成为了重灾区。据统计，该社区共有居民约 5000 人，自疫情爆发以来，共报告了 205 例感染性腹泻病例，这一数字远超平常水平，显示出疫情的严重性。病例分布特点：在报告的 205 例病例中，儿童病例 30 例，患者多表现为高热、腹泻、呕吐等症状；病情较为急骤，约为 40 人，他们的症状可能更为复杂，恢复速度较慢。经过当地卫生部门的迅速响应和有效防控，包括加强社区消毒、隔离治疗患者、追踪密切接触者等措施，疫情得到了有效控制，未出现大规模扩散。同时，值得注意的是，本次疫情中未出现死亡病例。

根据案例请思考： 1. 我们从流行病学角度应该采取哪些指标描述此次疫情？

2. 此次疫情的发病率应该如何计算？

3. 为进一步探究可能发病原因可以采用什么研究方法？

一、流行病学的概念

流行病学是研究疾病和健康状态在人群中的分布及其影响因素，借以制订和评价预防、控制和消灭疾病及促进健康的策略与措施的科学。即流行病学是研究特定人群中与健康相关的状态和事件的分布及决定因素，以及应用这些研究结果控制健康问题。定义的基本内涵有四点：①研究的对象是人群，是研究所关注的具有某种特征的人群，而不是某一个体；②流行病学研究的内容不仅包括疾病，还包括伤害、健康状态及其他相关的卫生事件；③研究的起点是疾病和健康状态的分布，研究的重点是疾病和健康状态的影响因素；④研究的最终目的是为预防、控制和消灭疾病以及促进健康提供科学的决策依据。

二、流行病学的研究内容与应用

（一）描述疾病的分布

疾病（或健康状态）的分布是指在不同时间、不同地区及不同人群（年龄、性别、种族、职业等）中疾病（或健康状态）的发生频率和动态变化，以便对社区和特定人群健康做出群体诊断。在流行病学方法中，描述性研究的方法可以把疾病或健康相关问题在不同时间、空间和人群的分布数量或频率及其特点展示出来，有助于确定这些疾病或健康问题的相对重要性和需要优先考虑的问题，同时发现哪些需要特殊保健的易感人群。

（二）疾病预防与健康促进

流行病学研究的终极目标就是预防、控制和消灭疾病及促进健康。疾病预防和控制主要从两方面考虑。一是要消灭疾病或预防疾病的发生；二是要控制疾病发生后的蔓延、病程的进展或减缓发展，减少并发症、后遗症，降低病死率。除了预防疾病的发生，流行病学在制定促进人群健康的策略和措施，开展社区卫生服务和社区干预方面发挥了重要的作用。

（三）卫生决策与评价

只有掌握流行病学的知识，形成流行病学的观点，才能从群体和社区的角度来考虑和处理所负责范围的疾病和健康问题。正确的决策需要建立在充分的流行病学调查研究的基础之上，即应先了解该地区疾病与健康状况的分布，重点的疾病和影响健康的因素，现有卫生资源与医疗卫生保健服务实际需要的适应情况等。此外，卫生决策是否正确，各种卫生服务的效益如何，亦需要应用流行病学的方法进行评价。

（四）研究疾病病因与危险因素

疾病病因是流行病学最主要的研究内容。许多疾病特别是一些慢性非传染性疾病的病因至今尚不完全明了，流行病学可以探讨疾病的病因以及影响流行的因素，从而制定预防或控制这些疾病的策略及措施。只有透彻了解疾病发生、发展或流行的原因才能更好地防治乃至消灭某一疾病。

（五）研究疾病自然史

疾病在自然人群中的发生发展和消长规律的整个过程称为群体的疾病自然史，是流行病学意义上的疾病自然史。疾病在个体中有临床前期、临床期和临床后期的自然发生发展过程，称为个体的疾病自然史。以群体为基础的疾病自然史的研究有助于早期预防和发现疾病，了解疾病的转归和规律，适时采取有效措施以促进恢复健康。个体的疾病自然史在流行病学上也有其应用价值，当同一类型的个体病人累积到一定的数量时，可采用流行病学方法分析比较疾病的病程，以及不同年龄、性别、地区各种疾病结局（例如痊愈、死亡、并发症）的概率等等。

（六）疾病防治效果的评价

预防和控制疾病的任何药物、疗法或措施的效果都应当在人群的基础上进行检验和评价。流行病学作为临床医学研究的方法学，用于研究病人及其群体的诊断、治疗、预后以及预防保健的决策和评价。如队列研究可用于药物或卫生措施应用效果的评价。

三、流行病学研究方法概述

根据是否由研究者控制研究的条件，流行病学研究方法可以分为观察流行病学和实验流行病学、理论流行病学研究。根据研究开始时是否设置对照组，可将观察性研究区分为描述性研究（主要包括现况调查和生态学研究）和分析性研究（主要包括队列研究和病例对照研究等）。实验性研究根据其目的和内容，一般分为临床试验、现场试验和社区干预试验。（图2－1）

- 流行病学研究方法
  - 观察法
    - 描述流行病学
      - 现况调查
      - 疾病筛检
      - 生态学研究
    - 分析流行病学
      - 病例对照研究
      - 队列研究
  - 实验法：实验流行病学
    - 临床试验
    - 现场试验
    - 社区试验
  - 数量法：理论性研究
    - 理论流行病学
    - 流行病学方法研究

图2－1　流行病学研究方法

四、流行病学特征

（一）群体性特征

群体观点是由流行病学本身的性质决定的，是学习和应用流行病学的最基本观点。流行病学是从宏观和群体的角度认识疾病和健康状态，研究疾病的发生及动态分布，这是流行病学区别于其他医学学科最显著的特点之一。群体和分布是流行病学中两个最基本的概念。流行病学的研究内容是“群体诊断”，是对人群疾病和健康状态的概括。通过“群体诊断”发现群体中存在的主要公共卫生问题，或发生某一公共卫生事件的原因，从而“对症下药”，提出有针对性的预防对策或公共卫生服务计划。值得注意的是，流行病学在应用微观分子生物学研究方法和开展临床个体研究时，实际出发点仍然是“群体”。

（二）对比性特征

在流行病学研究中自始至终贯穿着比较的思想，比较的观点是流行病学方法的核心。队列研究中的暴露组和非暴露组、病例对照研究中的病例组和对照组、临床随机对照试验中的试验组和对照组等均贯穿着观察比较和分析的观点。有比较才有鉴别，只有通过比较，才能从中发现疾病发生的原因或线索，科学评价临床治疗药物或方案的效果。如比较吸烟组和非吸烟组的肺癌死亡率，对比冠心病组和对照组的高血压患病率；又如，在临床上，一种新药对某病的治愈率为80%，那么该治愈率是高还是低呢？只有与传统治疗方法的治愈率或其他对照组治疗方法的治愈率比较后才能作出判断。

（三）概率论与数理统计特征

流行病学极少用绝对数表示疾病或健康状况的分布情况，因为绝对数不能显示人群中发病的强度和（或）死亡的危险度，在进行群体间比较时多使用发病率和死亡率等频率指标。流行病学中得到的危险度及各种率，实际上是对相应问题的概率参数的估计值，而不是绝对值。例如，人们不能因看到某个吸烟的人已经活了100岁而否认吸烟是肺癌的一个重要病因，而应当从概率论的角度认识吸烟者比不吸烟者患肺癌的危险（即概率）要高出多少倍等。

（四）多病因论的特征

无论是传染病还是慢性非传染性疾病，其病因都不是单一的，而是由遗传与环境（包括社会环境）等多种因素综合作用的结果，只不过对于不同的疾病，遗传因素与各种环境因素各自作用的大小有所不同而已。生物-心理-社会医学模式要求整合生物医学、行为科学和社会医学等多方面去观察和解决人类的健康问题。

第二节　常用统计描述与疾病的分布

一、率和比的概念

（一）率

率是表示在一定的条件下某现象实际发生的例数与可能发生该现象的总例数之比，用以说明单位时间内某现象发生的频率或强度。一般用百分率、千分率、万分率或十万分率表示。

$$率=\frac{某现现象实际发生的例}{可能发能发生该现象的数}\times k \qquad （式2-1）$$

式中，$k=100\%$、$1000‰$……

（二）比

比也称相对比，是表示两个数相除所得的值，说明两者的相对水平，常用倍数或百分数表示。

$$相对比=\frac{甲指标}{乙指标} \qquad （式2-2）$$

（三）构成比

构成比表示事物内部各个组成部分占的比重，常以百分数表示。

$$构成比=\frac{某事物内部某一部分的数量（个位数）}{同一事物内部的整体数量（个位数之和）}\times 100\% \qquad （式2-3）$$

二、常用疾病频率测量指标

（一）发病频率测量指标

1. 发病率　发病率是指一定时期内、特定人群中某病新病例出现的频率。发病率的分子为新发病例数（指观察期间内新发生或初次诊断某病的病人），一个人在观察期间内多次发生同一种疾病，则应分别计算为几个新病例。其计算公式为：

$$发病率=\frac{一定时期内某人群生某病的新病例数}{同期暴露人口数}\times k \qquad （式2-4）$$

式中，$k=100\%$、$1000‰$、10000/万或100000/10万。

2. 罹患率　罹患率与发病率一样是测量新发病例频率的指标，多用于衡量小范围、短时间的发病频率，以月、周、日或一个流行期为时间单位。其计算公式为：

$$发病率=\frac{一定时期内某人群生某病的新病例数}{同期暴露人口数}\times k \qquad （式2-5）$$

式中，$k=100\%$、$1000‰$、10000/万或100000/10万。

（二）患病频率测量指标

患病率是指在特定时间内，一定人群中某病新旧病例数所占的比例，是衡量疾病的存在或流行情况的静态指标。其计算公式为：

$$患病率 = \frac{特定时间内某人群中某病新旧病例数}{同期观察人口数} \times k \quad （式 2-6）$$

式中，$k = 100\%$、$1000‰$、10000/万或 100000/10 万

知识链接

影响患病率的因素

患病率升高	患病率降低
病程延长	病程缩短
患者寿命的延长	病死率增高
新病例增加（发病率增高）	新病例减少（发病率下降）
病例迁入	病例迁出
健康者迁出	健康者迁入
诊断水平提高	治愈率提高
报告率提高	

（三）感染率

感染率是指在受检查的人群中某病现有的感染人数所占的比例，通常用百分率表示，常用于研究疾病的感染状况和防控工作的效果，估计某病的流行态势，也可为制订防控措施提供依据。其计算公式为：

$$感染率 = \frac{受检者中阳性人数}{受检人数} \times 100\% \quad （式 2-7）$$

（四）死亡与生存频率测量指标

1. 死亡率　死亡率是指某人群在一定期间内死于所有原因的人数在该人群中所占的比例。死亡率是测量人群死亡危险最常用的指标，常以年为单位计算。其计算公式为：

$$死亡率 = \frac{某人群某年总死亡人数}{该人群同年平均人数} \times k \quad （式 2-8）$$

式中，$k = 1000‰$、10000/万、或 100000/10 万

2. 病死率　病死率表示一定期间内，患某病的全部病人中因该病而死亡的比例，通常用于衡量病程短的急性病对人生命威胁程度。其计算公式为：

$$病死率 = \frac{一定时间内因某病死亡人数}{同期患某病人数} \times 100\% \quad （式 2-9）$$

3. 生存率　生存率是指接受某种治疗的病人或某病病人中，经 n 年随访尚存活的病人数所占的比例，反映疾病对生命的危害程度，用于评价某些病程较长的疾病的远期疗效，通常用于慢性疾病的研究。其计算公式为：

$$生存率 = \frac{随访\ n\ 年尚存活的病例数}{随访\ n\ 年的病例数} \times 100\% \quad （式 2-10）$$

三、疾病流行的强度

（一）散发

散发是指某病在某地区人群中呈历年的一般发病率水平，病例在人群中散在发生或零星出现，病例之间无明显联系。散发用于描述较大范围（如区、县以上）人群的某病流行强度，而不用于人口

较少的居民区或单位，因为其发病率受偶然因素影响较大，年度发病率很不稳定。

（二）暴发

暴发是指在一个局部地区或集体单位的人群中，短时间内突然出现许多临床症状相似的病人。暴发往往是通过共同的传播途径感染或由共同的传染源引起，如集体食堂的食物中毒、托幼机构的麻疹暴发等。

（三）流行

流行指某地区、某病在某时间的发病率显著超过历年该病的散发发病率水平。流行与散发是相对的概念，用于同一地区某病历年发病率之间的比较。有时某病的流行在短期内可越过省界波及全国甚至超出国界、洲界，形成大流行。如 2019 年新冠的流行，历史上流行性感冒、霍乱也曾多次形成世界性大流行。

四、疾病的分布形式

（一）人群分布

疾病的发病率常随人群的不同特征如年龄、性别、职业、种族、民族及婚姻状况等不同而有差异。研究疾病在不同人群中的分布特征，可以帮助人们确定高危人群、探索病因及流行因素。

（二）时间分布

无论传染病还是慢性病，其流行均有随时间推移而不断变化的特点，其中有的表现为由散发到流行，也有的是由流行到散发，甚至消灭，如天花。疾病时间分布的复杂性反映了病因和流行因素的变化。分析疾病的时间变化规律，可以了解疾病的流行动态，有助于验证可能的致病因素与疾病的关系，为制定疾病防控措施提供依据。疾病时间分布的变化主要有短期波动、季节性、周期性和长期趋势四种形式。

（三）地区分布

研究疾病的地区分布特点，有助于探讨疾病的病因及流行因素，并为制定疾病的防控对策与措施提供依据。研究疾病的地区分布时，常根据研究目的来划分地区，一方面可按行政区域划分，如在一个国家内可按省、市、区（县）、街道（乡）等划分，在国际上可按国家或洲划分；另一方面可依据自然地理因素进行地区划分，可分为如高原、平原、山区、沿海、湖泊、森林、热带及温带等。

第三节　描述性研究

描述性研究又称为描述流行病学，是指利用已有的常规监测记录或通过专门调查获得的数据资料（包括实验室检查结果），按不同地区、不同时间及不同人群特征来分组，描述人群中疾病或健康状态的分布情况，继而提出病因假设和线索。描述性研究主要包括现况调查、生态学研究、个案研究、历史资料分析和随访研究、筛检等。研究目的与应用范围：①掌握人群中疾病与健康状况的分布，提出病因学假设。②确定高危人群。③评价医疗卫生措施效果。④了解人群健康水平，为卫生工作计划和决策提供依据。本节重点介绍现况调查及筛检。

一、现况调查

现况调查也称现况研究，因所收集的有关特征、疾病和健康的资料都是调查当时的实际情况而得名，又因现况调查所用的指标主要是患病率，故又称患病率调查或患病率研究，从观察时间上来讲，由于其所收集的资料是在某一时点或一个短暂时期内发生的情况，所以又称横断面调查或横断面研究。

（一）研究特点

1. 不设对照组 现况研究一般不设对照组，但在后期进行资料的处理与分析时，可以根据是否暴露或是否患病的状态来分组比较。

2. 特定时间 现况研究关注的是某一特定时点上或某一特定时期内某一群体中疾病或健康状况的分布。一般来讲，时点患病率较期间患病率更加精确。

3. 难以确定因果联系 现况研究可以揭示疾病与某种暴露有统计学联系，可以为建立因果联系提供线索，但不能做出因果推断。

（二）研究类型

1. 普查 即全面调查，是指调查特定时点或时期、特定范围内的全部人群（总体）。适用于调查目的明确，调查项目简单，所调查疾病患病率较高，针对普查的疾病存在有效的治疗手段，有足够的人力、物力和设备的情况。

（1）优点 ①普查的调查对象是全人群，所以不存在抽样误差。②普查能发现被调查人群的全部病例，不仅可以实现“三早”预防（早发现、早诊断、早治疗），还可以全面地描述普查地区人群总体的相关情况及疾病的分布特征，为疾病或健康状况的流行因素研究提供线索。③普查可以同时调查目标人群中多种疾病或健康状况的分布情况。

（2）缺点 ①普查不适用于患病率低且无简便易行诊断手段的疾病。②工作量较大，容易造成信息漏查。③调查人员过多，对调查项目的理解往往很难统一和标准化，不能保证调查质量。④耗费人力和物力资源较多。

2. 抽样调查 通过随机抽样的方法，抽取特定时点、特定范围内人群中具有代表性的样本进行调查，通过对样本中研究对象的调查研究来推断其所在总体的情况。抽样可分为非随机抽样和随机抽样，其中随机抽样方法有单纯随机抽样、系统抽样、分层抽样、整群抽样和多级抽样。

（1）优点 ①抽样调查能够节省更多的时间、人力和物力资源。②由于抽样调查的调查范围小，调查工作更容易做得细致。

（2）缺点 ①抽样调查的设计、实施与资料分析要比普查复杂。②存在抽样误差和偏倚，不适用于变异过大的资料。③是一种非全面的调查方法，不能查出所有患者。④不适用于患病率过低的疾病。

（三）研究设计与实施

1. 明确研究目的与类型 根据研究目的，确定调查类型。例如，为了了解疾病在人群中的分布情况，要采取抽样调查，若是想了解人群的健康水平，开展群体健康检查，要采取普查。

2. 确定目标人群 根据研究的实际情况选择研究对象。如果是普查，设计时可将研究对象规定为某个区域的全部人群（或其中符合标准的一部分）；若是抽样调查，需要明确抽样总体，确定采样方法，基本原则是保证每个研究对象以等同的概率从总体中抽出，并有足够的样本量，使其具有代表性。

3. 确定样本量和抽样方法 实际生活中，由于人力资源和物力资源是有限的，所以更多的时候采取的是抽样调查。决定抽样研究的样本量大小的有以下几个因素。

（1）预期现患率（P）。

（2）对调查结果精确性的要求：容许误差（d）越大，所需样本量越小。

（3）要求的显著性水平（α）：α 值越小，即显著性水平要求越高。

抽样方法的选择应与具体情况相结合，在抽样之前要掌握调查单位的人口资料及特点，选择最合适的抽样方法。

4. 资料的收集 在现况研究中，由于需要保持资料的一致性，资料的收集方法一旦确定，就不能变更。通常资料的收集方法有两种，一是通过测定或检查的方法收集，如测定血压、血糖是否正常等。二是通过使用调查表询问研究对象，让其回答暴露或疾病的情况。

5. 资料的整理和分析 收集的资料，应先仔细检查这些原始资料的完整性和准确性，对错误予以纠正。由于现况研究通常只在某一特定时点或时期内对特定人群进行研究，通过收集该人群中个体的暴露与疾病的资料，可进一步将人群分为暴露组和非暴露组或不同水平的暴露组，比较分析各组间疾病或健康状况发生率的差异；也可将人群分为患病组和非患病组，评价各因素与疾病的联系。

（四）现况研究的优缺点

1. 优点

（1）现况研究的样本一般来自人群，其研究结果有较强的推广意义，以样本估计总体的可信度较高。

（2）现况研究的分析阶段，将样本按是否患病或是否暴露来分组比较，有来自同一群体自然形成的同期对照组，使结果具有可比性。

（3）在现况研究中，一次调查可以同时观察多种因素，这对病因探索十分有意义。

2. 缺点

（1）现况研究是在一个时间断面收集的信息，难以确定暴露与疾病先后时相关系。

（2）在一次现况研究中，如果研究对象中一些人正处在所研究疾病的潜伏期或临床前期，则极有可能被误判为正常人，使研究结果发生偏倚，低估该研究群体的患病水平。

二、筛检

筛检是运用快速简便的检验、检查或其他措施，在健康人群中将那些可能有病或有缺陷但表面健康的人，与那些真正无病或无缺陷的人区别开来，是早发现、早诊断、早治疗的基础，其目的是可实现疾病的一级预防和二级预防。

（一）筛检的分类

1. 人群筛检 指用一定的筛检方法对一般人群进行筛检，找出其中可疑患某病的人，然后对其进一步进行诊断及治疗。

2. 目标筛检 也称选择性筛检或高危人群筛检，对有某种暴露的人群或高危人群等进行定期健康检查，以早期发现病人，及时给予治疗。

（二）设计与实施

1. 确定“金标准” “金标准"又称为标准诊断、标准试验，是指目前医学界公认的诊断某种疾病最准确的方法。

2. 研究对象的选择 选择研究对象的总体原则是研究对象应该能够代表筛检试验可能应用的目标人群。

3. 样本量 样本含量的估计可以参照统计学中关于配对计数资料的样本量计算公式进行计算。此外，也可根据待评价的诊断试验的灵敏度和特异度，按照有关对率的抽样调查时计算样本量的方法。

4. 确定试验的界值 筛检试验及其指标确定之后，还应该确定诊断试验的标准，也就是诊断的界值，用以区别正常和异常。理想的灵敏度和特异度均为100%，实际应用中难以做到。在确定诊断标准时，应该考虑到诊断为假阴性（漏诊）或假阳性（误诊）时，鉴别诊断试验的繁简程度，以及漏诊或误诊的后果严重性。

（三）筛检的评价

评价某一种筛检试验的效果，须将该筛检试验的结果与已有公认的“金标准”检测的结果相比较。两者检测结果的比较常用四格表加以说明。真阳性表示用“金标准”方法和筛检试验均判断为阳性者；假阳性是指用“金标准”确定为阴性但用筛检试验却判定为阳性者；假阴性是指用“金标准”确诊为阳性但用筛检试验却判定为阴性者；真阴性是指用“金标准”诊断和筛检试验方法均判断为阴性者。筛检试验评价见表2－1。

表2－1 筛检试验评价

筛检试验	金标准		合计
	患者	非患者	
阳性	真阳性A	假阳性B	R_1
阴性	假阴性C	真阴性D	R_2
合计	C_1	C_2	N

对于筛检的评价，除了考虑方法本身的安全和操作上的简单、快速、方便及价格低廉等因素外，还要考虑真实性、可靠性及收益三个方面。

真实性又称为有效性、效度、准确性，是指筛检试验所获得的测量值与实际值的符合程度。实际值往往用“金标准”的结果表示。评价诊断试验真实性的指标包括灵敏度、特异度、漏诊率、误诊率、似然比及正确诊断指数等。

1. 灵敏度 也称敏感度、真阳性率，是指评价筛检试验发现病人的能力。即实际有病且被该筛检试验正确地判为有病的概率。

$$灵敏度 = \frac{A}{A+C} \quad （式2－11）$$

灵敏度只与“金标准”判断为阳性组有关，理想的筛检试验的灵敏度为100%。

2. 特异度 特异度也称为真阴性率，是诊断试验排除没有病的人的能力。即实际无病，按该筛检试验被正确地判为无病的概率。

$$特异度 = \frac{D}{B+D} \quad （式2－12）$$

特异度只与金标准判断为阴性的对照组有关，理想的筛检试验特异度为100%。

3. 似然比 似然比为“金标准”阳性组中出现某种检测结果（阳性或阴性）的概率与金标准阴性组中出现相应结果的概率之比，说明金标准阳性组中出现该结果的机会是阴性组的多少倍。由于检测结果通常分为阳性和阴性，因此似然比也相应地分为阳性似然比与阴性似然比两种。

4. 约登指数 约登指数也称正确诊断指数，该指数表示筛检试验能正确判断病人和非病人的能力。范围在0～1之间，理想的约登指数为1。其计算公式为：

约登指数＝(灵敏度＋特异度)－1＝1－(假阳性率＋假阴性率)

（四）提高筛检效率的方法

1. 选择患病率高的人群 预测值的大小受诊断试验灵敏度、特异度及患病率（验前概率）的影响。当诊断试验确定后，其灵敏度和特异度也就确定了，此时，预测值主要受患病率影响。因此，选择患病率高的人群进行诊断试验是提高预测值的手段。

2. 采用联合试验 在实际临床实践中，同时具有高灵敏度及高特异度的诊断试验不是很多。在实施诊断时，可采用联合试验，即用多项诊断试验检查同一对象，以提升诊断的灵敏度或特异度。根据多项试验联合使用的方式，可将联合试验分为并联试验和串联试验。

第四节 分析性研究

分析性研究主要是在已经建立病因假设的前提下，在特定人群中用调查分析的方法检验病因假设或提出新的假设。分析性研究主要包括病例对照研究和队列研究两种。

一、病例对照研究

（一）相关概念和基本原理

1. 暴露 流行病学研究中的“暴露”是指研究对象具有某种待研究的特征（如年龄、性别或遗传性状等）、行为（如吸烟）或研究对象接触过某种待研究的物质（如职业毒物等）。暴露不一定都是有害的，也可以是有益的。

2. 病例对照研究 是将研究人群按是否患有所研究的疾病进行分组（即病例组和对照组），回顾性地调查两组研究对象既往暴露于某种或某些可疑病因的情况，如是否暴露或暴露程度，然后比较两组暴露比例的差异是否有统计学意义。病例对照研究基本原理见图 2－2。

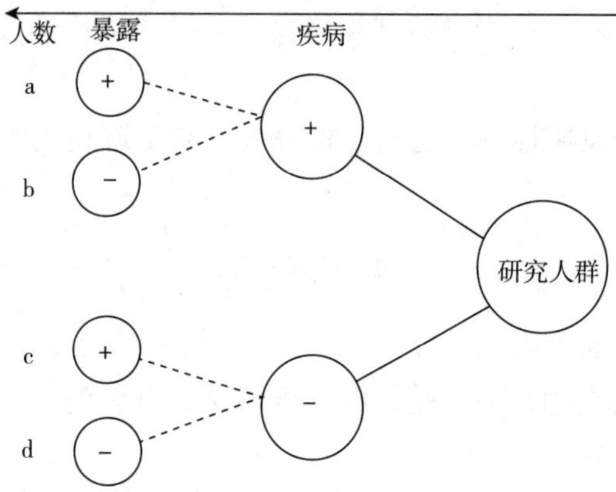

图 2－2 病例对照研究基本原理

（二）基本特点

1. 观察性研究 研究对象的暴露情况是自然存在的，并非人为控制的。

2. 设立对照组 将研究对象按是否患有所研究的疾病分为病例组和对照组。

3. 由“果”溯“因” 是在结局发生之后回顾性地追溯既往的可能的暴露原因的一种方法。

4. 因果联系的论证强度相对较弱 病例对照研究不能观察到由因到果的发展过程，故因果联系的论证强度不及队列研究。

（三）病例对照研究的设计与实施

1. 明确研究目的，选择适宜的研究类型 研究目的确定是开展整个研究的关键，如果为广泛地探索疾病的危险因子，可以采用成组或频数匹配；若研究的是罕见病，或能得到的符合规定的病例数很少时，选择个体匹配方法。

2. 确定研究对象　研究对象可以来自社区人群，也可以来自医院。研究对象来源不同，其优缺点各有不同。

3. 估计样本含量　可以利用查表法或利用公式计算所需的样本量。

4. 数据的收集和分析

（1）资料的收集　资料的收集有以下几种方式：①询问调查对象并填写问卷；②查阅档案；③指标的实际测量。资料收集完成后需对资料进行整理。

（2）数据的分析　数据的分析通常从描述性统计和统计性推断两大方面进行。

1）描述性统计：对收集到的资料进行全面检查与核实的基础上，首先对研究对象的一般特征进行描述，然后比较病例组和对照组某些基本特征是否相似，以检验两组的可比性，如果病例组和对照组在某些基本特征方面的差异有统计学意义，则在推断性分析时应考虑其对研究结果的可能影响并加以控制。

2）统计性推断步骤如下。①可以整理为四格表形式（表2-2）；②利用公式进行卡方检验（公式2-13）；③估计联系强度，常用指标比值比（odds ratio，*OR*），见公式2-14；④确定*OR*的可信区间（confidence interval，CI），*OR* 95%的可信区见公式2-15。

$$\chi^2=\frac{(ad-bc)^2n}{(a+b)(c+d)(a+c)(b+d)} \quad \text{（式2-13）}$$

$$OR=\frac{ad}{bc} \quad \text{（式2-14）}$$

$$OR_u,OR_L=OR^{(1\pm1.96/\sqrt{\chi^2})} \quad \text{（式2-15）}$$

表2-2　病例对照研究资料整理表

暴露史	病例组	对照组	合计
有	a	b	$a+b=n_1$
无	c	d	$c+d=n_0$
合计	$a+c=m_1$	$b+d=m_0$	$a+b+c+d=N$

（四）病例对照研究的优缺点

1. 优点　特别适用于罕见的、潜伏期长的疾病的研究，有时往往是罕见病病因研究的唯一选择；研究周期短，节省人力、物力和时间，可以较快获得结果；可以同时研究多个因素与疾病的联系，适宜于探索性病因研究，也适用于研究一些新出现的或原因不明的疾病。

2. 缺点　病例对照研究需要获取既往的暴露信息，难以避免回忆偏倚；不适合研究人群中暴露比例很低的因素，因为需要很大的样本含量；选择研究对象时，难以避免选择偏倚；暴露与疾病的时间先后常难以判断，因此它检验因果关系的能力比队列研究弱。

二、队列研究

（一）相关概念和基本原理

队列研究是指将研究人群按是否暴露于某可疑因素（或暴露程度）分组，追踪观察各组将来发生某种结局的情况，并比较各组之间结局频率的差异，从而推断暴露因素与某疾病有无因果联系及联系强度的一种观察性研究方法。队列研究又分为前瞻性队列研究、历史性队列研究和双向性队列研究。队列研究的基本原理见图2-3。

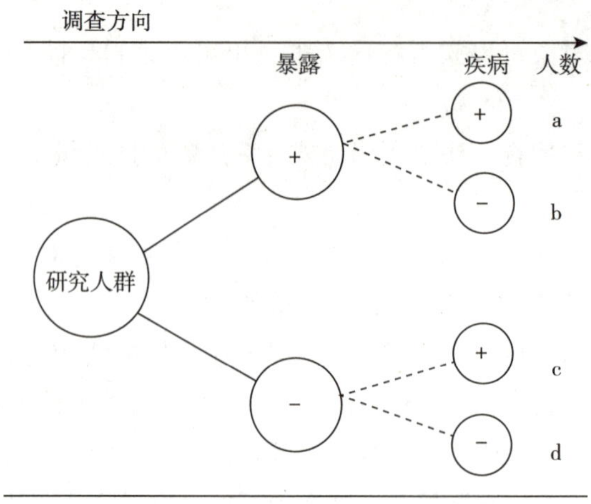

图 2-3 队列研究的基本原理

（二）基本特点

1. 属于观察性研究 队列研究中所研究的可疑暴露因素不是人为给予的，也不是随机分配的，而是在研究对象中客观存在或者自然形成的，这是队列研究与实验研究的主要区别。

2. 在时序上是由因及果的 在队列研究开始时，就确定了研究对象的暴露状况，这时所有入选的研究对象都没患所研究的疾病，然后再通过前瞻性观察、随访来发现病例。因此，该研究是先确知其因，再纵向观察其果，由因及果的一种纵向研究方法，这是它与病例对照研究的主要区别。

3. 设立对照组 队列研究中根据是否暴露设立对照组，即非暴露组。

4. 检验病因因果关系的能力较强 从病因链的角度来看，队列研究是从“因”到“果”的研究，在病因推断上合乎逻辑推理顺序，结果可靠性强，因此，检验暴露与结局之间因果联系的能力较强。

（三）队列研究的设计与实施

1. 确定研究目的 队列研究的主要目的是检验病因假设，所以病因假设是否科学、正确直接关系到研究的成败，故一定要有足够的科学依据，可以先通过现况调查或病例对照研究结果初步验证假设，然后在此基础上提出队列研究的检验假设。

2. 确定暴露因素和研究结局 暴露因素是根据研究目的来确定的，暴露因素需事先进行明确的定义。研究一旦实施后，研究因素定义则不可更改。另外，还要考虑到暴露的时间长短及暴露的方式，如是否连续暴露、直接或间接暴露等。队列研究除了要确定主要暴露因素外，同时应收集其他相关因素，以便后续用于控制混杂或进行深入分析，更好地说明研究结果。

研究结局是指在随访中研究者希望追踪观察的预期结果事件。结局变量需事先给出统一明确的定义，如按国际或国内统一标准进行定义。且一旦确定，在整个研究过程中应严格遵守。在一个队列研究中可以确定多个结局，即主要结局和次要结局，分析一种暴露与多种结局之间的关系。

3. 确定研究对象

（1）暴露组的选择　暴露组即具有某暴露特征的人群，可以从以下几种人群中进行选择。①职业人群；②特殊暴露人群；③一般人群；④有组织的人群。

（2）非暴露组的选择　非暴露组人群除未暴露于所研究的因素外，其他因素如年龄、性别、职业等应尽可能与暴露人群相同。对照的选择主要有以下几种形式：①内对照：即暴露组和非暴露组来自同一个总体。②外对照：暴露人群选定后，再从其他人群中去寻找非暴露人群作为对照，称为外对照。③总人口对照：是将整个地区的全人群作为对照，对照中可能包含暴露人群。

4. 确定样本含量 在队列研究中，会根据以下几个条件来确定研究所需的样本含量：

（1）对照组的估计发病率（P_0）；

（2）暴露组与对照组的发病率之差（d）；

（3）所要求的显著性水平（α）；

（4）把握度（1－β）。

通常用查表法或计算机来计算样本量。值得注意的是，在队列研究中失访是不可避免的，因此在计算样本量时，应该先预估一下失访率，假设失访率为10%，则要在计算出的样本量的基础上再增加10%作为最终的样本量。

5. 资料收集　在研究开始时，就必须详细收集每个研究对象的基本情况，包括每个个体的暴露资料及其他信息，这些资料一般称为基线资料。基线资料一般包括每个研究对象的暴露状况，疾病与健康状况，家庭环境及家族疾病史，以及年龄、性别、职业、文化、婚姻等个人状况等。获取基线资料的方式一般有下列四种。

（1）通过对个人健康记录或档案进行查阅获得；

（2）通过对研究对象或其他可以提供信息的人进行访问获得；

（3）通过对研究对象进行体格检查和实验室检查来获得；

（4）通过环境调查与检测获得相关资料。

6. 随访　当队列研究开始后，无论是对暴露组还是对照组，都必须采用统一的方法同等地收集每个成员的资料，并持续追踪随访直至观察期终止。

7. 质量控制　具体包括调查员的选择与培训、制定调查员手册等，还要对调查过程和调查结果进行严格监督方能得到科学的数据。

8. 队列研究的资料分析　队列研究的资料整理和分析包括资料的审查和整理、描述性统计和推断性分析。将观察结果列表，如表2－3所示，然后进行分析，式中a/n_1和c/n_0分别为暴露组的发病率和非暴露组的发病率，是统计分析的重要指标。

表2－3　队列研究资料归纳表

	病例	非病例	合计	发病率
暴露组	a	b	$a+b=n_1$	$Ie=a/n_1$
非暴露组	c	d	$c+d=n_0$	$I_0=c/n_0$
合计	$a+c=m_1$	$b+d=m_0$	$a+b+c+d=n$	

队列研究资料的分析包括：率的计算、显著性检验及联系强度分析。

1）率的计算 包括累积发病率（CI）、发病密度（ID）及标准化死亡比（SMR）。

2）显著性检验 即分析暴露与疾病有无联系。当样本量较大时，可用u检验和卡方检验。具体方法可参考有关统计学。

3）联系强度分析 即分析暴露与疾病的联系强度。包括相对危险度（RR）、归因危险度（AR）、归因危险度百分比（AR%）、人群归因危险度（PAR）及人群归因危险度百分比（PAR%）。

（四）队列研究的优缺点

1. 优点　①资料可靠，无回忆偏倚；②可计算暴露组和非暴露组的发病率，因而能计算相对危险度；③由因及果的，暴露与疾病的先后时间关系明确；④可同时研究一种因素与多种疾病的关系；⑤队列研究有助于了解疾病的自然史。

2. 缺点　①费时、费力、费钱；②对研究设计要求严密，组织实施难度较大，也不易在短时间内得到结果；③容易产生失访偏倚；④不适用于罕见病；⑤在随访过程中，未知变量引入人群，或人群中已知变量的变化等，都可使结局受到影响，使分析复杂化。

第五节 实验流行病学研究

一、概述

实验流行病学又称干预试验，是指研究者根据研究目的，按照预先确定的研究方案将研究对象随机分配到试验组和对照组，对试验组人为地施加或减少某种因素，然后追踪观察该因素的作用结果，比较和分析两组或多组人群的结局，从而判断干预措施的效果。实验流行病学研究的基本特点是随机、对照、干预和前瞻性观察。可以分为临床试验、现场试验和社区干预试验三种，本节主要介绍社区干预试验。实验流行病学原理见图2-4。

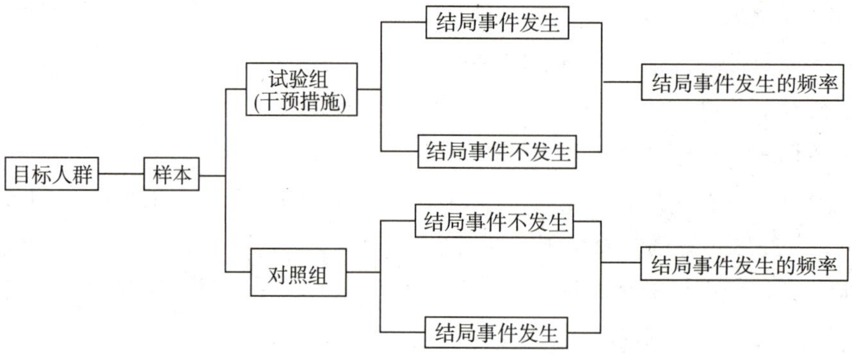

图2-4 实验流行病学原理

二、社区干预试验

(一) 定义

社区干预试验，又称为社区干预项目，是以社区人群整体作为干预单位的试验研究，常用于对某种预防措施或方法的效果进行评价。

(二) 研究目的

1. 评价疫苗、药物或其他措施预防疾病的效果。
2. 评估病因和危险因素。
3. 评价卫生服务措施的质量。
4. 评价公共卫生策略。

(三) 设计与实施中应注意的问题

1. 结局变量的确定 试验的主要结局变量通常为减少发病或死亡，但也包括中间结局变量，如疫苗的抗体反应、危险行为的改变等。在社区试验中，一般需要考虑结局是否具有公共卫生意义，能否达到满意程度，以及是否能被准确记录。

2. 资料收集 由于现场试验和社区试验样本量大，所以常不能像临床试验那样作精细的随访记录，而需建立社区登记系统来收集结局资料，如发病率或死亡率资料。

3. 减少失访 因为样本量大，现场范围广，容易存在失访问题。因此在估计样本量时可适当增加一定的数量，选择现场以及人群也要考虑到便于随访的问题，而且要充分做好宣传动员工作，争取社区和受试者的配合。

4. 避免组间“沾染”（串组）　社区试验不像临床试验那么容易掌握受试者的行为，现场的情况很复杂，受试者行为受很多因素影响，因而容易发生“串组”的问题，即对照组也采用了与试验相同的措施。

5. 注意控制混杂因素　试验如果不是随机分组，两组间的特征可能差异较大。控制的方法包括：①在设计时尽可能做到平衡两组人群的基本特征；②在资料分析时可以采用分层分析、标准化或多因素分析等方法控制混杂；③对自身前后对照的类实验资料，要注意可能存在时间效应偏倚。

（四）评价指标

社区干预试验常用于评价干预措施对一般人群疾病预防和控制的效果，常用的指标有保护率、效果指数和抗体阳转率等。

目标检测

答案解析

A 型选择题

1. 流行病学研究的对象是（　）
A. 个体　　B. 患者　　C. 非患者
D. 人群　　E. 病原携带者

2. 通常筛检可以理解为（　）
A. 一种诊断方法
B. 从表面上无病的人群中查出某病的可疑患者
C. 从有病的人群中查出某病的可疑患者
D. 从无病的人群中查出某病的可疑患者
E. 筛检阳性者不需要做进一步的确诊

3. 同分析性研究相比，描述性研究的特点是（　）
A. 利用常规资料　　B. 以群体为单位收集资料　　C. 以个体为单位收集资料
D. 设立对照组　　E. 未设立对照组

4. 普查属于下列哪一类流行病学研究（　）
A. 描述性研究　　B. 理论性研究　　C. 实验性研究
D. 分析性研究　　E. 前瞻性研究

5. 一定时期内，某地某病新病例数与同期暴露人口数的比值，称为（　）
A. 发病率　　B. 罹患率　　C. 检出率
D. 患病率　　E. 感染率

6. 流行病学研究的主要内容不包括（　）
A. 疾病防制效果的评价　　B. 确定健康教育资源
C. 探讨病因和影响疾病流行的因素　　D. 描述疾病与健康状态的分布
E. 研究疾病自然史

7. 抽样调查是指从研究对象的总体中，随机抽取以下哪种特点的个体进行调查（　）
A. 特殊性　　B. 代表性　　C. 可靠性
D. 方便性　　E. 随机性

8. 某年某病死亡人数与同期患某病人数之比是（　）
A. 发病率　　B. 患病率　　C. 死亡率

D. 罹患率　　E. 病死率

9. 某社区计划对40岁以上男性人群进行高血压的现况研究，据此可以获得该人群高血压病的（　）

A. 患病率　　B. 治愈率　　C. 死亡率

D. 病死率　　E. 感染率

C型选择题

（10～11题共用题干）

某学术机构近几年的体检资料显示，糖尿病的发病率呈上升趋势，于是请社区护理人员针对此现象制订适合该学术机构人群的干预措施。

10. 欲得到今年该学术机构人群的糖尿病的发病率和患病率，下列说法错误的是（　）

A. 发病率的公式中，分子应是今年新发的糖尿病病例数

B. 患病率的公式中，分子应是今年体检确诊的所有糖尿病患者的数目

C. 可能会出现发病率和患病率相等的情况

D. 发病率是衡量疾病发生情况的动态指标

E. 2个率的分母均采用该机构今年的年平均人口数

11. 调查发现，该学术机构人群的吸烟率升高，欲研究不同的吸烟水平与糖尿病发病率之间的关系，不宜采取的研究方法是（　）

A. 横断面研究　　B. 生态学研究　　C. 队列研究

D. 病例对照研究　　E. 随机对照试验

（12～14题共用题干）

某地有10万人口，2013年总死亡人数为800名，已发现结核病患者150名，其中男性100名，女性50名。2013年死于结核病者30名，其中男性25名，女性5名。

12. 该地区粗死亡率为（　）

A. 8‰　　B. 10‰　　C. 80‰

D. 10/万　　E. 300/10万

13. 该地区结核病的死亡率为（　）

1. 20‰　　B. 200‰　　C. 10/万

D. 30/10万　　E. 300/10万

14. 该地区结核病的病死率为（　）

A. 2%　　B. 6%　　C. 20%

D. 男女相等　　E. 所给资料不能计算

（李治伟）

书网融合……

思维导图　　重点小结　　微课　　微课课件　　习题

第三章 社区健康管理

PPT

学习目标

知识目标： 掌握社区健康管理的内容、形式；熟悉社区护理程序的方法、社区健康档案建立、保管和利用的要求。

技能目标： 学会运用护理程序开展社区工作，具备社区健康档案建立、使用和管理的能力。

素质目标： 帮助学生树立“大健康”理念，培育其健康素养和健康管理能力，并能主动对不同人群实施适合他们的健康教育，真正提高社区居民的健康素质。

随着社会经济的发展、疾病谱的改变、老龄化社会的形成、慢性病患病率的增加和慢性病年轻化，以及后疫情时代的特殊性，各类健康问题层出不穷，疾病经济负担和社会负担不断加重，健康危险因素广泛存在，同时居民健康需求日益增长，亟待对人群健康问题进行更早、更快、更主动的健康管理。社区健康管理是健康管理概念在社区的延伸和具体体现。健康管理的提出，要依据三个指导思想，即现代健康概念、新的医学模式和中医治未病思想，同时结合现代医学和现代管理学的理论、技术、方法和手段，全面连续监测个体和群体的健康状况及其危险因素，评估风险，采取有效干预，提供连续跟踪服务。其目的是调动个人、群体及整个社会的积极性，有效利用现有资源，以最小投入获取最大的健康效益。

第一节 社区健康管理概述

情境导入

情境： 某社区居民的高血压患病率为24.2%，比全国成人高血压患病率平均水平约高出3.3%。在该社区的家庭访视中得知，多数居民喜欢咸食、腌制食物，对高血压疾病相关知识了解不够，缺乏自我保健意识。

思考： 1. 说出该社区居民相关的社区护理诊断。

2. 制订该社区健康教育计划。

一、社区健康管理的概念

社区健康管理是基于不同健康状况人群的健康需求，依托成熟的社区卫生服务体系，利用政府和社会资源，对社区全体居民进行健康信息收集与全面监测，对健康状况及其危险因素进行分析与评估，并在此基础上为社区居民提供健康指导与干预的过程。

传统的医疗卫生服务有专科化和系统化的特征，难以满足人们对健康的多方面需求。而社区健康管理是在疾病治疗的基础上，对居民的个体健康信息进行全面、科学、定量评估，并提供具有个体针对性的医学科学综合处置，从生理、心理和社会角度提供全方位健康指导意见，使全体居民得到适用、方便、价廉和优质的基本卫生保健服务，改善其健康水平，保障其健康长寿的权利。社区作为健康管理的重要服务场所，提供前瞻性的卫生服务模式，全面管理人群健康危险因素，能够较好地满足社区居民的健康服务需求，增强卫生服务效果，提升卫生服务效益。

二、社区健康管理国内外发展状况

1978 年国际初级卫生保健会议的召开，标志着国际社区健康管理的开始。至 21 世纪，“人人健康”战略实施，使得社区健康管理得到了空前的发展。在 50 多年的发展过程中，世界各国对社区健康管理进行了不同程度的探索，部分发达国家已经拥有一套各具特色的、较为完善的社区健康管理体系。

（一）国外发展状况

健康管理概念的提出和实践最初出现在 20 世纪 60～70 年代的美国，当时人口老龄化加剧、慢性病人群不断增长，直接导致了美国医疗费用急剧上涨，而且 75% 的卫生保健费用都花在了慢性病的防治上。传统的以疾病诊治为中心的卫生服务模式难以应对新的挑战，以健康管理为中心的卫生服务模式应运而生。1978 年美国首个健康管理研究中心成立，开始系统化探索生活方式行为对健康和卫生服务利用的影响。美国健康管理模式的主要特点是健康管理机构与保险公司的相互合作。保险公司能直接参与医疗服务体系的管理，医疗服务由专业的医疗服务团队提供，形成了生理与心理服务、医院服务与社区康复、急诊与长期护理相结合的健康管理特色。

知识链接

部分发达国家健康管理策略

英国：2001 年推出一项针对 60 岁以上老年人享受卫生服务的 10 年计划。

德国：采用美国健康管理策略，建立了多种形式的健康管理组织。

芬兰：1972 年提出以社区卫生服务为中心的新型健康管理模式，2016 年促成了多方参与的治理体系。

日本：建立“健康促进支持体系”，健康组织多且成熟，为家庭建立健康档案，负责家庭的健康管理。

韩国：利用其网络技术优势，有效避免了在健康信息共享时可能出现的各种信息不对接现象，提高了健康管理的效率。

（二）国内发展状况

1. 我国健康管理的发展 自 1989 年引入全科医学概念后，直至 1997 年发布的《中共中央、国务院关于卫生改革与发展的决定》才初步形成中国的社区健康管理。2006～2009 年发布的《关于发展城市社区卫生服务的指导意见》《“健康中国 2020”战略》《国务院关于深化医药卫生体制改革的意见》等一系列政策为我国社区健康管理的发展提供了指引和依据。2011 年发布的《国务院关于建立全科医生制度的指导意见》进一步明确了社区健康管理的重要使命与作用。2016 年中共中央、国务院发布了《“健康中国 2030”规划纲要》（以下简称“《纲要》”），这是中华人民共和国成立以来首次在国家层面提出的健康领域中长期战略规划，也是我国积极参与全球健康治理重要举措。

2. 我国健康管理的模式 我国的社区健康管理目前尚处于初期探索阶段，可分为 2 种模式，即以重点人群管理为导向的社区健康管理模式和以全生命周期管理为导向的社区健康管理模式。形成了具有针对性和全局性的社区健康管理模式。

（1）以重点人群管理为导向的社区健康管理模式　通常以慢性病患者、孕产妇和儿童、老年人、癌症患者、康复人群健康管理等为导向，旨在提高生活质量和健康状况，降低疾病风险或延缓疾病进程。存在的问题：①当前的服务内容不够丰富，在护理康复、预防保健等方面仍存在较大的不足；②重点人群仍存在健康意识差、健康素养低等问题。

（2）以全生命周期管理为导向的社区健康管理模式　关注的是全部人群的整个生命周期的健康管理，核心手段是对全人群实施不断循环的健康信息收集与监测、分析、评估和干预。存在的问题：①管理内容重治轻防，尤其缺乏精准的、适用于不同特征群体和个体的健康管理；②全人群仍存在健康意识不强、健康主动性差等问题。

为积极应对当前突出健康问题，提高生活质量，我国不同地区不同程度地进行了社区健康管理，目前形成的常见健康管理模式有：厦门的“三师共管”模式、上海的闵行模式、PDCA循环的社区健康管理模式、“4CH8”模式、智慧家庭医生优化协同模式（见表3－1）。

表3－1　社区健康管理服务模式

主要模式	代表	服务内容	管理对象
社区慢性病健康管理模式	厦门的“三师共管”模式	专科医生——根据慢性病患者的情况制定治疗和干预方案 全科医生——实施方案并根据数据进行监控 健康管理师——负责与患者进行沟通，进行健康宣教	家庭医生签约居民
	上海的闵行模式	临床心血管医师、心内科护士以及心理咨询师通力合作，并对社区医师提供专项指导，为患者提供包括饮食、生活习惯、情绪、运动等指导与服务	心脏病术后康复人群
社区全生命周期的健康管理 模式	PDCA循环的社区健康管理模式	将社区健康管理的4个环节与PDCA循环的4个过程结合，签约全科医生和健康管理师，全科医生从7个方面（生活习惯、睡眠健康、心理状况、慢性疾病、运动、营养、体质）开展健康干预，从6个模块跟踪监测人群健康	签约居民（健康人群、亚健康人群和慢性病人群）
	“4CH8”模式	结合健康管理4个服务环节，建立4个健康关爱家园（老人、妇女、儿童、慢性病），提供8个模块服务（血压监测、血糖监测、体质量监测、人体成分分析、骨密度检测、眼视光检测、心理干预、中医综合评估）	全人群
	智慧家庭医生优化协同模式	以家庭医生为核心，提供“医护绑定”服务；“一对一”管理患者，治疗、转诊、康复护理等分工明确；三网融合，搭建智能化慢性病管理系统，对接手机APP、有线电视、移动网络等，便捷信息查询；对60岁以上特需居民等，开展居家照料精准服务	签约居民

三、社区健康管理工作

（一）工作内容

1. 健康教育和宣传　通过组织健康讲座、健康知识宣传和健康促进活动，向社区居民传播健康知识，提高健康意识和健康素养。社区健康教育内容详见第四章。

2. 定期健康体检　通过定期体检，可以及时发现健康问题，采取预防和治疗措施，从而提高整个社区居民的健康水平。体检项目可以包括身体检查、血液检查、心电图、视力检查等，以及进行常见慢性疾病的筛查，针对不同年龄和性别的居民可以有针对性地安排体检项目。社区会定期组织健康宣教活动，提高居民对健康体检的重视和参与度。

3. 健康管理咨询　为居民提供健康管理咨询服务，包括生活方式改善、饮食健康、心理健康等方面的建议和指导，帮助他们建立健康的生活习惯。帮助居民评估健康风险，提供个性化的健康管理建议和指导，促进健康风险的管理和控制。

4. 慢性病管理　社区慢性病管理是指在社区医疗环境中针对慢性疾病患者的综合性管理和治疗。

慢性病管理旨在通过预防、早期诊断、有效治疗和长期监护，帮助患者减轻病症、延缓疾病进展，并提高生活质量。社区慢性病管理需要医护人员、社区卫生机构以及患者家属的共同努力，以多学科、全程、综合的方式来管理和治疗慢性疾病，从而提高患者生活质量，减少医疗资源的浪费。社区慢性病管理内容详见第七章。

5. 健康档案管理 社区健康档案管理是指对社区居民的健康信息进行收集、管理和分析的过程。它包括了个人健康档案的建立和维护、疾病和流行病的监测、健康教育和预防措施的实施等内容。通过建立健全的社区健康档案管理系统，可以更好地了解社区居民的健康状况和需求，有针对性地开展健康促进和疾病预防工作，提高社区居民的健康水平。在社区健康档案管理中，重要的工作包括数据的收集、整理和分析，建立健康档案数据库，加强对重点人群的关注和干预，开展健康宣传和教育活动，促进居民健康生活方式的培养等。这些工作需要政府、医疗机构、学校和社会组织等多方合作，共同推动社区健康档案管理工作的开展。

6. 应急救援和危机干预 提供紧急救援和危机干预服务，包括急救培训、应急预案制定、协助居民处理突发健康事件等。以下是一些常见的社区应急救援和危机干预措施。

（1）建立应急预案 社区应当建立应急预案，包括应对自然灾害、公共卫生事件、安全事故等情况的指导方针和措施。

（2）培训救援人员 社区应当培训专业的救援人员，例如医疗救援人员等，以便他们能够在危机事件中迅速行动并提供帮助。

（3）社区救援队伍 组建社区救援队伍，培训普通居民成为基层救援人员，提高社区自救自护能力。

（4）紧急通讯系统 建立紧急通讯系统，包括警报系统、短信通知、社交媒体发布等方式，以便在紧急情况下向社区居民传达信息。

（5）心理疏导和危机干预 在灾难或紧急事件发生后，提供心理疏导和危机干预服务，帮助受到影响的个人和家庭应对心理压力。

（6）社区合作和资源整合 加强社区内外部的合作和资源整合，包括政府、非政府组织、志愿者团体等，共同应对紧急情况。

7. 健康促进项目开展 组织健康促进项目，有助于改善社区居民的身心健康，提高他们的生活质量。项目包含调研评估、制定健康促进计划、寻找合作伙伴、整合各方资源、进行宣传和教育、实施健康促进活动、定期进行监测与评估等步骤。社区健康促进内容详见第四章。

8. 社区资源整合 整合社区内外的医疗资源、健康资源，与医院、社区卫生服务中心、公共卫生部门等单位合作，为居民提供全方位的健康管理服务。还可以通过建立合作伙伴关系、组织志愿者活动、举办社区活动等方式来整合社区资源，促进社区发展和改善居民生活质量。

（二）工作方法

社区护理程序是社区护士为护理对象确认护理问题和解决问题的系统的、科学的工作方法，是一个综合的、动态的、具有决策和反馈功能的过程，包括护理评估、护理诊断、护理计划、护理计划的实施和护理评价 5 个步骤。

1. 护理评估 护理评估是社区护理程序的第一步，通过客观、科学的方法收集与社区健康状况相关的资料，并对资料进行整理和分析，评估社区具备的能力和问题，同时找出导致这些问题的相关因素，为护理诊断和计划提供依据。

护理评估内容大体上分为社区人群、社区地理环境、社会系统、社区健康状况和社区资源 5 个方面。评估方法包括：实地考察、问卷调查、重点人物访谈、查阅文献、参与式观察、社区讨论等。

2. 护理诊断　护理诊断是指对个人、家庭、群体或社会现存或潜在的健康问题及与其相关原因的陈述。护理诊断一般需要两个阶段：整理分析社区评估资料，推断和列出社区现存或潜在的健康问题；形成护理诊断，并确定优先顺序。

护理诊断可应用北美护理诊断协会（North American Nursing Diagnosis Association，NADNA）提出的护理诊断系统，也可以使用专用于社区护理的奥马哈护理诊断系统（Omaha system）。健康护理诊断的陈述方式可采用 PSE 或 PE 法，即健康问题（problem，P）、症状或体征（symptoms or signs，S）、原因（etiology，E）。例如，某社区老年人的高血压发病率高达 18.1%。经过调查发现，该社区老年人喜欢吃咸食，家属也未能意识到老年人监测血压的重要性。因此，其护理诊断可表示为“老年人血压控制知识缺乏（P）：不良的生活习惯/与家属对老年人血压控制重视不够有关（E）”。

知识链接

奥马哈社区护理诊断系统

奥马哈社区护理诊断系统是北美护士协会及国际认可的标准化护理语言体系之一，是专用于社区护理实践的分类系统。自 2000 年始我国将其用于社区护理和延续护理实践研究。它由护理诊断（问题）分类系统、护理干预分类系统和护理结果评量系统三部分构成。此系统促进了社区卫生护理业务的科学化，提供了社区护理服务量化空间，符合社区卫生应用的实际性，能配合护理程序的运用，可减少个案记录的重复和时间，但在我国使用尚不多。其中，护理诊断/问题分类系统将护理诊断分为环境、心理社会、生理及与健康有关的行为 4 个领域，共有 44 个诊断/问题如下。

奥马哈系统护理诊断/问题分类系统

领域	护理诊断/问题分类
环境	收入，卫生，住宅，邻居/工作场所活动，其他
心理社会	社区资源的联系，社会接触，角色改变，人际关系，精神压力，哀伤，情绪稳定性，照顾，忽略儿童/成年人，虐待儿童/成年人，生长发育，其他
生理	听觉，视觉，说话与语言，咀嚼，认知，疼痛，意识，皮肤，神经肌肉，骨骼系统与功能，呼吸，循环，消化，排便功能，生殖泌尿功能，产前产后，其他
健康相关行为	营养，睡眠与休息形态，身体活动，个人卫生，物质滥用（乙醇或药品），家庭计划，健康指导，处方用药，特殊护理技术，其他

3. 护理计划　护理计划是一种由多方合作、合理利用资源、体现优先顺序的行动方案，是社区护士帮助护理对象达到预定目标所采取的具体方法。护理计划的制订既要反映群体的健康问题和健康需求，又要利用可及的社区资源，还应鼓励社区居民积极参与，从而为社区居民提供连续的高质量的护理服务。制定护理计划应包括两个部分，首先制定护理目标，然后制定护理措施。

护理目标分为短期目标和长期目标。短期目标指在相对较短的时间内要达到的目标，而长期目标指需要相对较长时间才能实现的目标，这需要根据具体护理计划完成时间来确定。目标包括“4W1H”，参与者（Who）、参与者的任务（What）、执行时间（When）、地点（Where）及执行方法（How）。目标陈述时应针对提出的护理诊断（问题），简单明了，使用可测量或可观察到的词汇，使用长期和短期相结合的方法。一个护理诊断可制订多个目标，但是一个目标只针对一个护理诊断。另外，制定护理目标时应注意：①不能违背社区人群的宗教文化信仰；②提供的服务可及性必须较强；③服务费用能被服务人群所接受。

4. 护理计划的实施　护理计划实施是指建立护理计划后，社区护士根据计划的要求和具体措施开展护理实践活动。社区护士需要与社区居民甚至和其他专业人员合作，帮助社区居民为社区健康负责，使社区达到最佳健康水平。通常实施步骤为：①建立组织团队；②制订实施进度表；③人员培训；④质量控制；⑤设备物件和宣传材料。

实施后，社区护士要及时、如实、准确地记录护理计划实施情况、参与对象的反应情况及产生的新需求，是否解决了目前存在的问题等，体现护理的动态性和连续性。护理计划能否顺利落实，与社区居民的参与意识、沟通交流形式及领导决策模式有关。记录格式常采用PIO格式，即“问题+护理措施+结果”的书写格式。

5. 护理评价 护理评价主要测量和判断目标实现的程度及干预措施的有效性，将护理对象的实际状态与护理目标做比较，确定达标的程度，是总结经验、吸取教训、改进和修正计划的过程。护理干预的有效性依赖于对社区问题的连续性评估，以及根据实际情况的变化对护理计划的不断修改和实施。护理评价的内容包括：社区护理目标达标程度、护理活动的效果、护理活动的效率、护理活动的影响力。评价方法有：医疗文书评价法、统计指标评价法、护理服务项目评价法、满意度评价法。

第二节 社区健康档案的建立与管理

情境导入

情境： 王阿姨，58岁，患有糖尿病10年，前不久在社区卫生服务中心建立了电子健康档案和健康卡，没想到今天就收到了短信：“王阿姨，您好！明天早上8：00请您空腹来社区卫生服务中心免费健康查体。特此提醒！”。这是社区李护士帮助王阿姨在电子健康档案网站上设定的提醒功能，这次王阿姨体会到建立电子健康档案带来的益处，开心地笑了。

思考： 1. 什么是电子健康档案？

2. 建立电子健康档案能给居民带来什么好处？

健康档案（health record）是居民健康管理（疾病防治、健康保护、健康促进等）过程的规范、科学记录，是以居民个人健康为核心、贯穿整个生命过程、涵盖各种健康相关因素、实现信息多渠道动态收集、满足居民自身需要和健康管理的信息资源（文件记录）。乡镇卫生院、村卫生室、社区卫生服务中心（站）负责对辖区内所有常住居民建立健康档案，即社区居民健康档案。自2009年开始，逐步在全国统一建立居民健康档案，并实施规范管理。以健康档案为载体，更好地为城乡居民提供连续、综合、适宜、经济的公共卫生服务和基本医疗服务。电子健康档案（electronic health record，EHR）也称为电子健康记录，即电子化的健康档案，是关于医疗保健对象健康状况的信息资源库，该信息资源库以计算机可处理的形式存在，并且能够安全的存储和传输，各级授权用户均可访问。建立和完善我国国民电子健康档案，是提升社会健康治理能力和个人健康管理能力的一项重要举措。《“健康中国2030”规划纲要》明确，到2030年实现国家省市县四级人口健康信息平台互通共享、规范应用，人人拥有规范化的电子健康档案和功能完备的健康卡。

一、建立社区健康档案的目的和原则

（一）建立社区健康档案的目的

1. 掌握信息 社区护士的服务对象是社区全体居民，包括健康人群、亚健康人群、高危人群、重点保健人群和患者，前四类人群所占比重最大，了解他们的健康状况及其相关因素必须通过积极主动地建立健康档案；而患者的就诊、检查和治疗等信息有很多在上级医疗机构中，在EHR和EMR信息整合之前，需要积极主动地从患者处获取。真实、完整、连续、动态的健康档案，是社区护士掌握居民基本情况和健康状况的重要手段。

2. 自我保健　居民可以通过身份安全认证、授权查阅自己的健康档案，系统、完整地了解自己不同生命阶段的健康状况和卫生服务的利用情况，接受医疗卫生机构的健康咨询和指导，提高自我预防保健意识和主动识别健康危险因素的能力。EHR 完善后，居民可以随时随地查阅、检索、统计、维护自己的健康信息，实现个人追踪自身医疗史，主动参与健康管理的目的。

3. 健康管理　是基于个人健康档案的个性化健康事务管理服务，它建立在现代医学和信息化管理技术模式上，从社会、心理、环境、营养、运动的角度对个人提供全面的健康促进服务，帮助、指导人们有效把握与维护自身的健康。持续积累动态更新的健康档案，有助于卫生服务提供者系统地掌握服务对象的健康状况，及时发现重要疾病或健康问题、筛选高危人群并实施有针对性的防治措施，从而达到预防为主和健康促进的目的。网上预约、网上就诊、远程会诊、服药咨询和提醒等互联网服务模式的建立，方便居民获得适宜的健康管理服务。

4. 资源整合　以 EHR 为核心的社区卫生系统和以 EMR 为核心的医院信息系统通过有效对接，实现资源整合和信息共享，是实现区域卫生信息化的关键。加强区域信息平台建设，推动医疗卫生信息资源共享，逐步实现医疗服务、公共卫生、医疗保障、药品供应保障和综合管理等应用系统信息互联互通，可以有效利用卫生资源，提高成本效益。

5. 监管决策　健康档案的区域卫生信息平台建立起来后，可以帮助卫生管理者客观地评价居民健康水平、医疗费用负担以及卫生服务工作的质量和效果，可充分发挥管理者的监管职能，真正做到管办分离。例如，通过建立综合监管信息平台，对医疗费用、药品、植入物、手术、危急值、医嘱、服务流程、服务效率和效果等进行实时监管，可有效杜绝大处方、滥用抗生素等现象；避免非正规途径的药品和植入物使用给患者带来危险和额外的经济负担；监督医疗服务流程，保留病历修改的所有痕迹，危急值预警等，也可作为处理医疗纠纷的重要法律依据。同时为管理者进行区域卫生规划、卫生政策制定以及突发公共卫生事件的应急指挥提供科学决策依据。

6. 教学科研　利用全面、系统的社区健康档案，可以开展继续医学教育和相关的业务培训，EHR 可将诊疗规范、临床路径、医疗管理与质量控制等进行一体化、智能化设计，为循证医学、数据挖掘和科研分析提供科学有效的依据，提高社区护士的业务能力和工作水平。

7. 提高质量　EHR 可以通过建立质控系统，完成提醒、纠错、辅助诊断、临床路径指导等各项质控工作。例如，通过建立临床用药知识库，智能提醒保障用药安全，可进行用药配伍、药品剂量过大或过小及用药禁忌提示等。

8. 绩效评价　完善的健康档案可用于评价社区卫生服务机构及其工作人员工作的内容、数量、质量、效率和效果（包括患者满意度）等。EHR 结合着居民健康卡和社区卫生服务人员绩效卡“双卡制”的建立，可以方便、快捷而准确地评价社区护士的工作绩效，同时实现“按劳取酬”，调动社区护士工作的积极性。

（二）建立社区健康档案的原则

1. 合法性与道德性　建立档案应符合相关法律法规，遵循道德准则，确保信息的合法获取和使用。

2. 客观性与准确性　健康档案需真实反映居民的健康状况，在收集资料时，要以严肃认真的态度规范操作，在收集服务对象或家庭成员提供的主观资料时，应通过多种途径深入了解服务对象及其家庭，获得更多客观、准确的资料。记录内容应准确反映服务对象生理、心理、社会三个层次的状况，为诊治疾病和促进健康提供依据。

3. 连续性与动态性 居民健康档案所列项目，尚不能包含影响个人和家庭的所有资料，在应用中必须对一些不切实际或已经发生变化的资料进行及时记录、补充和完善。做好健康档案的数据和相关资料的汇总、整理和分析等工作，及时了解和掌握辖区内居民的健康动态变化情况，并采取适宜的技术和措施，对发现的卫生问题有针对性地开展健康教育、预防、保健、医疗和康复等服务。

4. 科学性与可用性 作为医学信息资料，健康档案要科学合理的建立、使用和管理。健康档案内容应齐全完整，书写规范，按照医学科学的通用规范进行记录。各种图表制作、计量单位都有国家规定的统一规范格式，做到准确无误。各种健康问题的名称和描述要符合医学规范。档案中各类检查报告单据和转诊、会诊的相关记录应粘贴留存归档，保证信息的连续性、完整性和有效使用。

5. 保密性与安全性 居民档案中可能涉及个人隐私问题，应充分保障当事人的权利和要求，不以任何形式向无关人员泄露。采取必要的措施确保档案信息的安全，包括数据加密、访问权限控制等措施。

二、社区健康档案的种类和内容

（一）个人健康档案

为进一步规范国家基本公共卫生服务项目管理，2017 年印发的《国家基本公共卫生服务规范（第三版）》（以下简称《规范》），将城乡居民健康档案管理列为 11 项国家基本公共卫生服务项目之首，并提出公共卫生服务项目中针对个体服务的相关服务记录表应纳入居民健康档案统一管理，体现了居民健康档案的核心地位。该规范发布了各项基本公共卫生服务项目的表格，第一项就是居民健康档案表，共 21 个表格。

个人健康档案内容包括个人基本情况、健康体检、重点人群健康管理记录和其他医疗卫生服务记录。

1. 个人基本情况 包括 3 个部分的资料。

（1）居民健康档案封面 包括编号（17 位）、姓名、现住址、户籍地址、联系电话、乡镇（街道）名称、村（居）委会名称、建档单位、建档人、责任医生、建档日期。

（2）个人基本信息表 包括：①编号（健康档案编号后 8 位）、姓名、性别、工作单位、电话、文化程度、职业、婚姻状况、医疗费用支付方式等基础信息；②药物过敏史、暴露史、既往史、家族史、遗传病史、残疾情况等基本健康信息；③生活环境。详见附录一。

（3）居民健康档案信息卡 正反两面，包括姓名、性别、ABO 血型、RH 血型、慢性病患病情况、过敏史、家庭住址和电话、紧急情况联系人和电话、责任医生或护士及电话等。

2. 健康体检 包括症状、一般状况、生活方式、脏器功能、查体、辅助检查、中医体质辨识、现存主要健康问题、住院治疗情况、主要用药情况、非免疫规划预防接种史、健康评价、健康指导等。详见附录二。

3. 重点人群健康管理记录 包括 0～6 岁儿童、孕产妇、老年人、慢性病和重性精神疾病患者等各类重点人群的健康管理记录，共 14 个表。

4. 其他医疗卫生服务记录 包括上述记录之外的其他接诊、转诊、会诊记录等。表 3－2 为接诊记录表，供居民由于急性或短期健康问题接受咨询或医疗卫生服务时使用，采用以问题/患者为导向的记录方式，即 POMR，根据居民接受服务的具体情况采用“SOAP”的形式填写。“SOAP”4 个字母分别代表不同的含义。

S：就诊者的主观资料（subjective data），包括主诉、咨询问题和卫生服务要求等。要尽量贴近就诊者的表述，不掺杂医务人员的看法。

O：就诊者的客观资料（objective data），包括查体、实验室检查、影像检查等结果。

A：评估（assessment），根据就诊者的主、客观资料做出的疾病诊断、鉴别诊断或健康问题评估等。涉及疾病诊断名称时，应遵循国际疾病分类标准 ICD－10 填写，涉及中医诊断病名及辨证分型时，应遵循《中医病证分类与代码》（GB/T 15657—1995，TCD）。

P：处置计划（plan），指在评估基础上制定的处置计划，包括诊断计划、治疗计划、患者指导计划等。

表 3－2　接诊记录表

姓名：张一　　　　编号□□□－□□□□□

就诊者的主观资料：
（1）阵发性头痛、头晕 3 个月，加重 1 天
（2）吸烟 20 年，每天 10 支
（3）饮酒史 15 年，每天饮白酒 4 两或啤酒 4 瓶
（4）喜食猪头肉等高脂、高热量食物，口味偏咸，爱吃咸菜
（5）父亲死于脑卒中
（6）无高血压病史
就诊者的客观资料：
（1）体温 36.4℃，脉搏 86 次/分，呼吸 19 次/分，血压 170/100mmHg
（2）身高 168cm，体重 90kg
（3）心电图正常
评估：
（1）原发性高血压（2 级）
（2）吸烟者
（3）酗酒者
（4）高脂、高热量摄入者
（5）钠盐摄入过多者
（6）有家族史者
处置计划：
（1）诊断计划
1）24 小时动态血压监测
2）查血脂、血糖、肾功能
3）查眼底
（2）治疗计划
1）使用降压药
2）限盐，每日不超过 5 克
3）戒烟，戒酒
4）避免高脂肪、高热量食物摄入，增加膳食纤维摄入
5）每天规律运动，控制体重
6）每天定时测量血压 3 次
（3）健康教育计划
1）原发性高血压的病因及其危险因素
2）高血压的饮食要求及控制体重的方法
3）戒烟、戒酒的意义和方法
4）自我监测血压的方法
5）降压药的剂量、作用及常见副作用，按时按量长期服药的重要性

医生签字：×××
接诊日期：2017 年 5 月 2 日

参考《国家基本公共卫生服务规范（第三版）》国家卫生计生委 2017 年 2 月

（二）家庭健康档案

家庭健康档案（family health record）是以家庭为单位收集的家庭基本资料、家庭结构、家庭功能和家庭健康问题等信息，是社区护士以家庭为单位开展服务的基础资料。《规范》中规定的城乡居民健康档案中没有涵盖家庭和社区健康档案，但以家庭为单位和以社区为范围开展社区护理仍然是社区护士重要的工作方法。目前，家庭健康档案在不同地区形式不同，待 EHR 完善后，方便将一个家庭

中的成员归记到一起，也可以单独记录家庭健康档案。

1. 家庭基本资料 包括家庭住址、电话、户主姓名、与户主的关系、家庭各成员基本情况等。

2. 家庭评估资料 包括家系图、家庭生活周期、家庭功能、家庭资源等。

3. 家庭主要健康问题 以家庭主要健康问题目录的形式记录家庭生活周期中的重大事件、生活压力事件、家庭功能评价结果等主要健康问题，问题描述同样采用 POMR 中的 SOAP 形式进行。

知识链接

家庭关怀度指数问卷（Family APGAR）

家庭结构和家庭功能与个人的健康状况、疾病的发生及预后均有紧密联系。家庭关怀度指数问卷，是一种以主观的方式来探讨病人对本身家庭功能满意程度的工具。该问卷 1978 年由美国西雅图华盛顿大学的 Smilkstein 医师根据家庭功能的特征设计的，其特点是简单、快捷，能在很短的时间（约 5 分钟）内，使青少年以上的任何年龄组的受测试者，对自己家庭的功能进行主观的、量化的评价。

评估内容		经常	有时	很少
1. 适应度（adaptation）	当我遇到困难时，可以得到家人满意的帮助			
2. 合作度（partnership）	我很满意家人与我讨论各种事情以及分担问题的方式			
3. 成长度（growth）	当我希望从事新的活动或发展时，家人都能接受且给予支持			
4. 情感度（affection）	我很满意家人对我表达情感的方式以及对我情绪（愤怒、悲伤、爱）的反应			
5. 亲密度（resolve）	很满意家人与我共度时光的方式（旅游、娱乐等）			

注：经常 2 分，有时 1 分，很少 0 分。总分 7～10 分表示家庭功能良好，4～6 分表示家庭功能中度障碍，0～3 分表示家庭功能严重障碍。

（三）社区健康档案

社区健康档案（community health record）是通过社区调查，分析社区基本情况、社区卫生服务资源、社区卫生服务状况和社区居民健康状况，发现社区健康问题，做出社区诊断，制定社区干预措施，利用社区资源解决社区主要健康问题。

1. 社区基本资料 包括社区自然环境、社会环境、经济水平、组织机构等资源。

2. 社区卫生服务资源 包括社区内的医疗卫生服务机构及卫生人力资源。社区内的医疗卫生服务机构包括医院、社区卫生服务机构、妇幼保健机构、卫生院、护理院、诊所等；卫生人力资源指相应的卫生服务人员。区域卫生信息平台建立后，社区卫生服务资源充分整合和共享，可以帮助居民根据不同的健康服务需求选择适宜的卫生服务，如双向转诊、会诊、健康咨询等。

3. 社区卫生服务状况 可结合绩效考核统计社区卫生服务机构的工作情况，如门诊量、住院率、就诊原因、转会诊率、家庭访视人次数、建档率、高血压规范管理率、预防接种建卡率、健康教育活动开展次数等。

4. 社区居民健康状况 应用流行病学方法统计社区人口数量及构成、疾病分布情况、健康危险因素状况等。

三、社区健康档案的建立

（一）我国社区健康档案的建立与发展

1. 初期阶段 在 20 世纪 90 年代，我国开始探索建立社区健康档案系统，以促进基层卫生服务和健康管理。当时，主要采用纸质档案记录方式，覆盖范围较窄，以预防为导向，针对特殊人群保健的健康记录出现。如儿童计划免疫档案、孕产妇保健卡、职业卫生档案等。

2. 信息化转型　随着信息技术的发展，我国开始推动社区健康档案信息化建设，引入电子病历系统、健康管理信息系统等，逐步推进健康档案的电子化和数据化。如儿童、妇女及60岁以上老年人重点人群的健康档案、危险因素监测系统。开始用简单的软件将健康档案录入电脑，形成了EHR的雏形。接着以健康为核心，贯穿整个生命阶段的电子化健康档案逐渐成形。如建立了健康档案计算机化管理软件系统，初步建立以健康为核心、涵盖全部生命过程的个人、家庭、社区健康档案。

3. 政策支持　2009年，国务院印发《国务院关于推进国家基本公共卫生服务等六个健康建设工程的意见》，提出要建立健康档案覆盖全民，为城乡居民提供全方位、全过程的健康管理服务。2022年国家卫健委等三部门印发“十四五”全民健康信息化规划，提出到2025年，每个居民拥有一份动态管理的电子健康档案和一个功能完备的电子健康码，2025年初步建设形成统一权威、互联互通的全民健康信息平台支撑保障体系，基本实现公立医疗卫生机构与全民健康信息平台联通全覆盖。

4. 技术创新　近年来，随着大数据、互联网和物联网等技术的发展，我国开始探索利用这些新技术手段，丰富社区健康档案的内容和数据采集方式，提高健康管理服务的精细化水平。

5. 全国推广　在政府政策的支持下，我国加快推广社区健康档案，积极推动城乡社区卫生服务中心的信息化建设和健康档案的建立，致力于提高基层医疗卫生服务水平。

总体而言，我国社区健康档案的建立与发展经历了由纸质档案向电子化、信息化的转变，同时也积极应用新技术推动政策发展，以提高健康管理服务水平，促进居民健康。目前，虽然大部分地区已建立了EHR，部分地区也实现了区域卫生信息化，但还存在以下问题：有的EHR只是纸质健康档案的电子版；各个地区的系统相互独立，格式不统一、不规范；医院和社区的信息管理系统相互独立，没有进行有意义的交流；存在大量孤岛信息和烟囱信息等。

（二）社区健康档案的来源

1. 机构建档　辖区居民到社区卫生服务机构接受服务时，由医务人员负责为其建立居民健康档案，并根据其主要健康问题和服务提供情况填写相应记录表。同时为服务对象填写并发放居民健康档案信息卡。建立电子健康档案的地区，逐步为服务对象制作发放居民健康卡，替代居民健康档案信息卡，作为电子健康档案进行身份识别和调阅更新的凭证。

2. 入户建档　通过入户服务（调查）、疾病筛查、健康体检等多种方式，由社区卫生服务机构组织医务人员为居民建立健康档案，并根据其主要健康问题和服务提供情况填写相应记录表。已建立EHR信息系统的地区应由社区卫生服务机构通过上述方式为个人建立EHR，并发放国家统一标准的医疗保健卡。

3. 个人建档　已建立居民电子健康档案信息系统的地区应由社区卫生服务中心机构通过上述方式为个人建立居民电子健康档案。并按照标准规范上传至区域人口健康卫生信息平台，实现电子健康档案数据的规范上报。

（三）社区健康档案的建立方式

1. 纸质档案　最传统的方式，通过纸质文件记录个体的基本健康信息、病历资料等，存放在社区卫生服务中心或医疗机构的档案室中。

2. 电子化档案　通过建立电子病历系统或健康管理信息系统，将个体的健康信息、医疗记录等以电子形式进行存储和管理。

3. 移动健康应用　利用移动端应用软件，允许个人通过智能手机等移动设备记录和管理自己的健康信息，实现个人健康档案的建立和管理。

4. 物联网设备 通过医学感受器（穿戴设备）等物联网设备采集个体的生理参数数据，实现实时监测和数据采集，帮助建立健康档案。

5. 大数据整合 通过整合医疗、健康管理、公共卫生等领域的大数据资源，建立个体或群体的综合健康档案信息。

以上方式可以单独应用，也可以结合使用，根据实际需求和技术条件，选择适合的方式建立社区健康档案。随着信息技术的不断发展，未来还可能出现更多新的建立方式，以更好地服务社区居民的健康管理需求。

（四）社区健康档案的建立要求

1. 及时建档、更新信息、妥善保存、加强监管 社区卫生服务机构负责首次建立居民健康档案、更新信息、保存档案；其他医疗卫生机构负责将相关医疗卫生服务信息及时汇总、更新至健康档案；各级卫生行政部门负责健康档案的监督与管理。

统一为居民健康档案进行编码，采用 17 位编码制，以国家统一的行政区划编码为基础，以村（居）委会为单位，编制居民健康档案唯一编码。同时将建档居民的身份证号作为身份识别码，为在信息平台上实现资源共享奠定基础。对于同一个居民患有多种疾病的，其随访服务记录表可以通过电子健康档案实现信息整合，避免重复询问和录入。

社区卫生服务机构应通过多种信息采集方式建立居民健康档案，及时更新健康档案信息。已建立 EHR 的地区应保证居民接受医疗卫生服务的信息能自动汇总到 EHR 中，保持资料的连续性。

2. 档案记录应完整、准确、规范 健康档案的建立要遵循自愿与引导相结合的原则，在使用过程中要注意保护服务对象的个人隐私，建立电子健康档案的地区，要注意保护信息系统的数据安全。

按照国家有关专项服务规范要求记录相关内容，记录内容应齐全完整、真实准确、书写规范、基础内容无缺失。各类检查报告单据、转诊和会诊的相关记录应粘贴留存归档，如果服务对象需要可提供副本。已建立电子版化验和检查报告单据的机构，化验及检查的报告单据交由居民留存。积极应用中医药方法为居民提供健康服务，记录相关信息纳入健康档案管理。

EHR 在建立、完善、信息系统开发、信息传输全过程中应遵循国家统一的相关数据标准与规范。EHR 信息系统应逐渐与城镇基本医疗保险等医疗保障系统相衔接，逐步实现健康管理数据与医疗信息以及各医疗卫生机构间的数据互联互通，实现居民跨机构、跨地域就医行为的信息共享。

四、社区健康档案的保管和利用

（一）社区健康档案的保管

1. 保管归类 将医疗卫生服务过程中填写的健康档案相关记录表单，装入居民健康档案袋统一存放。居民 EHR 的数据存放在 EHR 数据中心。

2. 保管条件 健康档案管理要具有必需的档案保管设施设备，按照防盗、防晒、防高温、防火、防潮、防尘、防鼠、防虫等要求妥善保管健康档案。

3. 保管人员 指定专（兼）职人员负责健康档案管理工作，保证健康档案完整、安全。EHR 应有专（兼）职人员维护。

（二）社区健康档案的利用

1. 社区就诊 已建档居民到社区卫生服务机构复诊时，应持居民健康档案信息卡（或医疗保健卡），在调取其健康档案后，由接诊医生根据复诊情况，及时更新、补充相应记录内容。已建立 EHR 信息系统的机构应同时建立居民电子健康卡，刷卡后即可调出 EHR，方便了解居民健康信息并实时更新。

2. 入户服务 入户开展医疗卫生服务时，应事先查阅服务对象的健康档案并携带相应表单，在服务过程中记录、补充相应内容。已建立 EHR 信息系统的机构可建立覆盖整个社区的无线移动医护工作站，能在入户时随身携带，既能查阅服务对象的健康档案，又能随时补充和更新信息。

所有的服务记录由责任医务人员或档案管理人员统一汇总、及时归档。对于需要转诊、会诊的服务对象，由接诊医生填写转诊、会诊记录。

3. 保密 健康档案在使用过程中要注意保护服务对象的个人隐私，建立 EHR 的地区，要注意保护信息系统的数据安全。

（三）居民健康档案的终止和保存

1. 居民健康档案的终止缘由包括死亡、迁出、失访等，均需记录日期。对于迁出辖区的还要记录迁往地点的基本情况、档案交接记录等。

2. 纸质健康档案应逐步过渡到电子健康档案，纸质和电子健康档案由健康档案管理单位（即居民死亡或失访前管理其健康档案的单位）参照现有规定中的病历的保存年限、方式负责保存。

五、社区健康档案服务管理

（一）确定建档对象流程图（图 3－1）

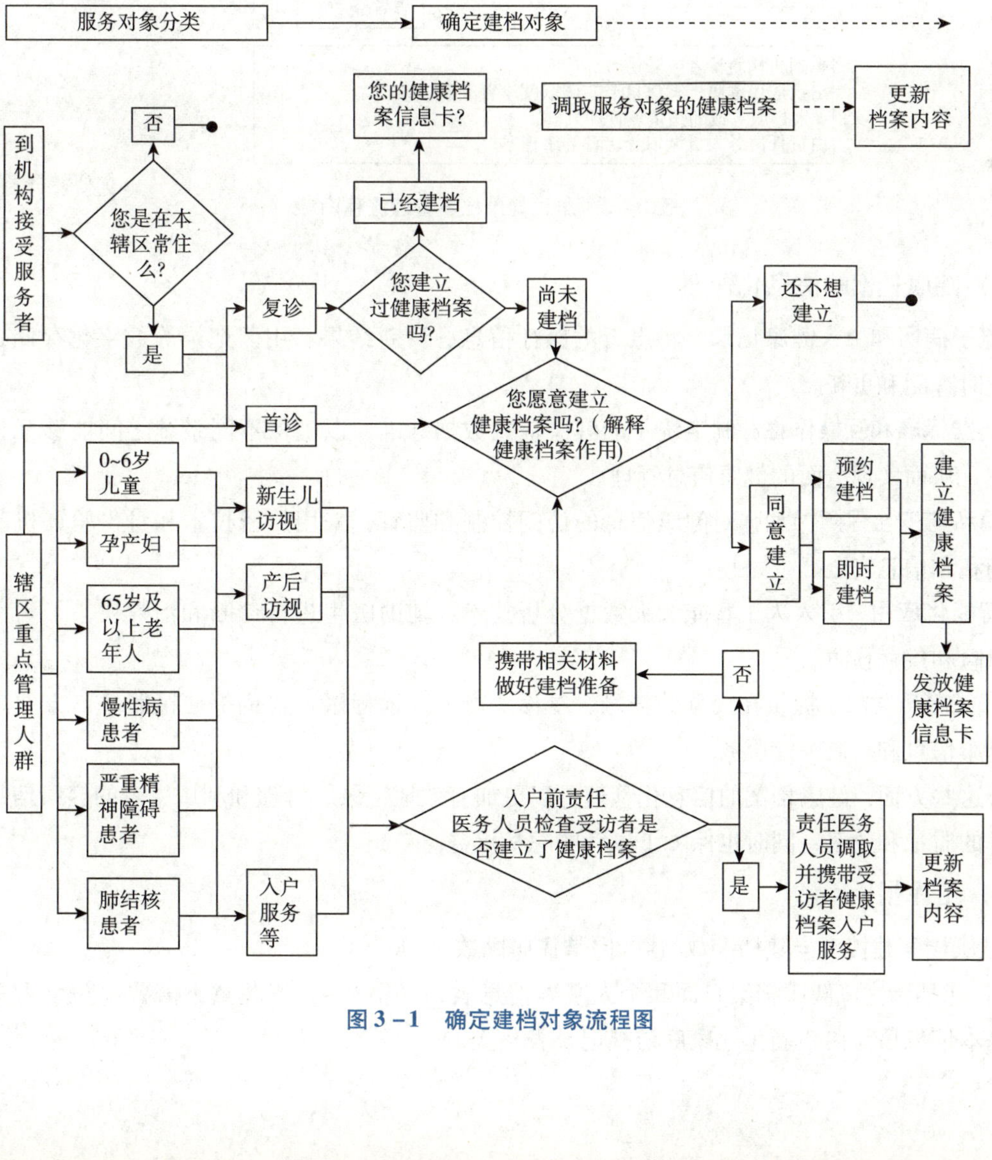

图 3－1 确定建档对象流程图

（二）居民健康档案管理流程图（图3-2）

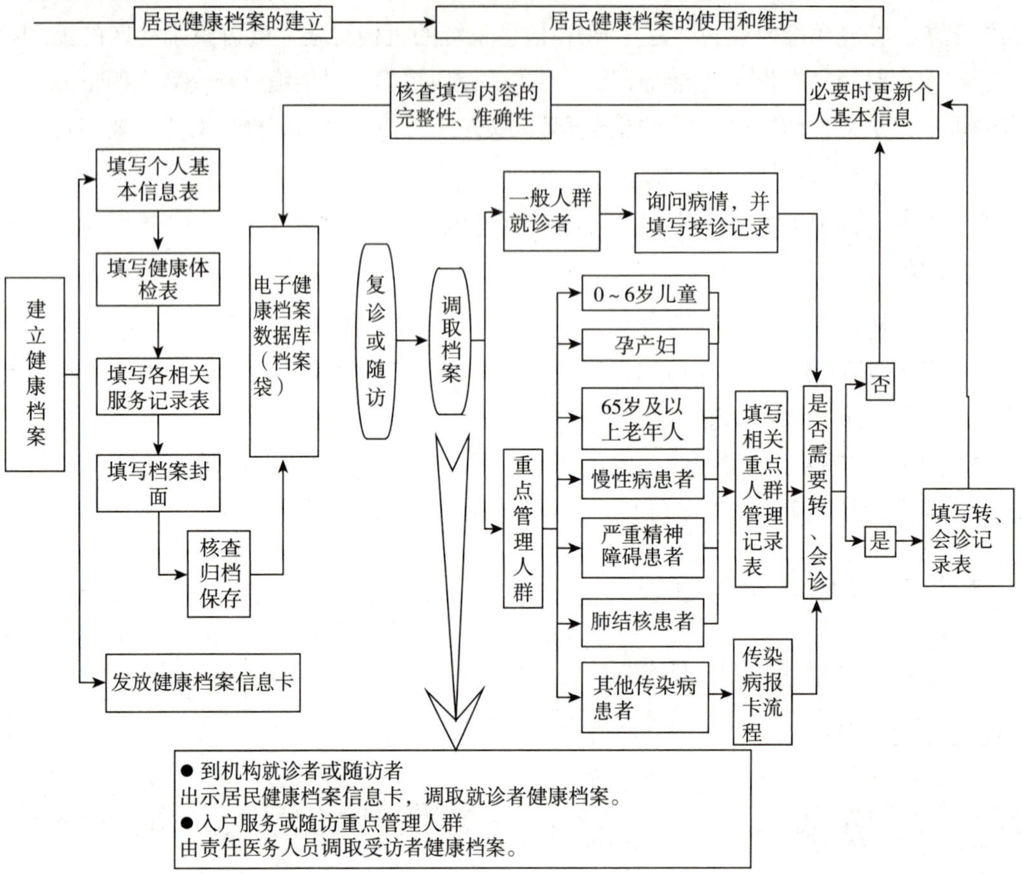

图3-2　居民健康档案管理流程图

（三）健康档案的信息化管理

1. 电子病历和个人健康记录　将患者的医疗信息、诊断结果、用药记录等数字化存储，便于医护人员随时查阅和更新。

2. 数据标准和互操作性　制定统一的健康信息数据标准，以确保不同系统之间能够互相交换和共享数据，从而实现全面的健康信息管理。

3. 隐私与安全保障　加强对健康信息的访问控制和监管，采用加密技术和身份验证机制来保障患者的隐私和信息安全。

4. 智能化应用　引入人工智能和大数据分析技术，辅助医生进行诊断和治疗决策，帮助患者管理健康风险和疾病预防。

5. 在线服务功能　提供在线预约挂号、复诊、审方、远程医疗咨询等便民服务，方便患者管理自己的健康信息和获取医疗服务。

综合这些方面，健康档案的信息化管理可以更加有效地记录、管理和利用患者的健康信息，提高医疗服务的质量和效率，同时也保障了患者的隐私权益。

（四）工作指标

1. 健康档案建档率 = 建档人数/辖区内常住居民数 × 100%。

（注：建档指完成健康档案封面和个人基本信息表，其中0～6岁儿童不需要填写个人基本信息表，其基本信息填写在“新生儿家庭访视记录表”上。）

2. 电子健康档案建档率＝建立电子健康档案人数/辖区内常住居民数×100%。

3. 健康档案使用率＝档案中有动态记录的档案份数/档案总份数×100%。

（注：有动态记录的档案是指1年内与患者的医疗记录相关联和（或）有符合对应服务规范要求的相关服务记录的健康档案。

第三节 互联网＋社区健康管理

情境导入

情境：一天，社区居民李先生感觉身体不适，他通过手机App登录到社区健康管理平台，填写了自己的症状和不适感受，并预约了社区医生进行线上咨询。社区医生收到通知后，打开李先生的健康档案，查看了他的病史和就诊记录。根据病史，医生建议李先生在家休息并通过平台上发布的健康教育视频学习相关自我护理知识，并推送了一些用药和饮食方面的注意事项。接下来的几天里，社区医生通过平台密切关注李先生的健康状况，提供远程指导和监测。李先生也通过平台及时向医生汇报自己的健康状况，并获得及时的反馈和建议。

思考：1. 在社区使用“互联网＋健康管理”模式时，是否存在信息获取和使用的不对称现象？

2. 如何保障个人健康信息的隐私和数据安全？

随着互联网技术的不断发展，“互联网＋”的出现为创新社区健康管理服务提供了新的思路，使社区管理服务更加科学，通过利用移动互联网、物联网、智能传感、云计算、大数据等现代信息化技术手段，建立以社区健康服务团队为基础，社区健康管理服务系统为依托，同时与区域人口健康信息平台网络化联接的“互联网＋社区健康管理”服务模式，为社区居民提供个性化、专业化的智慧健康管理服务。

一、“互联网＋社区健康管理”概述

（一）概念

“互联网＋社区健康管理”是指通过互联网技术和信息化手段，结合社区资源和服务，实现对居民健康的全面管理和服务。其基本特点包括信息化、智能化、个性化和社区化服务，旨在通过互联网手段提升社区健康管理的水平和效率。

（二）发展历程

随着互联网技术的快速发展，人们对健康管理的需求逐渐增加，传统的社区医疗服务无法满足人们个性化、便捷化、高效化的需求。因此，我们需要借助互联网技术，打破传统健康管理服务时间与空间的桎梏，为居民提供更贴近需求的健康服务。社区健康管理平台的建设和应用开始逐渐兴起，为居民提供了更加便捷的健康管理服务。相关事件包括医疗机构与互联网企业合作推出健康管理平台、政府支持和推广“互联网＋社区健康管理”模式等。“互联网＋社区健康管理”满足了人们日益增长的健康需求，实现了个体化、精准化的健康管理。

（三）意义和价值

“互联网＋社区健康管理”对社会意义重大，可以提高健康管理的效率和覆盖面，降低医疗资源的浪费。“互联网＋社区健康管理”打破了时空限制，实现了医疗资源的跨区域、跨时间的共享和调

配。对个体而言，可以提供个性化的健康管理服务，增强健康意识和自我管理能力。对医疗健康管理而言，可以实现对疾病的早期预防和干预，促进医患双方的信息对称和互动，提升整体医疗服务水平。

二、“互联网＋社区健康管理”服务模式

（一）传统社区健康管理服务模式存在的问题

传统社区健康管理服务模式在效率、覆盖面和服务质量方面存在诸多问题和局限性。包括但不限于：①信息不对称：居民获取健康信息依赖于医护人员，信息传递效率低下；②服务资源分配不均：社区健康服务资源分布不均，部分居民难以获得及时有效的健康服务；③服务质量参差不齐：传统服务模式下，医疗服务质量因地区、人员等因素存在较大差异。

（二）“互联网＋社区健康管理”服务模式的特点和优势

“互联网＋社区健康管理”服务模式具有以下特点和优势：①便捷性：通过互联网平台，居民可以随时随地获取健康服务，无须受时空限制；②个性化服务：根据居民健康状况和需求，提供个性化的健康管理方案和服务，满足不同群体的需求；③信息共享与互动：促进医患双方的信息共享和互动，提升医疗服务的质量和效率。

（三）“互联网＋社区健康管理”服务模式的实施路径

实施“互联网＋社区健康管理”服务模式的具体路径和方法包括：①技术支持：建设健康管理平台，整合医疗资源和服务，利用大数据、人工智能等技术提供个性化服务；②人员培训：针对社区医护人员和居民，开展健康管理知识和互联网应用的培训，提高人员素质和健康意识；③政策支持：政府部门出台相关政策和规范，推动“互联网＋社区健康管理”服务模式的发展，确保服务的质量和安全。通过以上路径和方法的实施，可以逐步推广和完善“互联网＋社区健康管理”服务模式，提高社区健康管理水平和服务效率。

（四）“互联网＋社区健康管理”服务模式的内容

1. 健康信息获取 用户可以通过互联网获取各种健康信息，如健康知识、饮食建议、运动指导等。

2. 远程健康监测 用户可以通过智能设备（如智能手环、智能体重秤等）收集身体数据，包括体重、步数、心率、血压等，然后将数据上传到云平台进行远程监测和分析。

3. 健康数据管理 用户可以使用健康管理应用或在线平台，将个人健康数据进行记录、存储和管理。这些数据可以包括体检报告、用药记录、健康指标跟踪等。

4. 在线咨询和问诊 互联网健康管理模式中，用户可以通过在线平台进行医疗咨询和问诊，与医生或健康专家进行远程交流，解决简单问题、寻求建议或进行初步诊断。

5. 健康教育和培训 互联网健康管理平台还可以提供健康教育和培训内容，帮助用户了解健康知识、掌握健康管理技巧，促进健康行为的改变。

三、“互联网＋社区健康管理”平台建设

“互联网＋社区健康管理”平台具备以下功能模块、应用场景和特点。

（一）功能模块

1. 个人健康档案管理 提供居民健康档案的建立、更新和管理功能，包括基本信息、健康风险

评估、病史记录等。

2. 健康管理服务 提供个性化的健康管理方案，包括健康咨询、日常监测、用药指导等服务。

3. 医疗资源整合 整合社区内外医疗资源，提供预约挂号、在线问诊等功能。

4. 健康教育和宣传 提供健康知识普及、健康活动宣传等信息，提高居民健康意识。

（二）应用场景

1. 居民健康管理 居民可通过平台进行个人健康信息管理和在线健康服务获取。

2. 社区医护服务 社区医护人员可通过平台对居民进行远程健康监测和指导。

（三）特点

1. 个性化服务 根据居民的实际需求和健康状况提供个性化服务。

2. 便捷高效 提供24小时在线服务，方便居民获取健康服务，减轻医护人员压力。

四、“互联网+”社区健康数据管理与分析

（一）健康数据的采集与整合

健康数据的采集和整合，包括传感器技术、移动设备数据采集以及医疗机构数据整合。其核心内容是通过不同方式收集居民的生理数据和健康相关信息，然后将这些信息整合在一起，为综合健康分析提供更全面的支持。

（二）健康数据的分析与应用

1. 数据挖掘方法 利用数据挖掘技术，对大规模健康数据进行分析，发现隐含的健康信息和规律，如疾病风险预测、病情趋势分析等。

2. 人工智能应用 结合人工智能算法，对个体健康数据进行智能分析和个性化健康管理服务的提供。

3. 健康管理决策支持 通过大数据分析，为医护人员提供科学依据，辅助健康管理决策和干预方案的制定。

（三）“互联网+”社区健康数据隐私与安全管理

1. 隐私保护法律法规 严格遵守相关隐私保护法律法规，如《个人信息保护法》，保障居民健康数据的隐私合法权益。

2. 权限控制与加密技术 采取严格的权限控制措施和数据加密技术，确保健康数据的安全存储和传输。

3. 安全审计与监控 建立健康数据安全审计机制，加强对数据使用和访问的监控，及时发现和应对安全风险。

综合考虑健康数据的采集、分析和隐私安全管理，可以实现有效的健康数据管理与分析，为“互联网+社区健康管理”提供有力支持。

目标检测

答案解析

A型选择题

1. 下列哪项不是建立健康档案的作用（　）

A. 掌握信息　　B. 健康管理　　C. 建档率高

D. 绩效评价　　E. 自我保健

2. 健康护理诊断的陈述方式正确的是（　）

A. PSE　　B. PS　　C. SE

D. P　　E. E

3. 根据目前规范要求，居民健康档案内容包括（　）

A. 个人基本信息、健康体检、健康档案信息卡、重点人群健康管理记录和其他医疗卫生服务记录

B. 个人基本信息、健康体检、重点人群健康管理记录和其他医疗卫生服务记录

C. 个人健康信息、健康体检、重点人群健康管理记录

D. 健康信息卡、随访记录、健康体检和其他医疗卫生服务记录

E. 健康体检、健康档案信息卡、重点人群健康管理记录和其他医疗卫生服务记录

4. 有关“SOAP”描述错误的是（　）

A. 主观资料只能是患者的表述

B. 主观资料可以有医生的看法

C. A 是评估

D. P 是处置计划

E. O 是就诊者的客观资料

5. 王女士抱着刚出生 1 个月的儿子第一次来到社区卫生服务中心接种疫苗，社区护士给王女士的儿子接种完疫苗后，还主动为王女士和她的儿子分别建立了个人健康档案，请问这是哪种建档方式（　）

A. 辖区居民到社区卫生服务中心接受服务时

B. 入户调查时

C. 疾病筛查时

D. 健康体检时

E. 医院就诊时

6. 统一为居民健康档案进行编码时采用（　）位制编码

A. 16　　B. 19　　C. 18

D. 17　　E. 15

（周媛媛）

书网融合……

思维导图　　重点小结　　微课　　微课课件　　习题

第四章 社区健康促进和健康教育

PPT

学习目标

知识目标：掌握健康教育的内容、形式和技巧；熟悉健康促进和健康教育的概念及健康促进的理论模式；了解国内外健康促进的进展情况。

技能目标：具备根据受教育者一般情况制定合适的健康教育计划并实施的能力。

素质目标：树立“大卫生，大健康”理念，具备健康素养和健康文化，并能主动对不同人群实施合适的健康促进及健康教育。

WHO 总干事谭德塞指出，健康是人权，不是特权。无论是谁，无论他身处何处，都应该获得他们所需要的健康保健。健康始于我们的家庭和社区，始于我们吃的食物和喝的水，始于我们呼吸的空气，始于我们的学校和工作场所。《中华人民共和国基本医疗卫生与健康促进法》规定，国家和社会尊重、保护公民的健康权。当前人口老龄化、不健康的行为生活方式呈全球化趋势，糖尿病、冠心病、肿瘤等慢性非传染性疾病已成为主要致死原因，这些问题地解决主要靠社会性措施。国家实施健康中国战略，普及健康生活、优化健康服务、完善健康保障、建设健康环境等，以提升公民全生命周期健康水平。

第一节 社区健康促进

情境导入

情境：黄某，女性，36 岁，乳腺癌患者，小学文化，家庭主妇，育有两子，大儿子 7 岁，小儿子 3 岁。2014 年 9 月行乳腺癌根治术，术后恢复好。于 10 月和 11 月各行 1 个疗程化疗，现因出现严重恶心、呕吐、食欲不振等不良反应，决定停止化疗。

思考：1. 请按照 Pender 健康促进模式分析该患者行动的益处和障碍。

2. 请根据 Pender 健康促进模式为该患者制定一份恰当的护理方案，促使其采取健康相关行为。

一、健康促进概述

（一）健康促进的概念

1. 健康促进 是目前公共卫生所追求的理想目标，是一种新的工作方法和策略。狭义的健康促进认为健康促进等于健康教育 + 健康政策。WHO 对健康促进所做的定义是：健康促进是促使人们提高、维护和改善他们自身健康的过程，是协调人类与环境之间的战略，规定个人与社会对健康各自应承担的责任。健康促进的基本内涵包含个人行为改变和政府行为改变两个方面，并重视发挥个人、家庭及社会的健康潜力。

2. 社区健康促进 指通过健康教育和环境支持，改变个体、群体的行为和生活方式，降低本地区的发病率和死亡率，提高人们的生活质量和文明素质。社区健康促进的两大构成要素是健康教育及其他能促使人们行为和社区环境向有利于健康改变的支持系统。

（二）健康促进国内外发展状况

1. 国外健康促进的发展

（1）医学阶段　20 世纪 70 年代前，强调以疾病为中心的生物医学模式，忽视了群众本身对生活和健康的作用，忽视了非卫生部门的干预作用，社区开发受到限制。

（2）行为阶段　20 世纪 70 年代早期，开始引入改善行为（或生活方式）的工作模式，拓宽了健康教育领域，并取得了较好成绩。如芬兰“北卡健康促进项目”，该项目是第一个以社区为基础的综合性慢性病防控健康促进项目。1972 年，芬兰政府针对该地区心脏病高发现象，实施了“北卡健康促进项目”，进一步推动了心脏病的防控工作。该项目运用健康促进的理论和方法，结合当地实际情况，以“改善高血压的控制、减少吸烟、促进合理膳食、减少饱和脂肪的摄入、增加蔬菜和低脂食品消费、预防和控制心脏病的发生和流行”为项目目标，使得北卡 35～64 岁男性心血管病死亡率下降 68%，冠心病死亡率下降 73%。北卡项目的成功实施为社区慢性病管理提供了可借鉴的经验。

（3）社会、环境阶段　20 世纪 80 年代后，人们发现行为和生活方式的改善很大程度上受到社会和自然环境因素的影响，强调政府对人民健康负有责任，整个国家都应承担义务，才能实现人人健康的宏伟目标。

知识链接

历届全球健康促进大会主题

第一届 1986 年在加拿大渥太华举办，主题为：人人享有初级卫生保健。
第二届 1988 年在澳大利亚阿德莱德举办，主题为：制定健康的公共政策。
第三届 1991 年在瑞典松兹瓦尔举办，主题为：创建有利于健康的支持性环境。
第四届 1997 年在印度尼西亚雅加达举办，主题为：将健康促进带入 21 世纪。
第五届 2000 年在墨西哥城举办，主题为：架起公平的桥梁。
第六届 2006 年在泰国曼谷举办，主题为：解决健康的社会决定因素。
第七届 2009 年在肯尼亚内罗毕举办，主题为：健康促进的紧迫性。
第八届 2013 年在芬兰赫尔辛基举办，主题为：将健康融入所有政策。
第九届 2016 年在中国上海举办，主题为：可持续发展的健康促进。
第十届 2021 年在瑞士日内瓦举办，主题为：福祉、公平和可持续发展。

2. 我国健康促进的发展　随着医学模式的转变及国家主管部门日益重视民众健康，我国逐步开展了健康促进工作，分为如下几个阶段。

（1）初建期　20 世纪 40 年代到 60 年代，健康促进工作的重点是卫生宣传。国家设置了独立的行政管理部门和卫生宣传馆，在政治上予以承诺，并搭建了爱国卫生运动平台。

（2）第一次转型期　20 世纪 80 年代，健康促进工作的重点开始由卫生宣传向健康教育转型，强调传播与教育并重，并设立了独立的行政管理部门和健康教育所。

（3）第二次转型期　20 世纪 90 年代，此期工作重点由单独的健康教育转向健康教育与健康促进并存，得到了国际项目的支持。

（4）发展期　2000～2012 年，此期工作重点为健康教育与健康促进并存，2008 年开始以民众健康素养促进为核心，面向患者、家属、机构内工作人员和社区居民开展健康教育活动。

（5）第三次转型期　2013 年起，工作重点转向以健康促进为主，国家卫生和计划生育委员会成立宣传司，以民众健康素养为核心，整合科普和宣传，打造健康科普平台，传播健康知识，为人民群众的健康服务。

（三）健康促进实施策略

1. 制定健康的公共政策　随着健康促进概念的提出，健康问题被提到了各个行政部门及相应领导的议事日程，他们开始认识到正确的决策对健康的影响。《“健康中国 2030”规划纲要》提出“把健康融入所有政策”，加强各部门各行业的沟通协作，形成促进健康的合力。全面建立健康影响评价评估制度，系统评估各项经济社会发展规划和政策、重大工程项目对健康的影响，健全监督机制。畅通公众参与渠道，加强社会监督。总书记在党的十九大会议上提出要实施健康中国战略，完善国民健康政策，为人民群众提供全方位全周期医疗服务。党的二十大报告提出推进健康中国建设，把保障人民健康放在优先发展的战略位置，完善人民健康促进政策，深入开展健康中国行动和爱国卫生运动，倡导文明健康生活方式等系列政策。为落实健康中国战略，成立健康中国行动推进委员会，制定《健康中国行动（2019—2030 年）》，针对重大疾病和一些突出问题，聚焦重点人群，实施一批重大行动，政府、社会、个人协同推进，提高人民健康水平。

2. 创造支持性环境　人类与其生存的环境密不可分，健康环境是人民群众健康的重要保障。影响健康的环境因素不仅包括物理、化学和生物等自然环境因素，还包括社会环境因素。健康促进就是致力于创建安全、舒适、满意、愉悦的生活和工作环境。《“健康中国 2030”规划纲要》提出“深入开展大气、水、土壤等污染防治”，以提高环境质量为核心，推进联防联控和流域共治，实行环境质量目标考核，实施最严格的环境保护制度，切实解决影响广大人民群众健康的突出环境问题。到 2030 年，努力把我国农村建设成为人居环境干净整洁、适合居民生活养老的美丽家园，实现人与自然和谐发展。

3. 强化社区行动　社区成员的广泛参与是健康促进成功的关键，通过与社区成员的充分沟通，达成保护和促进健康方面的共识，找到共同目标和利益，建立合作伙伴关系。引导居民积极参与，达到健康促进的目标。

4. 发展个人技能　每个人是自己健康的第一责任人，健康促进的核心是提高人们对健康影响因素的管理能力，通过提供信息和健康教育等方式提高生活知识和技能，使大众能更有效地维护自身的健康和生存环境，做出有利于健康的选择。

5. 调整卫生服务方向　卫生行政部门必须坚持健康促进的方向，不能仅停留在提供临床与治疗服务上，要重视对服务人群的教育与培训工作，推动健康文化的形成，人人爱健康，崇尚健康，人人能做到积极主动地保护和促进健康。

二、健康促进理论与模式

（一）健康信念模式

健康信念模式（health belief model，HBM）是运用社会心理学方法解释健康相关行为的理论模式。该理论认为信念是人们采纳有利于健康行为的基础，人们如果具有与疾病、健康相关的信念，他们就会采纳健康行为，改变危险行为。人们在决定是否采纳某健康行为时，首先要对疾病的威胁进行判断，然后对预防疾病的价值、采纳健康行为对改善健康状况的期望和克服行动障碍的能力作出判断，最后做出是否采纳健康行为的决定（图 4－1）。

1. 感知疾病的威胁　由对疾病易感性的感知和对疾病严重性的感知构成。对疾病易感性和严重性的感知程度高，即对疾病威胁的感知程度高，是促使人们产生行为动机的直接原因。

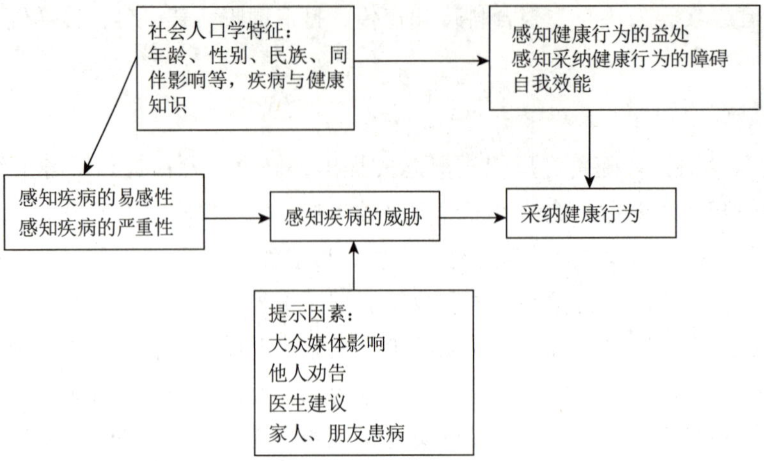

图 4-1 健康信念模式

2. 感知健康行为的益处和障碍

（1）感知健康行为的益处 指人体对采纳行为后能带来的益处的主观判断，包括保护和改善健康状况的益处和其他边际收益。一般而言，当人们认识到采纳健康行为的益处，则更有可能采纳该行为。

（2）感知健康行为的障碍 指个体对采纳健康行为会面临的障碍的主观判断，包括行为复杂、时间花费、经济负担等。当个体感觉到障碍多，就会阻碍健康行为的采纳。个体对健康行为益处的感知越强，采纳健康行为的障碍越小，则采纳健康行为的可能性越大。

3. 自我效能 强调自信心对行为产生的作用，自我效能越高则采纳健康行为的可能性就越大。

4. 提示因素 诱发健康行为发生的提示因素越多，个体采纳健康行为的可能性越大。

5. 社会人口学因素 对不同类型的健康行为而言，不同年龄、性别、个性特征的人采纳行为的可能性各异。具有卫生保健知识的人更容易采纳健康行为。

（二）Pender 的健康促进模式

健康促进模式由美国护理理论家 Nola Pender 于 1982 年创建，该模式整合护理及行为科学关于健康行为影响因素的相关观点，着重探讨激发个体采取行为增强健康的生物-心理-社会机制，主张个体的健康促进行为取决于认知-感知因素及修正因素（图 4-2）。健康促进模式被广泛用于预测和促进健康的生活方式及特定行为，对于促进人们的健康具有重要意义。

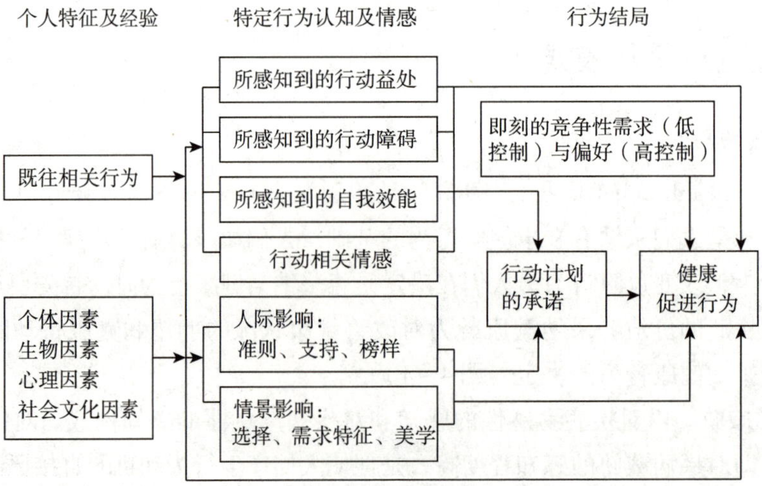

图 4-2 健康促进模式

Pender 健康促进模式的主要观点如下。

（1）既往行为对是否采取健康促进行为具有直接或间接影响。既往行为通过自我效能、益处认知、障碍认知及行动相关情感间接影响健康促进行为。

（2）个体因素（年龄、自尊、社会经济状况等）对认知、情感及健康行为具有影响。

（3）所感知到的行动益处可以直接激励行为，并通过对预期能够产生良好结果的行动计划的承诺来间接激励行为。

（4）所感知到的行动障碍可以直接阻碍或降低行动计划承诺而间接影响健康促进行为。

三、健康生活方式

《"健康中国 2030"规划纲要》提出，通过各方努力，到2030 年，健康生活方式得到普及，从而达到全民健康的目的。

1. 合理膳食 合理膳食是保证健康的基础。近年来，我国居民营养健康状况明显改善，但仍面临营养不足与过剩并存、营养相关疾病多发等问题。饮食风险因素已成为影响人群健康的主要危险因素，合理膳食行动从个人、家庭、社会及政府四个层面促进我国居民合理膳食，降低膳食相关疾病的发生。

（1）食品安全 足量的安全及健康食品是维持生命及促进健康的关键因素，非安全食品中的有害细菌、病毒、寄生虫及化学物质可导致从腹泻到癌症的 200 多种疾病。在西太平洋地区，因食用非安全食品，每年可导致 1.25 亿人罹患疾病，5 万多人死亡；据估计，在全球范围内，使用被污染的食品后，每年约有 6 亿人患病，42 万人死亡。鉴于大众对食品安全的认识逐渐增加，全球范围内共有 25 个城市已经启动健康食品市场项目。

（2）多食水果蔬菜 水果和蔬菜富含维生素、矿物质和纤维素，多种水果和蔬菜的摄入可以确保身体所需的维生素和矿物质，高纤维素饮食可以降低罹患糖尿病和超重的风险。中国营养学会推荐，中国居民平均每天摄入蔬菜类 300～500 克，深色蔬菜占 1/2，水果类 250～350 克。

（3）控制精制糖的摄入 降低精制糖的摄入可以防止超重、肥胖及心脏病、2 型糖尿病等相关性疾病的发生，也可显著降低罹患龋齿及牙科相关疾病的风险。平衡膳食中不要求添加糖，若需要摄入，中国居民膳食指南建议每天摄入量不超过 50 克，最好控制在 25 克以下。

（4）科学用油 每天烹调油推荐为 25～30 克，并且搭配多种植物油，尽量少食用动物油和人造黄油或起酥油。少吃富含饱和脂肪和反式脂肪酸的食物，例如饼干、蛋糕、糕点以及薯条（薯片）等。动物油的饱和脂肪酸比例较高；植物油则以不饱和脂肪酸为主。不同植物油又各具特点。因此，应当经常更换烹调油的种类，食用多种植物油，减少动物油的用量。做到这些可以降低心血管疾病、2 型糖尿病和肥胖的发生。

（5）少盐 世界卫生组织推荐成人每天盐的摄入量应低于 5 克。中国居民膳食指南建议"成人每天食盐不超过 6 克"。降低盐的摄入量可以降低高血压的患病风险及由高血压导致的心血管疾病及中风的风险。

（6）足量饮水 中国居民膳食指南建议成年人每天 7～8 杯（1500～1700 毫升）水，提倡饮用白开水或茶水，不喝或少喝含糖饮料，不鼓励一次大量饮水，尤其是在进餐前，大量饮水会冲淡胃液，影响食物的消化吸收。炎热季节、锻炼或生病时应适当增加摄入量。

（7）铁 富含铁元素食物的摄入可以防止贫血的发生，铁的摄入量因年龄、体重及饮食而不同，孕妇及处于生长发育期的孩子应多食富含铁元素的食物。

2. 适度运动 生命在于运动，运动需要科学。科学的身体活动可以预防疾病，愉悦身心，促进健康。全世界五分之一的成年人和五分之四的青少年（11～17 岁）没有进行足够的身体活动，我国城乡居民经常参加体育锻炼的比例为 33.9%，其中 20～69 岁居民经常锻炼率仅为 14.7%。定期进行身体活动是预防和治疗心脏病、卒中、糖尿病、乳腺癌和结肠癌等非传染性疾病的关键，也能防止高血压、超重和肥胖，能提升心理健康、生活质量和幸福感。具体运动强度详见第五章。

3. 控烟　烟草的使用是导致一系列慢性病，包括癌症、肺病和心血管病的主要危险因素之一。根据 WHO 报告，每 3 个吸烟者中就有 1 个死于吸烟相关疾病，吸烟者的平均寿命比非吸烟者缩短 10 年。烟草对健康的危害已经成为当今世界最严重的公共卫生问题之一。提倡个人戒烟越早越好，什么时候都不晚；创建无烟家庭，保护家人免受二手烟危害；提倡无烟文化，提高社会文明程度；关注青少年吸烟问题，为青少年营造远离烟草的环境。

4. 限酒　据世界卫生组织统计，全球范围内，饮酒每年导致 300 万人死亡，因此导致的疾病和伤害负担超过了 5%，饮酒也是慢性非传染性疾病（如癌症、心血管疾病）、传染性疾病（如结核、艾滋病）、暴力倾向及损伤的主要危险因素；也是过早死及失能排名第七的主导危险因素。从健康的考虑出发，成年人每日饮酒量男性不超过酒精 25 克，女性不超过酒精 15 克。

5. 促进心理健康　心理健康指人们在适应环境过程中的心理体验与行为模式的状态和水平，是健康的重要组成部分。不同时期所面临的心理问题和压力不尽相同，健康促进的重点也有所侧重。

（1）幼儿期心理健康促进　①鼓励幼儿多说话，正面回答幼儿提出的问题；②对幼儿的好奇心和独立的愿望因势利导，培养其自我管理的能力；③在玩耍和游戏中学会与人合作，人际交往，建立伙伴关系；④对孩子的无理取闹和过失不能无原则的迁就；⑤家中长者言谈举止常成为幼儿的言行标准，因此应做好表率。

（2）儿童期心理健康促进　①安排符合儿童特点的学习内容、方法和时间；②培养热爱劳动、助人为乐的人格，让孩子从劳动中获取知识和友谊；③培养孩子的创造性思维，强调创造性和想象力的培养；④培养孩子良好的道德情操、意志品质、同情和关心他人的品质，学会与人相处和控制自己的情感。

（3）青少年时期心理健康促进　①学会客观的认识自己，学会面对现实；②学会控制情绪，学会正确的倾诉和宣泄，学会寻求社会支持；③加强性生理、性心理和性道德教育，增进男女的正常交往，学会建立良好的人际关系。

（4）青年期心理健康促进　①正确认识和评价自己，树立恰当的目标；②采用恰当的方法及时解决情绪和情感问题；③防止性困扰，用正确的态度认识和对待性问题。

（5）中年期心理健康促进　合理安排时间，注意劳逸结合；学会缓解压力及用正确的方式倾诉和宣泄，放松自己；心胸开阔，量力而行；处理好夫妻和亲子关系，照顾好长辈；建立健康的生活方式。

（6）老年期心理健康促进　适应退休生活，享受老年生活；正确面对疾病和死亡。

知识链接

心理健康者的标准

美国心理学家马洛斯提出判断心理健康的 10 条标准。

1. 充分的安全感。
2. 充分了解自己，并对自己的能力做适当的估价。
3. 生活的目标切合实际。
4. 与现实环境保持接触。
5. 能保持人格的完整与和谐。

6. 具有从经验中学习的能力。

7. 能保持良好的人际关系。

8. 适度的情绪表达与控制。

9. 在不违背社会规范的前提下，能适当地满足个人的基本需求。

10. 在不违背团体的要求下，能做有限度的个性发挥。

6. 充足睡眠　睡眠是一种主动过程，是恢复精力所必须进行的休息过程，适当的睡眠是最好的休息，是维护健康和体力的基础。新生婴儿每天睡眠时间不应低于 20 小时；18 个月大的幼儿应该保持 12 ~ 14 个小时的睡眠时间；而 2 ~ 4 岁大的儿童则需要 11 ~ 13 个小时的睡眠时间；学龄儿童约需 10 小时睡眠时间；青少年应保持 9 ~ 10 小时睡眠时间；成年人的睡眠时间因人而异，一般来讲，每天7 ~ 8 小时的睡眠时间，或以白天自感精力充沛所需的睡眠时间作为自己的所需睡眠时间即可；老年人大脑皮质功能减退，新陈代谢减慢，体力活动减少，所需睡眠时间也随之减少，一般集中睡眠 6 ~ 7 小时即可。

7. 减少不安全性行为和毒品危害　全世界每天有超过一百万人罹患性传播性疾病，据估计，每年新增 3. 57 亿罹患衣原体感染、淋病、梅毒及毛滴虫感染这四种性传播疾病中的一种。提供全面的性教育和毒品危害教育；推广安全套；针对主要人群的干预；提供适应青少年需求的教育和咨询服务。

四、健康促进场所

（一）健康促进医院

1991 年，WHO 发表了《布达佩斯宣言》，这是关于健康促进医院的第一个政策性文件。自此，健康促进医院项目纷纷启动。21 世纪以来，国际上创建健康促进医院活动发展迅速，成为医院建设与发展的主流方向。

1. 健康促进医院　是医院健康教育与健康促进工作的制度化、长期化和可持续发展，健康促进医院的目标是通过改善就医环境、出台或改革有利于患者、医护人员及社区居民健康的政策、开展健康教育、普及健康知识和技能、综合的健康服务等措施，建立以促进健康为中心的医院。健康促进医院可以促进人的尊严、平等和团结，改善职业道德，承认不同背景的人有不同的需要、价值观和文化背景，以服务质量的改善，患者、家属和职工的健康、环境的保护为工作核心，并认识到医院是学习健康知识和技能的场所之一。

2. 健康促进医院的工作内容　健康促进医院的四个重要的目标群体为医院员工、患者及其家属、社区居民、医院组织结构及物质环境。健康促进医院的工作内容如下。

（1）患者及家属　开展健康教育与健康咨询，发展医护人员与患者及其家庭的合作关系，以更好地防治疾病。

（2）医院员工　开展预防接种、妇女健康检查、提供营养工作餐、健身运动等活动。

（3）社区居民　与社区内各群体、组织及卫生系统其他部门建立良好的工作关系，合作开发健康教育资源，合作开展各种社区重点人群的健康促进活动，如健康讲座进社区等。

（4）医院组织结构及物质环境　把医院作为一个整体组织，将职业卫生与安全计划、传染病控制计划、实施与保持无烟医院政策等作为医院全面质量管理的组成部分；减少医用和日常废弃物数量，设法降低医院能源消耗和废气排放。

（二）健康促进学校

1. 健康促进学校　指可持续增强其作为一个生活、学习和工作的健康场所的能力的学校。按照《健康中国行动（2019—2030年）》要求，推进中小学健康促进行动也在其列，可采用“一增一减一保障”计划：“一增”是加强体育与健康课和课外锻炼时间，也就是从促进健康的最积极、最主动的方式，加强体育锻炼和健康教育；“一减”是要把不必要的负担减下来；“一保障”是要建立健全各项制度，确保“一增一减”能够落到实处。作为一所健康促进学校应包含有健康教育、健康服务、健康环境、学校营养、体育教育、心理健康、学校职工的健康促进及社区干预八个方面内容。

2. 健康促进学校的工作内容 ①制定学校健康决策：如确定健康体检制度、制定传染病防治制度。②创建学校的物质环境：如学校的建筑和设施应符合国家有关学校卫生标准及学校建筑规范。③创建学校的社会环境：如树立良好的校风、对有特殊困难的学生提供支持和帮助。④发展社区关系：如学校、社区参与学校健康促进活动，帮助学校创造良好的周围环境，并参加学校健康促进工作。⑤发展个人健康技能：通过正式的或非正式的健康课程，帮助学生和其他人获得与其年龄相称的卫生知识、态度、理解力以及技能，使他们在卫生事件中更加独立和有责任感。⑥提供健康服务：如定期对学生进行预防性体检，建立健康档案等。

第二节 社区健康教育

情境导入

情境： 李某，女性，50岁。直肠癌术后，右腹壁肠造口佩戴造口袋，在医院时由护士帮助更换，出院后由工作繁忙的女儿进行更换，患者不愿正视自己的造口，不愿学习造口袋更换术。

思考： 1. 请针对该患者情况，选择合适的健康教育形式帮助患者掌握造口袋更换术。

2. 请按照健康教育步骤，为该患者制定一份完整的健康教育计划并指导实施。

健康教育是健康促进、实现人人健康目标的重要手段和方法，其目的是为人们消除或减少影响健康的危险因素、普及健康知识，提高全民健康素养水平。通过各种形式的健康教育活动，让居民树立健康意识，改变不健康的生活行为方式，自觉地采纳并养成有益于健康的行为和生活方式，从而实现预防疾病、促进健康、提高生命质量的目标。

一、健康教育的概念与目的

（一）健康

1. 健康的概念 1989年，世界卫生组织将健康定义为：“健康不仅是没有疾病，而且包括躯体健康、心理健康、社会适应良好和道德健康。只有具备了以上四个方面的良好状态，才是一个完全健康的人。”其内涵有：①健康是相对的、动态的，人的健康状态波动于健康与疾病之间；②健康是整体概念，是一种状态；③健康的判断须把主观和客观两方面结合在一起全面衡量；④健康是一种资源和能力。

2. 影响健康的因素 美国学者Dever归纳影响健康的因素主要包括以下四方面。

（1）行为和生活方式 个体的行为及生活方式均影响着人的健康，是当前人类健康的最主要影响因素，主要包括饮食、运动、睡眠习惯、娱乐方式等。快节奏的生活方式使得生活方式疾病大肆流行，如肥胖、高血压、糖尿病、部分恶性肿瘤等；不良的行为方式如吸烟、酗酒、吸毒、不洁性生活等。①吸烟：香烟燃烧时所产生的烟雾中至少含有2000余种有害成分，据世界卫生组织统计，每10秒就有1人死于吸烟。②酗酒：长期、大量饮酒会导致大脑神经细胞死亡、记忆力减退，还可引起脂肪肝、肝硬化等肝脏疾病。另外，世界卫生组织调查显示，有50%～60%的交通事故与酒后驾驶有关，酒后驾驶已经被世界卫生组织列为车祸致死的首要原因。③不洁性生活：可感染各种疾病，如梅毒、艾滋病等。

（2）环境因素　环境健康问题是指环境中出现的影响人类生存和发展的各种现象，已经成为影响人类健康发展的重要问题。参见第一章。

（3）生物学因素　包括遗传、年龄、性别等因素。遗传性疾病约占人类各种疾病的五分之一，其对人体健康带来的影响是长期的、终身的。如白化病、色盲症等。

（4）卫生保健因素　良好的医疗服务和卫生保健系统、基本的药物供应、健全的疫苗供应系统、医务人员的合理配置等均是人类健康不可缺少的重要保证。

在上述影响因素中，可改变的有行为和生活方式、自然环境、卫生保健等，其中对健康影响最大的是行为和生活方式。因此，行为和生活方式干预应作为社区工作人员的工作重点。

知识链接

健康标准

1. 充沛的精力，在日常生活和工作中不感到过分紧张和疲劳。
2. 处事乐观，态度积极，乐于承担责任，事无大小，不挑剔。
3. 善于休息，睡眠好。
4. 应变能力强，能适应外界环境中的各种变化。
5. 能够抵御一般感冒和传染病。
6. 体重适当，身体匀称，站立时头、肩位置协调。
7. 眼睛明亮，反应敏捷，眼睑不发炎。
8. 牙齿清洁，无龋齿，不疼痛，牙龈颜色正常，无出血现象。
9. 头发有光泽，无头屑。
10. 肌肉丰满，皮肤有弹性。

（二）健康教育的概念

1. 健康教育　指通过有计划、有组织、有系统的各种活动，使健康信息在教育者与被教育者之间传递和交流，让受教育者树立健康意识，自觉自愿地改变不良行为，建立有益于健康的行为和生活方式，消除或减轻影响健康的危险因素，从而达到维护和促进健康、预防疾病的目的，是健康促进的重要方法和手段。

2. 社区健康教育　指以社区为单位，以社区人群为教育对象，以促进社区居民健康为目标，有组织、有计划的健康教育活动。其目的是发动和引导社区居民树立健康意识，关心自身、家庭和社区的健康问题，积极参与社区健康教育以及健康促进规划的制订和实施，养成良好的卫生行为和生活方式，以提高自我保健能力和群体健康水平。

（三）健康教育的目的

通过健康教育，可提高人群自我保健意识和技能，使公众了解和掌握自我保健知识，培养人们的健康责任感，促使他们建立良好的行为方式和生活习惯，使个体获得自我保健能力，降低发病率，提高生活质量。

二、健康教育的理论与模式

（一）知－信－行模式

知信行是知识、信念和行为的简称，健康教育的知－信－行（knowledge，attitude，belief，and practice，KABP 或 KAP）模式实质上是认知理论在健康教育中的应用。知信行模式认为：卫生保健知识和信息是建立积极、正确的信念与态度，进而改变健康相关行为的基础；而信念和态度则是行为改变的动力。只有当人们了解了有关的健康知识，建立积极、正确的信念与态度，才有可能主动地形成有益于健康的行为，改变危害健康的行为（图 4－3）。

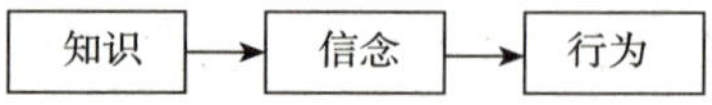

图 4－3　知－信－行模式

知识转化为行为改变是一个漫长的过程，且受诸多因素影响。知识是行为改变的必要条件，但具备知识者却未必发生行为的改变，时常出现“知而不信，信而不行”的现象。

在健康教育过程中，教育者应帮助受教育者充分认识到行为改变带来的益处，帮助他们克服行为改变过程中可能遇到的障碍，创造有利环境，以达到改变行为的目的。

（二）行为转变理论

行为转变理论（transtheroretical model of behavior，TTM），又称行为转变阶段模式（stages of behavior change model）理论，是由 Prochaska 和 Diclemente 两位学者于 1983 年首次提出，它着眼于行为变化的过程及对象的需求，据此预测寻求健康的行为改变。该理论认为，人的行为改变可以划分为五个阶段。①准备转变前阶段：可能尚未发现自己的问题，没有改变行为的打算；②准备转变阶段：察觉到了自己的问题并考虑改变，但不会在近期行动；③准备行动阶段：已形成近期改变行为的坚定想法，并制定了计划；④行动阶段：已经做出了行动上的改变；⑤巩固阶段：巩固维持已有的改变，自觉抵制原有习惯的诱惑。该理论强调根据个人或群体的需求来确定行为干预的策略，不同阶段所采用的转化策略也不尽相同。

健康教育者应根据受教育者所处的阶段进行针对性的指导，才能让受教育者在行为转变的过程中达到事半功倍的效果。

三、健康教育的内容和形式

（一）健康教育的对象

社区健康教育的对象是社区人群，主要包括以下几类。

1. 健康人群　由各个年龄段的人群组成，在社区所占的比例最大。教育重点是帮助他们增进和保持健康。

2. 具有某些致病危险因素的高危人群　包括当前尚健康，但可能有某些疾病的遗传病史、家族史，或者个体有不良行为及生活习惯的人。教育重点是帮助他们纠正不良行为和生活习惯，积极消除隐患。

3. 患病人群　包括恢复期、慢性期及临终患者。恢复期患者教育重点是帮助他们进行康复锻炼，减少残障，促进康复；慢性病者教育重点是帮助他们阻止并发症的发生和疾病恶化；临终者教育重点是进行死亡教育。

4. 患者家属及照顾者　此类人群与患者接触时间最长，容易产生心理和生理的疲惫，教育重点在于：第一，提高他们对患者家庭照护的技能；第二，对他们本人进行及时有效的心理疏导。

（二）健康教育的内容

1. 一般的健康教育 帮助受教育者增强个人及群体健康的基本知识。

（1）宣传普及《中国公民健康素养——基本知识与技能（2015 年版）》。配合有关部门开展公民健康素养促进行动。

（2）开展合理膳食、控制体重、适当运动、心理平衡、改善睡眠、限盐、控烟、限酒、科学就医、合理用药、戒毒等健康生活方式和可干预危险因素的健康教育。

2. 特殊人群的教育 针对特殊人群或个人所进行的教育。

（1）开展心脑血管、呼吸系统、内分泌系统、肿瘤、精神疾病等重点慢性非传染性疾病和结核病、肝炎、艾滋病等重点传染性疾病的健康教育。

（2）对青少年、妇女、老年人、残疾人、0～6 岁儿童家长等人群进行健康知识及预防保健知识的健康教育。

（3）开展食品卫生、职业卫生、放射卫生、环境卫生、饮水卫生、学校卫生和计划生育等公共卫生问题的健康教育。

3. 患者个体的教育 指针对疾病的教育，包括疾病的预防、保健，使患者及家属了解病情，积极参与治疗与护理，能早日康复，预防疾病的复发。

4. 卫生法规的教育 帮助个人、家庭及社区了解相关的卫生政策及法规，促使人们建立良好的卫生及健康道德，提高居民的健康责任心及自觉性，使他们自觉遵守卫生法规，维护社会健康。主要包括：①开展突发公共卫生事件应急处置、防灾减灾、家庭急救等健康教育；②宣传普及医疗卫生法律法规及相关政策。

（三）健康教育的原则

1. 思想性 贯彻“以农村为重点，预防为主，中西医并重，依靠科技与教育，动员全社会参与，为人民健康服务，为社会主义现代化建设服务”的卫生工作基本方针。

2. 科学性 健康教育的任务是向人群传播卫生科学，普及医学知识，提高卫生知识水平。因此，健康教育的内容要正确、举例要真实、数据要可靠，尤其应注意在将医学科学知识通俗化、形象化时不违反其科学性。

3. 针对性 人们总是根据自己的需要、兴趣选择信息，且对与自己密切相关的信息接收更快，记忆更牢。另外，还需根据受教育对象的特点选择不同的方式和语言。

4. 群众性 健康教育的对象广泛，有儿童、青少年、妇女、老人；有文盲及不同文化程度者；有健康人群、亚健康人群及患者群。因此，应尽量采用群众喜闻乐见的形式和熟悉的语言，才能达到健康教育的目的。

5. 艺术性 可将健康教育的知识融在音乐、故事中进行阐述，使知识既简单明了又生动形象，让人印象深刻持久。如：当我们向孩子强调洗手对预防疾病的重要性时，可以将此观念融入卡通片中，帮助他们牢固地树立起“经常洗手的孩子健康活泼，而不愿洗手的孩子容易生病”的观念。

6. 目标明确性 健康教育要有明确、具体的目标，实行目标管理，不能让宣传流于形式。

（四）健康教育的形式

1. 讲座 针对某一特定的内容由相关专家进行知识的讲解，是群体教育的形式之一，简便、成本低，是最基本的培训方法。听讲者在学习过程中参与程度低，较少有实践机会；讲座需要精心策划，要事先做好组织、发动工作，如确定讲座主题、授课老师，落实场地、设备，多渠道发放讲座通知，确保大多数居民能接收到讲座的信息。

2. 俱乐部 作为医患之间和病友之间的交流场所，为同种疾病者提供场所和机会，让他们相互学习和鼓励。俱乐部医护人员通过示范、练习和授课等方式提高病人的自我管理能力，在集体学习氛围中促使病人自主学习。

3. 宣传单（册、板） 明确辖区内常见病、多发病和季节性高发病等主要健康问题，确定健康教育资料或宣传栏的核心信息和目标人群，将群众所需知识印成宣传单（册），发放给需要的人，或者在社区宣传栏（板）内进行知识宣教，此法仅适用于具备阅读能力的人。

4. 多媒体 可通过广播、电视、电影等形式直观且真实地展现在受众面前，不受文化程度影响，覆盖面广，娱乐性强，是大众普遍能接受的教育形式。

5. 示范 对于一些技能型的操作可采用示范形式对患者进行健康教育，如造口袋更换、血压和血糖监测及胰岛素注射等。

6. "互联网+健康教育" 通过各类健康信息网站，构建网络教学、微信公众号，视频公开课、微课堂等平台形式，沟通工具（QQ、微信）等网络形式向特定人群将健康教育内容以文字、图片、视频等形式传播，开展网络健康教育。"互联网+健康教育"打破了时间和空间的限制，增加了宣教人员与社区居民的互动和交流，拉进宣教人员和社区居民的关系，实现亲密、即时、微距、多次接触，使健康教育更具连续性、系统性和时效性。

四、健康教育的步骤和技巧

（一）健康教育的步骤

1. 评估 健康教育提供者可以通过观察、交谈、发放调查表等形式收集健康教育接受者生理、心理、生活方式及一般情况（年龄、性别、文化程度）等方面资料，确定存在的健康问题。主要评估内容如下。

（1）学习需求 明确想学习的内容是什么。

（2）学习准备 是否有充分的时间学习；学习态度如何；身体状况是否允许。

（3）学习能力 本身的知识和能力水平、学习动机、支持系统等。

（4）学习资源 学习环境、教育资料及设备，可利用的卫生资源情况等。

2. 诊断 根据资料收集情况，确定健康教育接受者存在或潜在的健康问题，实施健康教育过程中可能存在的其他问题，并把健康问题分为可改变的健康问题和不可改变的健康问题。

3. 计划 针对可改变的健康问题，结合他们的学习能力及可利用的资源状况等，制定相应的健康教育计划。计划应涵盖以下内容。

（1）教育内容 应根据接受者的文化程度、接受水平选择合适的教育内容，内容本身应具有科学性、针对性、实用性和通俗性。

（2）教育形式 健康教育形式的选择应能被大众乐于接受，并遵循简便、经济、实效等原则。根据教育形式和内容，选择恰当的材料和设备。

（3）预期目标 制定目标时应注意：①以健康教育接受者为中心；②考虑学习需要、学习能力等；③应明确具体，可测量。应充分调动他们的主观能动性，才能更好地实现健康教育目标。

（4）实施的时间、地点 确定健康教育活动的时间和地点，各项工作的实施时间表，确保活动顺利开展。

（5）评价方式 确定健康教育的评价指标，短期效果评价如知识、信念、态度的变化与否；中期效果评价如是否形成健康行为及不健康行为的改变率等；远期效果评价如各种生理指标、心理指标是否有所改善，生活质量是否得到相应提高等。

4. 实施　严格按照计划实施，实施前应做好相应的宣传工作，获得领导和健康教育接受者的支持和肯定，同时，根据现场参与者的意见和建议，探讨更适合的教育方法、形式和内容。

5. 评价　对照计划进行总结和评价，是否完成预期目标、健康教育接受者对本次内容和形式是否满意；相关的健康知识是否得到了增长；后期还可对他们的态度及行为转变情况进行阶段及远期的效果评价（表4－1）。

表4－1　健康教育活动记录表

活动时间：2023. 11. 14	活动地点：×××社区卫生服务中心会议室
活动形式：专家讲座＋模拟实践	
活动主题：糖尿病患者食物交换份换算，食物模型交换模拟实践	
组织者：×××社区卫生服务中心健康教育小组	
主讲人：李××	
接受健康教育人员类别：本社区糖尿病患者	接受健康教育人数：150人
资料发放种类及数量：食物交换份小册200份	
活动内容： 1. 讲座 邀请糖尿病专家×××为社区糖尿病患者讲解应如何既吃出花样，又吃出健康，将血糖控制在理想范围，教会糖尿病患者进行食物交换份法换算。 2. 模拟实践 糖尿病患者可在听完讲座后，利用食物模型进行模拟换算，并在专家的指导下搭配多种营养餐。	
活动总结评价： 本社区内的糖尿病患者均踊跃参加讲座，听完讲座后表示有信心将自己的糖尿病饮食做得既营养又多样，控制热量摄入。对本次理论与实践相结合的健康教育形式表示赞赏。	
存档材料请附后 □书面材料　☑图片材料　☑印刷材料　□影音材料　☑签到表 □其他材料	

填表人（签字）：李××　　　　　　　负责人（签字）：林××

填表时间：2023年11月20日

参考：《国家基本公共卫生服务规范（第三版）》原国家卫生计生委2017年2月

（二）健康教育的技巧

1. 人际沟通技巧　健康教育的实质即各种健康信息的传播过程。作为健康教育者，如何让各种健康信息准确地传播给不同个体，是健康教育者面临的挑战。健康教育专家认为，健康教育者如具备以下沟通技巧将能使各种健康信息的传播更加顺畅：①微笑待人、穿着得体、互尊互重，使双方在平等的基础上进行信息交流；②交流过程中尽量少用专业术语，用最简单通俗的语言准确传递信息；③口齿清晰，语速适中，内容明确，重点突出；④注意倾听，把握提问时机，及时反馈。

2. 授课技巧　专题讲座与演讲具有容易组织、所需人力资源少、受众面广、信息传递直接迅速等特点，是最常用的健康教育形式之一。但无论是讲座或演讲，基本是单向传播，反馈有所欠缺，因此，授课者应在课前了解受众的情况，做到内容、形式等符合他们的接受能力，满足他们的心理需求。同时授课时应增加反馈次数，用富有激情和感染力的语言，吸引听众注意力。

3. 行为干预技巧　健康教育的核心是通过知识传播和行为干预，促进教育对象形成健康行为，其最终目的就是改变不良行为，采取健康行为。健康教育者应具备将复杂的操作和技能分解为简单技能总和的能力，并能准确指导与示范，便于健康教育接受者模仿和学习。

五、社区护士在健康教育中的角色与功能定位

社区护士在健康教育中集众多角色于一身，但更侧重于以下角色。

1. 健康教育者 护士根据接受教育者的特点进行健康教育，指导保健知识、疾病预防、康复知识和技能，以改善服务对象的健康状态和不良行为；在提供教育时并不需要特殊的环境，可在正式或非正式的场合，如家庭或社区进行。教育服务对象纠正存在的问题是解决问题的关键。

2. 积极改变代理人 每位被教育者有能力了解自身的需求，并有能力做出改变，护士作为积极改变代理人，对被教育者、家庭、社区和（或）群体实施全方位的评估，识别有利条件、不利条件和可利用的资源，加强有利条件，强化现存的可利用资源，建立支持系统从而加强被教育者改变行为的能力。社区护士对威胁社区健康的环境问题，需上报相关部门并与有关部门合作，根据有关政策和法规，积极采取措施进行处理，以保护居民的健康。

3. 健康顾问 在实施健康保健的过程中，护士需发挥顾问的作用，评估形势、收集信息、识别问题，运用沟通技巧，解答服务对象提出的问题，提供相关的医疗护理信息，给予情绪支持和健康指导，从而获得最佳、最适宜的方法解决健康问题。

4. 管理者 在开展健康教育项目时，需进行合理的组织、协调和控制，负责人员、物资和各种活动的安排等，除对活动形式进行组织管理外，还应对内容和质量进行监控和管理，保证健康教育的效果。

5. 观察与研究者 健康教育护士需有敏锐的观察能力，及时发现问题，开展相关研究，探索健康教育模式，提高健康教育质量。

目标检测

答案解析

A 型选择题

1. 我国健康促进的发展阶段在哪个时期将工作重点转向健康促进（ ）
   A. 第一次转型期　B. 第二次转型期　C. 第三次转型期
   D. 初建期　E. 发展期
2. 下列对健康的描述正确的是（ ）
   A. 健康是没有躯体疾病
   B. 健康是没有躯体疾病，同时心理要健康
   C. 健康不仅是没有躯体疾病、心理健康，还要有完好的社会适应能力
   D. 健康不仅是没有躯体疾病、心理健康，还要有完好的社会适应能力和道德健康
   E. 健康不仅是没有躯体疾病、心理健康，还有道德健康
3. 对糖尿病饮食控制不佳患者开展“营养均衡之食物交换份法”，遵循了健康教育的哪一项原则（ ）
   A. 思想性　B. 针对性　C. 科学性
   D. 艺术性　E. 群众性
4. 张奶奶刚被确诊为糖尿病，出院后，张奶奶要独立完成血糖监测和胰岛素注射任务，作为社区护士，应采用何种形式对她进行健康教育（ ）
   A. 讲座形式　B. 宣传单（册、板）　C. 俱乐部形式
   D. 示范形式　E. 多媒体形式

5. 张某，45 岁，肥胖，目前尚身体健康，但父母和姐姐均是糖尿病患者，社区护士对他进行访谈时，表示希望他能调整自己的饮食结构，同时加强运动，但张某认为他是一个健康人，无须进行行为改变，请问，张某处于行为转变哪一阶段（　）

A. 准备转变前阶段　　B. 准备转变阶段　　C. 准备行动阶段

D. 行动阶段　　E. 巩固阶段

（李华萍）

书网融合……

思维导图　重点小结　微课　微课课件　习题

第五章 社区健康相关行为管理

PPT

学习目标

知识目标： 掌握健康相关行为概念、影响因素；熟悉膳食结构类型、身体活动分类、社区营养管理；了解身体活动强度，以及不同年龄段和人群的身体活动指南。

技能目标： 能开展对不同人群的营养状况调查，并根据调查结果进行营养膳食教育；能正确进行身体活动水平的测量，并对个体身体活动进行指导；能运用心理或行为疗法，对烟酒成瘾患者进行干预。

素质目标： 树立以人民为中心，为居民健康赋能的护理理念。落实社区护士对居民进行全方位、全周期、全过程的健康相关行为的培养。认识到做好社区居民健康相关行为管理的重要性，提高居民健康素养，提升居民生活质量。

健康素养是指个人获取和理解健康信息，并运用这些信息维护和促进自身健康的能力。它包括三方面内容：健康行为、基本知识、基本技能。健康行为是提高居民健康素养重要的影响因素之一，通常是指人们为了增强体质和维持身心健康而进行的各种活动。健康相关行为不仅有利于帮助居民预防各种疾病和促进健康生活习惯的养成，还有利于提升其健康素养和健康水平。而良好的健康状况是人类社会可持续发展的重要资源，促进、维护和恢复居民健康是社区护理的主要目标之一。因此，要提升社区居民的健康水平，就要改变人们的不良行为和习惯，用科学的生活方式来预防疾病。

第一节 健康相关行为

情境导入

情境： 周某，男性，30岁。平日里喜欢吃甜食、喝饮料，一天至少喝一瓶500ml的可口可乐，不喜欢运动，作息时间不规律，近日体检后发现骨质疏松，血糖偏高，轻度脂肪肝，甲状腺结节3mm×4mm。

思考： 1. 该患者有哪些危害健康的不良行为习惯？

2. 作为一名社区护士，你该如何对患者进行健康行为干预？

一、概述

（一）行为

行为是指受思想支配而表现出来的外在活动，通常是为了实现某个目的或满足某种需要而采取的行动。人的行为不仅受到个人的心理和意识的影响，还受到环境、文化、社会等因素的影响。

（二）健康行为

健康行为（health behavior）是指人们为了增强体质、维护和促进身心健康和避免疾病而进行的各种活动。狭义的健康行为是指对个体健康起直接促进作用的行为，如充足睡眠、均衡饮食和适量运动等。

卡索（Kasl）和科博（Cobb）将健康行为定义为以下三类。

1. 预防行为（preventive health behavior） 自认为健康者在无疾病症状情况下所采取的维护健康、预防疾病的行为，如合理运动、心理平衡等。

2. 疾病行为（illness behavior） 不确定是否健康或自我感觉生病者所采取的确定健康状况或寻求恰当治疗的行为，如求助行为等。

3. 患病角色行为（sick－role behavior） 被确诊为有病或自认为患病所采取的恢复健康的行为，包括主动获取治疗、照护、休息等。

（三）健康相关行为

人类个体和（或）群体与周围环境互动后产生的行为反应，会直接或间接地与个体本身或他人的健康、疾病有关联，这些对健康有影响的行为即为健康相关行为（health related behavior）。由于行为主体的性质不同，健康相关行为可以表现为个体健康相关行为和团体健康相关行为。

1. 个体健康相关行为 是指影响个人健康和幸福感的行为，包括饮食习惯、运动、吸烟、饮酒、药物使用等。这些行为对个人的身体健康、心理健康和社会适应能力都有重要影响。这些行为的选择和实施都受到个体心理特征和社会环境因素的影响。因此，个体需要认识到自己的行为对健康的影响，并采取积极的措施来改善自己的生活方式，以保持身体健康和幸福感。

2. 团体健康相关行为 是指影响团体成员健康和幸福感的行为，包括团体的饮食、运动、休息、压力管理等方面的行为。团体健康相关行为是影响团体绩效和成员身心健康的重要因素。因此，领导者和管理者应该重视这些行为的重要性，并采取积极的措施来改善团体的生活和工作环境，以保持团体成员的身心健康和工作效率。

（四）社区健康相关行为

社区健康相关行为（community health－related behavior）是一种有组织、有计划、有评价和调节的行为；具有一定的“惯性”，其启动和停止都较个体行为缓慢；对社会压力有较个体更大的承受能力。社区健康相关行为大多有明确的目的和目标，这种目的和目标往往由社区团体决策层所确立，又成为团体内全体成员的行为指向。例如政府制定各种可能影响人群健康和环境的政策、企业对“三废”的处理、群众团体所开展的文体活动等都可视为社区健康相关行为。社区供水排水、传染病控制、食品安全等一系列与健康有关的问题，都离不开社区的行为。因此，开展社区卫生工作应重视以社区为基础的健康相关行为，尤其在推进健康促进战略时，这些行为至关重要，需深入引领和指导，以提升社区整体健康水平。

二、健康相关行为的分类和影响因素

（一）促进健康行为

促进健康行为（health－promote behavior）指个体或群体表现出的、客观上有益于自身和他人健康的行为。促进健康行为可分为五大类。

1. 基本健康行为 指日常生活中一系列有益于健康的基本行为，如合理营养、积极锻炼、规律作息等。

2. 戒除不良嗜好行为 指戒除日常生活中对健康有危害的个人偏好，如吸烟、酗酒与滥用药品等。

3. 预警行为 指对可能发生的危害健康事件预防性行为，以及在事故发生后正确处置的行为，如驾车使用安全带，溺水、车祸等意外事故发生后的自救和他救行为。

4. 避开环境危害行为 指避免暴露于自然环境与心理社会环境中对健康有害的各种因素，采取措施减轻环境污染，积极应对紧张生活事件等。

5. 合理利用卫生服务行为 指有效、合理地利用现有卫生保健服务，维护自身健康的行为，如定期体检、预防接种、及时就医、遵从医嘱、积极康复等。

（二）健康危险行为（health - risky behavior）

是指个人或群体在偏离个人、家庭、学校、社会的期望方向上表现出来的，对健康造成直接或者间接损害的行为。危害健康的行为可以分为以下四类：

1. 不良生活方式与习惯 指一组习以为常的、对健康有害的行为习惯，如吸烟、酗酒、缺乏运动锻炼、高盐高脂饮食等。不良的生活方式与肥胖、心血管系统疾病、早衰、癌症等的发生关系密切。

2. 致病行为模式 指导致特异性疾病发生的行为模式，如A型行为模式是一种与冠心病密切相关的行为模式，其核心表现为不耐烦和敌意。具有A型行为者冠心病的发生率、复发率和死亡率均显著地高于非A型行为者。C型行为模式是一种与肿瘤发生有关的行为模式，其核心行为表现是情绪过分压抑和自我克制，爱生闷气。C型行为者宫颈癌、胃癌、结肠癌、肝癌、恶性黑色素瘤的发生率高出其他人群三倍左右。

3. 不良疾病行为 指个体从感知到自身有病到疾病全过程所表现出来的一系列行为。如疑病、恐惧、讳疾忌医、迷信、自暴自弃等。

4. 违反社会法律、道德的危害健康行为 指直接危害个人健康，又严重影响社会健康与正常社会秩序的行为。如吸毒、性乱等。

（三）健康相关行为的影响因素

人类的健康行为不是先天就具备的，多数为后天习得性行为，分析并理解健康行为的各种影响因素，有助于促进健康行为的形成和巩固。健康相关行为的影响因素主要包括内在因素和外在因素。

1. 内在因素 包括行为者自身的需求、认知水平、对特定人及事物的态度和情感、意志力等四个方面。

2. 外在因素

（1）家庭环境 家庭成员之间的相互影响，这些影响常导致家庭成员之间健康行为的相似度高于非家庭成员，出现健康状况的“家庭聚集现象”。

（2）社会环境 社会环境因素的范围较广，包括经济、人口、文化、法律法规、社会制度、风俗习惯、就业情况、自然条件、人工设施等。

（3）教育环境 教育环境的影响主要是从知识的传授、校园文化建设、教育方法策略等多方渗透在人们的日常生活中。

（4）大众传媒 大众传媒信息量大、传播速度快、覆盖面广，在社区形成强有力的信息环境，对居民的健康行为形成具有较大的影响，而新媒体的出现又为健康传播提供了新的信息平台。

第二节 营养膳食行为干预

情境导入

情境：星星，12岁，从小爱吃猪肉、鸡肉，喜欢喝饮料，不喜欢喝牛奶，不喜欢吃水果蔬菜。由于星星一直和奶奶单独生活在一起，奶奶对她十分宠爱，于是奶奶对星星的一天饮食安排是这样的：早餐——小面，午餐——糖醋排骨、红烧鸡块、米饭，晚餐——炸鸡腿、鱼香肉丝、米饭。

思考：1. 请你评价星星奶奶的这种膳食安排是否合理？

2. 作为一名社区护士，你应该如何对星星的饮食行为进行干预，并制定出适合星星的膳食结构。

膳食是影响人体健康的重要因素之一，合理健康的膳食既能提供机体所需营养需求，又能预防多种慢性疾病。在消费结构变化、膳食质量普遍提高的同时，居民膳食不平衡等饮食习惯导致超重肥胖及膳食相关慢性病问题日趋严重，上升为亟须解决的重大公共卫生问题。因此，开展有针对性的社区人群营养监测，并给予不同人群的营养健康与膳食指导，对促进居民健康膳食具有重要意义。

一、营养膳食与健康

（一）膳食结构

根据动物性食物和植物性食物在膳食中所占比重以及能量、蛋白质、脂肪和碳水化合物的摄入量，可将世界各国人群的膳食结构分为以下四种类型。

1. 动植物食物平衡的膳食结构　该膳食结构以日本为代表。特点是膳食中动物性食物和植物性食物的比例较为合适。能量、蛋白质、脂肪、碳水化合物摄入量基本符合营养要求，膳食结构比较合理，有利于避免营养缺乏病和营养过剩性疾病。

2. 以动物性食物为主的膳食结构　多数欧美发达国家属于此类型。其膳食结构特点是以动物性食物为主，提供高热量、高脂肪、高蛋白质、低膳食纤维的膳食模式。这类膳食结构造成肥胖、高脂血症、冠心病、糖尿病等慢性病的发病率升高。

3. 以植物性食物为主的膳食结构　大多数发展中国家属于此类型。该膳食结构以植物性食物为主，动物性食物为辅，蛋白质、脂肪摄入不足，能量基本满足需求，这种膳食结构容易导致蛋白质摄入不足、缺铁性贫血、维生素 A 缺乏等营养缺乏疾病。

4. 地中海膳食结构　该膳食结构是居住在地中海附近的居民所特有的，以希腊为代表。其特点是膳食能量满足人体需要，饱和脂肪酸摄入低，膳食中含大量的复合碳水化合物，蔬菜、水果的摄入量较高。该饮食结构有利于降低心血管疾病的患病率和死亡率。

知识链接

新型地中海饮食

每周	每天	每顿正餐	额外要求
①土豆 ②白肉 ③鱼或海鲜 ④红肉 ⑤腌制肉 ⑥鸡蛋 ⑦豆类食物 ⑧甜食/甜品	①奶制品（最好低脂） ②橄榄/坚果/瓜子 ③香草/香料/大蒜/洋葱 ④（少盐）丰富口味	①水果 ②蔬菜 多种颜色和形态 （生食或烹饪） ③橄榄油 ④面包/意大利面/米饭/蒸粗麦粉/其他谷类食品 （最好是全谷物）	①水 1500～2000ml ②规律的体育活动 ③充足的休息 ④宴饮交际 ⑤生物多样性、季节性、传统的、地方的、对生态环境友好的产品 ⑥烹饪活动 ⑦基于节俭、当地习惯 ⑧适量的葡萄酒 ⑨尊重社会信仰

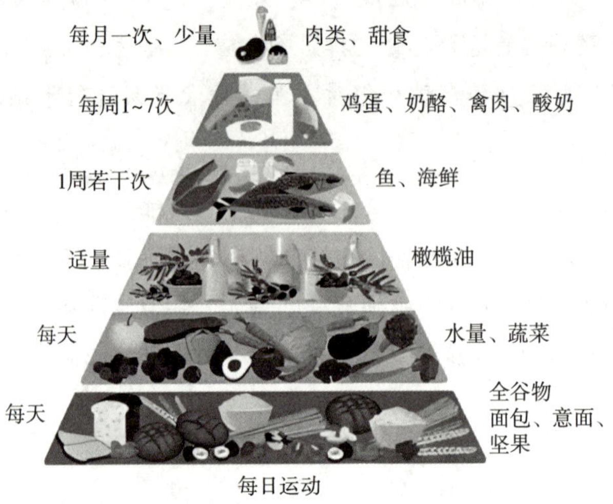

（二）健康膳食

健康膳食不仅要求人们要做到膳食的平衡摄入，还要重视合理搭配。平衡膳食（balanced diet）是指食物中所含的营养素种类齐全、数量充足、比例恰当，膳食中所供给的营养素和能量与机体的需求保持平衡。合理营养（rational nutrition）是指能够全面提供符合营养与卫生要求的营养，即促进人体正常的生长发育和保持良好的健康状态的营养状况。只有遵循合理平衡的膳食原则，才能为身体健康保驾护航。

1. 平衡膳食的基本要求

（1）营养摄取平衡　营养素的平衡、氨基酸平衡、能力营养素平衡、酸碱平衡以及各种营养素摄入量之间的平衡。

（2）能量满足机体需求　机体摄取的能量及各种营养素能满足人体的生长发育、生理及体力活动的需要，且各种营养素之间保持适当比例以利于营养素的吸收和利用。

（3）创造良好饮食氛围　养成良好进食的习惯和行为，做到合理烹调食物，鼓励愉快进餐，保持食品安全和就餐环境安静。

2. 合理膳食的基本要求

（1）能保证供给必需的能量和各种营养素，且各种营养素间的比例平衡。

（2）通过合理加工烹调，尽可能减少食物各种营养素的损失，提高其消化吸收率。

（3）改善食物的感官性状，使其多样化，促进食欲，满足饱腹感。

（4）食物本身清洁卫生，食之无害。

（5）膳食制度要科学合理，三餐定时定量，分配合理，一般早、中、晚餐的能量分别占一天总能量的30%、40%、30%为宜。

二、社区人群营养调查与评价

（一）营养调查的内容

社区人群营养调查的目的是掌握社区人群或个体膳食营养的摄入情况、营养状况与健康的关系、存在的营养问题、建立营养监测系统等，从而提出改进的方法与建议，促进平衡膳食、合理营养，保障居民健康。

1. 社区基础资料调查　包括：①社区人口组成，如居民的年龄、性别、职业等，有助于评估当地的食物需要量和营养不良的发生状况。②社区居民的健康状况，如不同年龄的身高、体重和其他体格测量资料，与营养有关的疾病发生率、死亡率和死亡原因等资料。③经济状况，通过居民的职业、收入情况等帮助了解当地居民的购买力。④生活方式，如居民的个人卫生状况，饮食行为、吸烟、饮酒等个人嗜好等，有助于了解影响个人营养状况的因素。⑤宗教信仰，不同宗教信仰人群所消耗的食物品种及差别。⑥文化教育程度，可以为开展有针对性的营养教育宣传提供依据。除以上资料，还应了解社区的供水情况、可能的资金来源等，以及当地正在执行的规划和社区服务设施中，有哪些可以利用的资源可以服务于社区营养工作。

2. 居民膳食情况调查　膳食调查是营养调查的基本组成部分，可以了解调查对象的膳食摄入量和食物过程，与供给量进行比较，从而评定营养需求的满足程度，常见的膳食调查方法包括称重法、记账法、24 小时回顾法等。

3. 营养状况体格检查　人体的体格检查资料可作为营养状况的综合判断指标，主要包括身高、体重、胸围、腰围、臀围和皮褶厚度等。常用的指标有体质指数（BMI）、上臂肌围、皮褶厚度等。体格检查的优点是简单易行，适用于大规模人群的营养调查。

4. 营养水平生化检验　人体营养水平的生化检验指标可客观反映营养缺乏的程度。如血液营养成分的水平检测，尿液营养成分排出的速率和代谢产物检测，人体血清总蛋白、转铁蛋白、视黄醇蛋白测定，血、头发微量元素检测等。

除上述方法外，还可以采用营养计算器软件计算方法。将食物的种类及质量输入营养计算器软件，可快速计算食物的膳食营养素的量，分析每日营养素的摄入状况。目前，主要应用于膳食营养调查、营养标签制作和日常营养监测等。

（二）营养调查的评价

营养评价是把营养和健康调查的数据，包括膳食营养、营养状况的体格检查及营养水平的生活检测结果等进行综合评价，并客观地对调查对象的营养问题提出解决方案，为营养干预提供科学依据。

1. 膳食营养评价内容　包括食物构成和摄入能量以及各种营养素的供给量。能量及各种营养素的摄入量至少应占膳食营养素参考摄入量的 90%，低于膳食营养素参考摄入量的 80% 为供给不足，长期供给不足将会导致营养不良；低于参考摄入量的 60% 为缺乏，将有损于身体。能量来源于碳水化合物、蛋白质、脂肪，其比例分别占总能量的 55% ~65%、10% ~15%、20% ~30%。儿童的蛋白质、脂肪比例可适当增加。尤其是蛋白质的营养评价，要注意动物蛋白质和豆类蛋白质需占蛋白质总量的 1/3 以上，以发挥蛋白质的氨基酸互补作用。

2. 营养状况体检评价

（1）身高评价　身高主要由遗传因素决定，但在一定程度上营养状况的差异也会影响身高的变化，为可参考的辅助指标。身高计算公式如下：

$$2\sim12\text{岁：身高(cm)}=(\text{年龄}-2)\times5+85\ \text{或年龄}\times5+75$$

（2）体重评价　既能反映营养情况，又便于操作，常应用于评价个人或群体的营养状况。对儿童的生长发育程度，体重也是一个重要的评价指标。体重判断标准见表 5-1。

表 5-1　体重判断标准

体重判断标准	
正常	在标准体重的 90% ~110%
肥胖	>标准体重的 120%
轻度营养不良	在标准体重的 80% ~90%
中度营养不良	在标准体重的 60% ~80%
重度营养不良	<标准体重的 60%

1）体重：不同年龄段的体重计算公式。

婴儿：<6 月龄体重(kg) = 出生体重(kg) + 月龄 ×0.7

幼儿：6 月龄 ~1 岁体重(kg) = 出生体重(kg) +6 ×0.7 + (月龄 −6) ×0.5

儿童：2 ~12 岁体重(kg) = (年龄 −2) ×2 +12

成人：≥18 岁标准体重(kg) = 身高(cm) −105

2）体质指数：体质指数(BMI) = 体重(kg)/[身高(m)]^2。体重指数标准见表 5 −2。

表 5 −2　体质指数对比

体质指数对比		
	中国成人标准	WHO 成人标准
正常标准	18.5 ~23.9	18.5 ~24.9
消瘦	17.0 ~18.4	<18.5
超重	24 ~27.9	25 ~29.9
肥胖	28 ~32	≥30

（3）体脂评价：体脂可通过皮褶厚度、上臂肌围等指标反映，也可以通过生物电阻抗、磁共振成像等方式测量体脂率。体脂评价标准见表 5 −3。

1）皮褶厚度。

2）上臂肌围：上臂肌围计算公式为上臂肌围 = 上臂围（cm） −3.14 × 三头肌皮脂厚度（cm）。

表 5 −3　体脂评价标准

	皮褶厚度	上臂肌围
概念	主要是指皮下脂肪的厚度	根据上臂围、三头肌皮褶厚度推算（反映人体肌肉蛋白营养状况）
标准	男性　12.5mm 女性　16.5mm	男性　25.3cm 女性　23.2cm
正常	标准值的 90% 以上者	标准值的 90% 以上者
轻度营养不良	80% ~90%	80% ~90%
中度营养不良	60% ~80%	60% ~80%
重度营养不良	<60%	<60%

3）体脂率：体成分测量主要是通过仪器测量进行，测量结果能准确地给出身体组织各成分值，实现体脂和瘦体重的区分，通过体脂率反映脂肪占比，正常男性为 14% ~19%，女性为 18% ~23%。

3. 营养生化检验评价　生化检测结果可早期发现体内的营养素处于正常、缺乏、过剩及储备水平，有利于及时采取膳食调整，进行营养干预。常见检验项目有蛋白质、血脂、钙、磷、维生素、铁、锌等。

三、社区人群的营养干预

（一）社区营养管理（community nutrition management）

社区营养管理是以社区居民为对象，对营养与健康和疾病的危险因素进行检测、评估和干预的管理过程。社区营养管理的主要工作包括四个方面：①了解社区人群营养和健康状况及其影响因素。②持续进行社区营养监测、干预和评价。③积极实施社区营养改善措施，如改善卫生条件，改善家庭的食品安全，补充营养素防治营养缺乏，调整膳食结构预防慢性病等。④社区营养教育和咨询服务。社区营养管理要坚持政府引导的原则，整合资源、完善制度、健全体系、营造全社会共同参与国民营养健康工作的政策环境；加强适宜技术的研发和应用，提高国民营养健康素养；充分发挥社区营养相关专业学术团队、行业协会等社会组织，以及企业、个人在实施居民营养管理中的重要作用。

知识链接

《国民营养计划（2017—2030年）》

（1）生命早期1000天营养健康行动，提高孕产妇、婴幼儿的营养健康水平。

（2）学生营养改善行动，包括指导学生营养就餐，超重、肥胖干预等内容。

（3）老年人群营养改善行动，采取多种措施满足老年人群营养改善需求，促进“健康老龄化”。

（4）贫困地区营养干预行动，采取干预、防控、指导等措施切实改善贫困地区人群营养现状。

（5）吃动平衡行动，推广健康生活方式，开展以“三减三健”为重点的专项行动，即减盐、减油、减糖、健康口腔、健康体重、健康骨骼。

（6）对成年人超重、肥胖者进行饮食和运动干预，构建以预防为主、防治结合的营养运动健康管理。

（二）社区营养教育工作策略

营养教育（nutrition education）是健康教育的一个分支和组成部分。WHO将营养教育定义为“通过改变人们的饮食行为而达到改善营养状况目的的一种有计划的活动”。营养教育的目的在于提高社区各类人群对营养与健康的认识，消除或减少不利于健康的饮食营养因素，改善营养状况，预防营养性疾病的发生，从而提高居民的健康水平和生活质量。落实社区营养教育工作，对预防营养缺乏病和慢性非传染性疾病具有重要意义。

1. 完善机制、加强培训、提高效能　加强营养人才队伍建设，推进营养健康标准体系建设。细化基本公共卫生服务项目中营养健康教育和个性化生活方式指导的考核指标，逐渐将居民营养健康知识知晓率和合理膳食等健康生活方式纳入项目年度考核指标。加强对基层医务人员的思想教育和营养专业知识培训，帮助医务人员转变思想、提高认识，以及树立以居民健康为中心的服务理念，切实将营养健康工作作为首要任务来做。

2. 充分利用新媒体技术开展社区营养健康教育　新媒体技术快速发展，被各领域广泛运用，是目前最高效的传播形式。可以充分利用各种新媒体平台开展社区居民营养健康教育。让新媒体技术在健康教育工作中得到广泛应用，让居民可以通过手机APP进行营养健康知识学习、向专家咨询和交流、生活方式的自我管理、膳食营养评价等，对提高全民健康素养、降低慢性疾病发病率具有重要意义。

3. 加强社区营养健康宣教和居民健康管理　同时也要加强以传统形式进行宣传教育，如利用电视、广播、横幅、宣传海报等进行宣传，营造营养健康、合理膳食的良好社会氛围，使越来越多的人开始关注营养健康，主动去学习营养健康知识，逐渐形成合理膳食、营养搭配的良好饮食习惯。

第三节　身体活动行为干预

情境导入

情境：张先生，45岁，IT行业工作者，因长时间坐在电脑前，几乎没有时间进行体育锻炼，每天的日常活动仅限于上下班的步行和乘坐公共交通。饮食上，他偏好快餐和外卖食品，很少吃蔬菜和水果。长期感到疲劳，腰酸背痛。经过初步检查，发现张先生体重超标，血压偏高，心肺功能也有所下降。

思考： 1. 根据张先生的身体情况，我们可以采用哪些方法进行运动水平测量？

2. 针对张先生的症状和运动水平测量结果，我们该如何制定个性化的运动处方？

2020 年 WHO 制定并发布了身体活动指南，强调了身体活动对健康的重要性，并根据不同人群特点制定了相应的身体活动建议。据 WHO 报道，全球人口的 17.1% 缺乏身体活动，40.6% 身体活动不足。我国 2020 年全民健身活动状况调查报告显示：7 岁及以上居民经常参加体育锻炼人数比例为 37.2%，其中城镇为 40.1%，乡村为 32.7%。与 2014 年调查相比，经常参加体育锻炼人数比例仅增长了 3.3%，缺乏身体活动成为慢性病发生的主要原因之一。定期适量进行身体活动有助于预防和改善超重和肥胖及高血压、心脏病、脑卒中、糖尿病等慢性病，并能促进精神健康。因此，给予社区居民身体活动的科学指导，积极挖掘日常生活、工作、娱乐、交通等身体活动方式对健康的增益效应，将有利于居民掌握规律性身体活动的正确方法，提高健康水平。

一、身体活动与健康

（一）相关概念

1. 身体活动 是指任何由骨骼肌收缩引起的导致能量消耗的身体运动，它包括日常生活、工作和休闲活动以及为了弥补能量消耗不足而进行的体育锻炼。进行身体活动时，人体的反应包括心跳、呼吸加快，循环血量增加，代谢和产热加速等，这些是身体活动产生健康效益的生理基础。因此，身体活动不仅可以促进身体健康，还有助于维持心理健康。因此，鼓励社区居民积极参与身体活动是促进健康的重要措施之一。

2. 身体运动 是身体活动中的一种，通常是指有目的、有计划、有组织地进行的体育活动，旨在通过运动来增强体质、促进健康。与日常生活中的身体活动相比，体育锻炼更为系统和规律，通常涉及到一定量的体力消耗和肌肉锻炼，以达到提高体能和身体素质的效果。体育锻炼的形式多种多样，包括但不限于跑步、游泳、健身、瑜伽等。它可以根据个人的兴趣、能力和需求进行选择和安排。在体育锻炼过程中，人们需要注意运动强度、频率和持续时间，以避免过度疲劳和运动损伤。体育锻炼对身体健康具有显著益处。它有助于增强心肺功能、提高代谢水平、改善肌肉力量和耐力，从而降低患心血管疾病、糖尿病和某些癌症的风险。此外，体育锻炼还有助于减轻压力、改善睡眠和提高心理健康水平。因此，定期参与体育锻炼是保持身心健康的重要途径之一。

（二）身体活动的分类

身体活动有多种分类方法，通常按运动形式、运动目的、运动强度等方式进行分类。

1. 根据运动形式分类

（1）有氧运动 通过持续的、有节奏的运动来提高心肺功能和耐力的运动，如慢跑、游泳、骑自行车等。这些运动需要足够的氧气供应，以维持身体的能量需求。以有氧代谢为主要供能途径，有助于增进心肺功能、降低血压和血糖、增加胰岛素敏感性、改善血脂和内分泌系统的调节功能，提高骨密度、减少体内脂肪蓄积、控制体重。

（2）无氧运动 高强度、短时间的运动，如举重、冲刺等。这些运动主要依靠肌肉的快速收缩来产生能量，通常不需要充足的氧气供应。肌群的能量主要靠无氧酵解供应。无氧运动也可发生在有氧运动末期，是抗阻力肌肉力量训练的主要形式。无氧运动同样有促进心血管健康和改善血糖调节能力等方面的作用，特别是对骨骼、关节和肌肉的强壮作用更大，不仅可以延缓身体运动功能丧失，还有助于预防骨折和跌倒及其造成的伤害，也有助于多种慢性疾病的预防控制。

2. 根据运动目的分类

（1）竞技性运动　为了比赛和竞争而进行的运动，如田径、游泳、足球等。这些运动通常需要高强度的训练和技巧，旨在提高运动员的速度、力量、耐力和身体素质等。

（2）健身性运动　为了增强体质、促进健康而进行，如慢跑、瑜伽、骑自行车等。这类运动旨在帮助居民降低体重、增强心肺功能、改善肌肉力量、保持心理健康和预防疾病等。

3. 根据运动强度分类

（1）轻度运动　如走路、做家务等，这些活动虽然强度较小，但长期坚持可以起到舒展身心的效果。

（2）中度运动　如快走、跳舞、游泳等，这些活动可以增强心肺功能，提高新陈代谢，有助于身体健康。

（3）重度运动　如跑步、举重等，这些高强度的运动可以快速提升身体素质，增强肌肉力量和耐力。

4. 其他分类

（1）关节柔韧性活动　指通过躯体或四肢的伸展、屈曲和旋转活动，锻炼关节的柔韧性和灵活性。由于对循环、呼吸和肌肉的负荷小，能量消耗低，可以作为中老年人锻炼的首选。

（2）抗阻力活动　指肌肉对抗阻力的重复运动，具有保持或增强肌肉力量、体积和耐力的作用，如俯卧撑、引体向上或使用哑铃、沙袋、弹力绷带等健身器械的活动，有助于保持和促进代谢，改善血糖调节能力，对骨骼系统形成的机械刺激也有益于骨健康，可以延缓肌肉萎缩引起的力量降低。

（3）身体平衡和协调性练习　指通过改善人体平衡和协调性的活动，如体操、拳操、舞蹈等，可以改善人体运动能力、预防跌倒和外伤，提高生活质量。

（三）身体活动强度（intensity of physical activity）

指单位时间内身体活动的能耗水平或对人体生理刺激的程度。身体活动强度可以从生理反应和物理学两个角度来衡量。身体活动者的生理反应，包括主观性反应指标如疲劳感，客观性指标如心率等。根据生理反应测定的身体活动强度，称为相对强度或生理强度；从物理学角度衡量，而不考虑个体的生理反应，即根据身体活动的绝对物理负荷量测定的身体活动强度，称为绝对强度或物理强度。身体活动指导中，通常将身体活动强度分为低、中、高三个级别或低、中、高、极高四个级别。

知识链接

运动强度分级

运动强度	相当于最大心率百分数%	自我感知运动强度/RPE	代谢当量/MET	相当于最大耗氧量/VO_2max%
低强度	40～60	较轻	<3	<40
中强度	61～70	稍累	3～6	40～60
高强度	71～85	累	7～9	61～75
极高强度	>85	很累	10～11	>75

1. 绝对强度　有氧运动时，绝对强度表现为单位时间能量消耗量（如每千克体重每分钟耗氧量）。代谢当量（metabolism equivalent，MET）指相对于安静休息时身体活动的能量代谢水平。1MET相当于每分钟每千克体重消耗3.5ml氧，或每千克体重每分钟1.05kcal（44kJ）能量的活动强度。代谢当量是目前国际上反映身体活动绝对强度的常用单位。一般以≥6MET为高强度；3～5.9MET为中等强度；1.1～2.9MET为低强度。

2. 相对强度 有氧运动时，生理强度常表达为个人最大耗氧量或最大心率的百分比。在一定条件下，身体活动的能耗水平与个体耗氧量或心率水平相关。成年人安静时的正常心率有显著的个体差异。健康成人的正常心率为60～100次/分钟。通常情况个体的最大心率可以用公式进行简单的估计：最大心率＝220－年龄。一般认为当心率达到最大心率的60%～75%时，身体活动水平达到了中等强度。相对强度也可表达为自我感知运动强度（ratings of perceived exertion，RPE），它以个体主观用力和疲劳感的程度来判断身体活动的强度。可通过0～10级RPE量表测量（表5－4），其中5～6级表示达到了自我感知或主观用力的中等强度活动水平。在考虑个体活动强度时，应以相对强度（如心率）为尺度，结合个人的运动反应和自我感知掌握，这不仅有利于预防运动意外伤害的发生，更有助于提高干预的依从性；由于个人条件不同，身体活动均应遵从循序渐进的原则。

表5－4 自我感知运动强度

自我感知运动强度（ratings of perceived exertion，RPE）	
等级	自我感知或主观用力感受
0级	休息状态
1～2级	感觉弱或很弱
3～4级	感觉温和
5～6级	中等
7～8级	疲惫感
9～10级	非常疲惫

二、身体活动水平的测量与评价

（一）身体活动水平的测量

身体活动水平的测量方法可分为两类，客观测量方法是从身体活动能量消耗角度对身体活动进行测量，主观测量法主要从身体活动的强度、频率和每次活动持续的时间三个方面来测量身体活动。

1. 客观测量法

（1）体质测量

1）身体功能：常用衡量指标有心率/最大心率、血压、肺活量（反映人体肺的容积和扩张能力）、最大摄氧量（反映机体心肺功能水平）等。

2）身体素质：身体活动的基本能力，主要衡量指标包括力量、耐力、灵敏性、柔韧性、协调能力等。

（2）心率监测 心率是一个简单的测量方法，其原理是依据心率和耗氧量的线性关系来推测耗氧量，进而计算身体活动的能量消耗。不同的心率反映不同的身体活动水平，进而提示不同的健康效应。

（3）双标水法 由Lifson（利夫森）和他的同事共同提出并于1982年第一次应用于人类研究。此方法是使受试者服用经非放射性同位素^{2}H和^{18}O双重标记的水，通过测量尿液中同位素的含量，得到^{2}H和^{18}O的代谢速率，从而计算CO_2生成率和O_2消耗量（VO_2），得出单位时间的能量消耗，结合人体基础代谢率，就可以计算出身体活动消耗。

（4）气体分析法 通过测量人体吸入的O_2量和呼出的CO_2量差值来计算消耗的O_2量，根据耗氧量计算身体活动和能量消耗（energy expenditure，EE）。

（5）运动传感器 通过感应肢体或躯体的运动或加速度来测量身体活动。常见的运动传感器为计步器和加速度传感器。常用的设备有计步器、加速度传感器等。

2. 主观测量法

（1）问卷调查法　通过自我报告问卷、身体活动问卷、身体活动日记等方法评估身体活动。这种方法的优点是简便易行，适用于大样本的流行病学调查研究；但缺点是受主观意识等因素影响较大，可能导致结果的准确性有所降低。

（2）行为观察法　记录观察对象的相关身体活动的信息，如身体活动的类型、频率、强度和活动时间等。根据这些信息，对照各种活动的能量消耗表，计算出观察对象在一段时间内的能量消耗，依此判断观察对象的身体活动水平。

（二）身体活动水平的评价

身体活动评价方法与测量方法相关，对于使用双标水法等客观测量方法，评价时一般用身体活动水平作为评价指标；对于使用调查问卷的主观测量方法，一般通过身体活动强度、频率和每项活动持续时间进行分级。

1. 身体活动水平（physical activity level，PAL） 是指个体在日常生活中所进行的身体活动的总量，用公式表示为：PAL = 总能量消耗（TEE）/基础代谢能量消耗（BMR）。WHO 对身体活动的分级为轻度身体活动：PAL 值 1.40 ~ 1.69；中等身体活动：PAL 值 1.70 ~ 1.99；剧烈身体活动：PAL 值 2.00 ~ 2.40。

2. 问卷身体活动评价方法 使用调查问卷也可以计算每周身体活动能量消耗，每周身体活动能量消耗 = 身体活动强度 × 每周活动天数 × 每天活动时间。后两个变量可以通过受试者回忆得到，而身体活动强度则通过 MET、主观感觉、最大心率的方法获得。

知识链接

国际身体活动问卷

国际身体活动问卷（IPAQ）常用于对身体活动水平进行全面、准确的评价，其在对身体活动进行评价时，不仅关注身体活动的能量消耗，而且重视活动的频率和每天活动时间。研究表明：与活动强度相比，每周活动时间在减轻体重方面效果更显著。

IPAQ 身体活动评价标准

分级	标准
不足	不符合以下两级分类标准的活动
中等	符合以下任一项者： ①高强度身体活动每周≥3 天，每天≥20 分钟 ②中等强度身体活动和（或）步行每周≥5 天，每天≥30 分钟 ③步行/骑自行车 + 中等强度身体活动 + 高强度身体活动 + 重度/中等强度家务劳动每周≥5 天，且以上活动累计≥600MET 分钟/周
充分	符合以下任一项者： ①高强度身体活动≥3 天，且高强度身体活动≥1500MET 分钟/周 ②步行/骑自行车 + 中等强度身体活动 + 高强度身体活动 + 重度/中等强度家务劳动≥7 天，且以上活动累计≥3000MET 分钟/周

三、制订个性化身体活动方案流程

对个体身体活动进行指导之前，应进行个体健康状况和运动能力评估，并据此制订相应的活动计划。活动内容可结合个人现有运动技能和兴趣爱好选择，活动量的安排则应参照个体身体活动强度及活动水平进行个性化的指导，主要包括以下几个方面。

1. 活动前评估 健康状况和运动能力的评估：通过收集病史、症状、体征等信息进行筛查，对个体健康状况和运动能力做出基本判断。必要时进行有关的医学检查。结合个人日常生活工作中现有活动内容和活动量对个人体质做出基本判断，然后根据个人体质与现有运动技能，选择活动内容及安排活动量。

2. 活动中观察 人体承受体力负荷时，心血管、呼吸、神经、肌肉骨骼关节系统和代谢过程等都会发生反应性变化。这些变化与体力负荷量、机体对体力负荷的适应程度、身体运动素质、个人健康和疾病状况等多种因素有关。应通过测量和分析这些变化，了解机体对其所承受体力负荷的耐受、适应程度，并据此判断产生的健康效益和存在伤害风险的可能性。

3. 活动后恢复 疲劳、恢复和适应是人体身体活动过程中的三个关键环节。体力负荷使人体产生疲劳，停止活动后疲劳逐渐缓解。机体经历从疲劳到恢复的过程后，会对一定体力负荷逐渐适应。合理的身体活动计划应循序渐进地增加活动量、使机体能逐渐适应，运动后疲劳能够及时恢复。运动锻炼的风险与效益并存，有益健康的身体活动必须适度。锻炼中注意量力而行，有必要的保护措施，如掌握安全注意事项，自我监测运动中不适症状，以及发生意外时的应急处置技能等。

四、不同年龄段及人群的身体活动指南

1. 儿童及青少年（5～17 岁）

（1）运动建议 ①儿童和青少年应每周平均每天至少进行 60 分钟的中到高强度的运动，以有氧运动为主；②每周应有 3 次以上进行高强度的有氧运动以及增强肌肉和骨骼的运动。对于儿童和青少年来说，身体活动可选择玩耍、游戏、运动或有计划地锻炼、体育课程、步行和骑自行车等。

（2）健康获益 可以改善身体健康，增强心肺功能，提高身体肌肉含量，保护骨关节；促进心血管代谢健康，降低血压、血脂、血糖水平，增强胰岛素敏感性；提高认知结果，激发学习动力，减少抑郁症状，维持心理健康以及减少肥胖症。

2. 成人（18～64 岁）

（1）运动建议 ①成人在一周中应至少进行 150～300 分钟的中等强度的有氧运动，或至少 75～150 分钟的高强度有氧运动，或同等效果的中等强度和高强度运动的组合运动；②成年人也应该进行中等或更高强度的肌肉强化运动，锻炼所有主要肌肉群，每周 2 次或以上。对于成年人来说，可以选择爬山、骑行、打球、瑜伽、负重器械锻炼、游泳、家务劳动等。

（2）健康获益 降低全因死亡率、心血管疾病死亡率、高血压、特定部位的肿瘤、2 型糖尿病。另外，可以帮助减少焦虑和抑郁症状、认知健康和睡眠及体质指数也可能改善。

3. 老年人（65 岁以上）

（1）运动建议 老年人运动强度应遵循成人运动建议的①和②，但由于老年人机体开始衰弱，平衡性变差，更应进行多种形式的强调中等或更高强度的功能平衡和力量训练的身体活动，每周 3 次或以上，以增强身体平衡性，防止跌倒。对老年人来说，可以选择散步、打太极拳、游泳、慢跑、瑜伽等。

（2）健康获益 除了与成年人相同以外，老年人进行身体活动还有助于防止跌倒和跌倒相关的损伤，以及减缓骨骼健康和运动功能的下降。

4. 妊娠期或产后女性

（1）运动建议 ①在妊娠期和产后定期进行体育锻炼，每周至少进行 150 分钟的中等强度有氧活动；②进行各种有氧和肌肉强化活动的结合运动，增加轻柔的拉伸活动；③妊娠前习惯性从事高强度有氧运动或体力活动的女性，可以在妊娠期和产后继续这些活动。对于妊娠期和产后女性，可选择

孕妇瑜伽、孕妇有氧操、游泳、散步、小重量工具辅助的力量训练等。以上建议适用于无禁忌证的妊娠期和产后女性。

（2）健康获益　降低先兆子痫、妊娠高血压、妊娠糖尿病、妊娠期体重增加过多、分娩并发症和产后抑郁风险，降低新生儿并发症，同时对新生儿出生体重无不良影响，不会增加死胎风险。

5. 患有慢性疾病的成人或老年人

（1）运动建议　慢性疾病成人或老年人运动强度应遵循老年人运动建议，如果没有禁忌证，患有慢性病的成人和老年人可将中等强度的有氧运动增加 300 分钟以上，或进行 150 分钟以上的高强度有氧运动，或同等效果的中等强度和高强度运动的组合运动。

（2）健康获益　对于肿瘤幸存者来说，身体活动可降低全因死亡率、肿瘤相关死亡率以及肿瘤复发或第二原发性肿瘤的风险；对于高血压患者，身体活动可以降低心血管疾病死亡率，延缓疾病进展，改善身体功能，提高健康相关生活质量；对于 2 型糖尿病患者，身体活动可降低心血管疾病死亡率和疾病进展；除此之外，身体活动在一定程度上还可以改善慢性疾病患者的身体健康和心理健康，减少焦虑和抑郁症状，并且不会对疾病进展或身体状态产生不利影响。

第四节　烟酒成瘾行为干预

情境导入

情境： 李先生，52 岁，商人，长期咳嗽，呼吸困难，胸痛。吸烟 20 余年，每天至少吸两包烟。饮酒 10 余年，每天晚上至少喝半斤白酒。既往有高血压史 15 年余，平日未规律测量血压和服用降压药。经过初步检查，发现李先生的呼吸频率较快，肺部听诊有湿啰音。心电图显示他的心脏负荷较大。

思考： 根据李先生的身体情况，我们可以采用哪些方法进行吸烟、饮酒行为干预？

据 2022 年中国成年人烟草调查报告显示：我国 15 岁以上人群吸烟率为 27.7%，即目前吸烟人数已达到 3.16 亿，超过三分之二的非吸烟者遭受二手烟的危害。烟草对健康的危害已成为当今世界严重的公共卫生问题之一。调查研究显示酒精的摄入与超过 200 种的不良健康结局密切相关。因此，要保障居民的健康水平和生活质量，就必须指导社区居民采用科学的方法戒烟限酒。

一、吸烟与健康

烟草在不完全燃烧的过程中发生一系列的合成和分解反应，形成大量新物质，主要包括尼古丁、烟焦油、一氧化碳、放射性物质等一系列有毒物质。不仅对吸烟者本人，而且会对周围人群产生健康危害。尼古丁成瘾是一种慢性复发性疾病。临床建议：药物治疗和行为治疗相结合是实现和维持戒烟或减少那些尚未准备好戒烟的人的最有效方法。最有效的药物治疗方法是联合尼古丁替代疗法（Nicotine replacement therapy，NRT）。

1. 戒烟对健康的益处

（1）减轻疾病症状　促使身体短期内发生有利的变化，如吸烟者在停止吸烟 20 分钟内血压和脉搏可以降至正常水平，8 小时内血液中氧气含量增加到正常水平，24 小时内心肌梗死的危险性降低；48 小时内神经末梢的功能逐渐恢复，嗅觉和味觉的敏感度增强；72 小时内支气管不再痉挛，呼吸变得舒畅，肺活量增加；2 周至一个月血液循环稳定，走路稳而轻，肺功能改善 30%；1 ~ 9 个月咳嗽、气短等症状减轻，气管和支气管黏膜上出现新的纤毛，处理黏液的功能增强，痰液减少，身体的能量储备提高等。

（2）降低患癌率　戒烟是癌症的一级预防措施，吸烟者发生肺癌的危险性比不吸烟者平均高 4～10 倍，吸烟者戒烟 10 年后，其患肺癌的危险性将比继续吸烟者降低 30%～50%。戒烟还会降低喉癌、唇癌、舌癌、口腔癌、食管癌、胰腺癌、膀胱癌等癌症发病的危险度。

（3）降低心血管疾病风险　吸烟者死于卒中的相对危险度要比从不吸烟者高 1 倍，而吸烟者在戒烟后 5 年内就可把这种危险性降低到从不吸烟者的水平。吸烟者戒烟后一年之内，死于冠心病的危险性将会降低 50%，而坚持戒烟十五年之后，这种危险性会接近从不吸烟者的水平。

（4）降低胎儿和婴儿的死亡率　孕妇吸烟会使胎儿和婴儿的死亡率较不吸烟者高 25%～50%，婴儿出生体重平均低于正常值 200g。若在怀孕前 4 个月开始戒烟，这些不良影响将可以逆转。

（5）改善健康状况和生活质量　戒烟可以改变“吸烟者面容”。长期吸烟者的面部有深沟皱纹和类似鸡爪样的皱纹，且往往表现出疲倦、憔悴、脸色发黄或灰暗、紫红等状态，被称为“吸烟者面容”。一般来说，五十岁以前就戒烟的人，在其以后十五年内死亡的危险将会比继续吸烟者降低 50%。早戒烟者比晚戒烟者可以增加更多的寿命年数，且增加的均为“健康生命年数”。

（6）其他益处　戒烟产生的间接益处主要表现为减少周围人群，尤其是家庭成员和同事因被动吸烟而带来的健康损害；带给家庭、朋友、同事等良好的示范作用，特别是可以正确影响青少年的吸烟态度；减少因吸烟患病而花费的大量医疗费用等。

2. 戒烟的主要干预方法

烟草依赖干预方法包括药物治疗、心理治疗和行为治疗。对于愿意戒烟的吸烟者，树立坚持戒烟的毅力和信心是戒烟成功的基本条件。对于尼古丁生理性依赖比较重或合并各类心血管、呼吸系统疾病的患者，为避免戒烟失败，鼓励戒烟者使用戒烟药物。尼古丁依赖的药物治疗包括尼古丁替代治疗（NRT）相关制剂、安非他酮和伐尼克兰等。NRT 相关制剂包括尼古丁贴片、咀嚼剂、吸入剂、鼻喷剂和舌下含片 5 种。

由于社区护士在人群戒烟中承担着重要的责任，发挥着重要作用，需掌握烟草依赖的心理行为干预方法，如帮助吸烟者戒烟的 5A 技能和 5R 技巧等。

（1）帮助吸烟者戒烟的“5A”技能

1）询问（ask）：可利用每次机会，尽可能识别每位吸烟者，了解并记录吸烟者的吸烟情况。

2）劝告（advice）：积极劝说所有吸烟者戒烟，告诉吸烟者应毫不犹豫的戒烟，强调戒烟的重要性以及告知吸烟者为什么要戒烟。

3）评估（assess）：评估每一位吸烟者的吸烟动机与意愿。戒烟动机和决心大小对戒烟成败至关重要。对有意吸烟者及时提供治疗干预。

4）帮助（assist）：帮助解决戒烟过程中出现的困难与问题。

5）安排随访（arrange follow-up）：吸烟者开始戒烟后，应安排至少 6 个月的随访，以强化戒烟效果。随访时应注意鼓励每个戒烟者主动讨论从戒烟中获得的益处、取得的成绩，戒烟遇到的困难，戒烟药物的效果，戒烟过程中存在的问题，如何预防复吸等。对坚持戒烟者，给予鼓励和表扬。

（2）促使吸烟者戒烟的“5R”技巧

1）相关（relevance）：要尽量帮助吸烟者认识到戒烟是与个人健康密切相关的事。

2）风险（risks）：应让吸烟者知道，吸烟对其本人可能造成的短期和长期的负面影响，以及相关的环境危害等。

3）益处（rewards）：应当让吸烟者认识戒烟的潜在益处，并说明和强调那些与吸烟者最可能相关的益处，如促进健康、增加食欲、节约金钱等。

4）障碍（roadblocks）：应告知吸烟者在戒烟过程中可能遇到的障碍及挫折，并告知他们处理这些问题的正确方法。

5）重复（repetition）：对不愿意戒烟的吸烟者，都应重复上述干预措施。对于曾经在戒烟尝试中失败的吸烟者，要告知他们大多数人都是在经历多次戒烟尝试后才成功戒烟的，只要坚持就有希望。

二、饮酒与健康

酒精系精神活性物质，对大脑的危害性较大，能影响海马神经元的凋亡、增殖及突触的可塑性改变，致使酒精依赖患者情绪调节能力受损，进而导致人类情绪、思维、行为及意识状态的改变。长期嗜酒者可出现酒精依赖综合征，即耐受性、戒断症状和冲动性觅酒行为。

1. 饮酒对身体各系统的影响

（1）对消化系统的影响　饮酒后，酒精首先被胃肠黏膜吸收，导致黏膜充血，消化功能被抑制。长期酗酒可引起胃炎、胰腺炎等消化道炎症，严重者导致胃和十二指肠溃疡、胃穿孔或出血，甚至引发食管癌、胃癌等。过量饮酒会增加肝脏负担，长期饮酒可发生肝脏病变，引起脂肪肝、肝硬化甚至肝癌。此外，过量饮酒会增加直肠癌的发病风险。

（2）对循环系统的影响　酒精经胃肠吸收到达血液循环，一方面使心肌纤维弹性下降，心脏扩大，导致动脉粥样硬化与冠心病的发生；另一方面抑制血管的运动中枢，增加外周血液循环量，使心脏负担加重，引起高血压、心律失常等。酒精通过血液循环到达大脑中枢后，会抑制中枢神经系统的兴奋性。随着体内酒精含量的增加，患者会语无伦次、步伐不稳，严重者会出现大小便失禁，甚至昏迷休克。如果不及时救治，可能出现呼吸抑制，导致心脏停止跳动或死亡。

（3）对神经系统的影响　酒精易透过血脑屏障与脑组织中的卵磷脂结合并且沉淀下来，从而引起中枢神经系统的损害，使神经细胞凋亡、大脑皮层萎缩，大脑功能障碍，出现精神神经症状、意识障碍等。慢性酒精中毒还可以造成末梢神经反应迟钝、出汗功能受损、皮肤干燥等。

（4）对生殖系统的损害　酒精可使男性血中睾酮水平下降，出现性欲减退、阳痿等。女性酗酒也会出现性欲减退、月经不调等症状。酒精极易透过胎盘进入胚胎体内，进而干扰胚胎的正常发育。

（5）对骨骼系统的损害　酒精会影响骨的重建和矿物质合成，引发骨密度下降，甚至出现骨质疏松症。另外，酒精可以抑制骨骼基质细胞增殖及其向成骨方向的转化，促使骨骼基质细胞向脂肪细胞转化等，损害骨骼的结构与功能。

2. 酒精依赖行为的矫正方法

（1）药物治疗　药物治疗是治疗酒精依赖的重要方法，可以有效缓解酒精依赖患者的戒断症状，改善酒精依赖症的并发症。但对于长期戒酒者而言，药物处于辅助地位，治疗酒精依赖没有特效药物。目前治疗酒精依赖的药物包括苯二氮䓬类药物和情绪稳定剂，若患者有精神症状，可使用抗精神病的药物，若患者出现营养不良、维生素缺乏，可使用营养支持的药物。

（2）心理治疗　常用心理治疗包括合理情绪疗法、贝克认知转变疗法和正念认知疗法等。

1）合理情绪疗法（Rational－emotive therapy）：基本理论为 ABC 理论，A 是指诱发性事件；B 是指个体在遇到诱发事件后产生的信念，即对这一事件的看法、解释和评价；C 是指在特定情景下，个体的情绪及行为结果。ABC 理论指出，诱发性事件 A 只是引起情绪及行为反应的间接原因，而人们对诱发性事件所持有的信念、看法，即 B 才是引起人的情绪及行为反应的更直接的原因。因此，人们的情绪及行为反应与其对事物的想法、看法有关。在治疗酒精依赖患者的过程中，治疗者首先要与其建立良好的关系，帮助患者树立信心，并且掌握其所关心的所有问题，找到患者核心的 ABC。同时需要让患者了解 ABC 理论，以强化治疗。

在此过程中，应对患者存在的不合理信念进行讨论或辩论，这是治疗的关键，旨在消除患者对酒精的依赖性，帮助其树立正确、合理的饮食习惯，脱离不合理信念的困扰，在减轻酒精依赖的同时，还能让患者开始更健康的生活方式。

2）贝克认知转变疗法（Beck′s cognitive therapy）：其原理是个体如果不能正确处理日常生活中的问题，或对自己的自动化思维中的某些错误观念不加以内省，或是过分按规则行事，无论哪种情况出现，都会造成认知歪曲，产生不良的情绪和不适应的行为。认知转变疗法的主要目标在于改变患者歪曲的认知，从而改善失调的情绪与行为。其最重要的就是能够清楚地找到患者的自动化思维。

治疗者应详细了解患者不同饮酒情境中所遇到的问题，总结规律，找出共性，并以此为基础，积极塑造患者新的认知结构，并检验其是否可行；并不断让患者巩固新的认知结构，对现实产生正确认识。该疗法对于酒精依赖患者而言，尽管治疗时间长，但具有显著康复效果。

3）正念认知疗法（Mindfulness - based cognitive therapy）：以正念为基础的正念治疗是目前认知行为疗法的第三波浪潮。其原理为引导自己进入当前此时此刻的方法，同时以一种“不评判”的方式保持对当下经历的觉察，而不是被某些过去或未来导向的想法分散注意力。在正念治疗的过程中，始终指导患者以一种开放的、非评判的、接纳的态度觉察所有内部和外部的身心现象。

在酒精依赖患者的康复治疗中应积极关注其由情绪所导致的不良认知和行为。通过正念训练，有助于个体有意识地面对自己的思想、情感和情绪，而不是单纯对它们做出反应，促使个体改变自身习惯性的思维方式和想法，进而增强情绪的自我调节能力。正念认知疗法治疗时强调患者不带任何评价的关注当下、关注身体、关注体验，减少对自我的消极评价，改善反刍思维，提高个体对当下体验的觉察和掌控力，有助于身心放松，从而提升自我控制能力，达到戒酒的目的。

（3）行为疗法　主要包括系统脱敏疗法、厌恶疗法、行为塑造法等。

1）系统脱敏疗法（systematic desensitization）：对戒除酒瘾具有显著效果，且有痛苦小、成功率高的特点。实施系统脱敏治疗时，应从能引起个体较低程度酒精戒断反应开始治疗，一旦某个刺激不再引起患者的反应时，治疗者便可向处于放松状态的酒精依赖患者给予比前一刺激略强的刺激。注意每一次给予的刺激所引起的酒精戒断症状反应需在患者能够忍受的范围内。这样经过多次循序渐进地减少患者的酒精依赖水平，并结合奖励给予强化，在心理医生的监督和指导下，患者不再对该刺激感到焦虑和恐惧，达到戒断酒瘾的目的。

2）厌恶疗法（aversion therapy）：常用于治疗酒精依赖患者，通过对患者的条件训练，使其形成一种新的条件行为，以此消除患者的酒精依赖行为。注意治疗时的厌恶性刺激应达到足够强度，能使患者产生痛苦或者厌恶性反应。该疗法的特点是治疗期较短，效果较好。厌恶治疗的形式主要包括电击厌恶治疗和药物厌恶疗法。

3）行为塑造法（shaping）：基于 Burrhus Frederic Skinner（伯鲁斯·弗雷德里克·斯金纳）的操作条件反射原理，通过强化（即奖励）而引发某种期望出现良好行为的一种治疗方案。具体方法是：采用逐步减少饮酒量的方式，并且在出现戒断反应时给予支持和奖励，促使患者能够较快地克服戒酒阶段的反应。譬如将患者每次的饮酒量做成图表状，根据图表显示出的进展，当达到一定指标时给予奖励，目的在于形成对行为改善的强大推动力。此外，可通过让患者得到喜爱的食物或娱乐方式等办法，通过塑造新的行为，以取代饮酒行为。

（4）其他方法　酒精成瘾者可以采用酒精替代疗法配合一些户外活动，如登山、骑行、钓鱼等，进行生活方式的调节。家庭成员的支持和监督也是帮助酒精成瘾者戒酒的重要力量，家庭成员可以帮助患者了解酒精的危害，树立戒酒的决心和信心。酒精成瘾者也可以参加一些当地或线上发起的以戒酒为目标的活动组织，如戒酒协会，通过互帮互助实现戒酒的最终目的。

目标检测

答案解析

A 型选择题

1. 卡索（Kasl）和科博（Cobb）对健康行为定义的分类是（ ）
   A. 基本健康行为、戒除不良嗜好行为、合理利用卫生服务行为
   B. 预防行为、疾病行为、患病角色行为
   C. 预防行为、戒除不良嗜好行为、患病角色行为
   D. 预防行为、基本健康行为、戒除不良嗜好行为
   E. 预防行为、疾病行为、合理利用卫生服务行为
2. 不属于危害健康行为的是（ ）
   A. 不良生活方式与习惯　B. 致病行为模式　C. 不良疾病行为
   D. 避开环境危害行为　E. 违反社会法律、道德的危害健康行为
3. 不属于基本健康行为的是（ ）
   A. 合理营养　B. 饮食规律　C. 规律作息
   D. 积极锻炼　E. 积极应对紧张生活事件
4. 与肿瘤发生有关的致病行为模式是（ ）
   A. A 型　B. B 型　C. C 型
   D. D 型　E. E 型
5. 日常身体活动水平的客观测量常用方法有（ ）
   A. 气体分析法、心率监测法、运动传感器、体质测量、问卷身体活动评价方法
   B. 气体分析法、心率监测法、双标水法、问卷身体活动评价方法
   C. 气体分析法、心率监测法、双标水法、运动传感器、行为观察法
   D. 气体分析法、心率监测法、运动传感器、问卷身体活动评价方法
   E. 气体分析法、心率监测法、双标水法、运动传感器
6. 不属于健康相关行为外在影响因素的是（ ）
   A. 家庭环境　B. 自我环境　C. 社会环境
   D. 教育环境　E. 大众传媒
7. 不属于平衡膳食的基本要求的是（ ）
   A. 营养摄取平衡　B. 能量满足机体需求　C. 创造良好饮食氛围
   D. 根据个人爱好选择食物　E. 各种营养素之间保持适当比例，以利于营养素的吸收和利用
8. 小秦同学，18 岁，身高为 158cm，体重为 45kg，请问她的 BMI 指数范围在（ ）
   A. 17.0 ~ 18.4　B. 18.5 ~ 23.9　C. 24 ~ 27.9
   D. 28 ~ 32　E. ≤15

（秦　洁）

书网融合……

思维导图　重点小结　微课　微课课件　习题

第六章 家庭护理

PPT

学习目标

知识目标： 掌握家庭概念、家庭类型及居家护理的目的；熟悉家庭功能、家庭评估及家庭病床形式及社区日间照护特点，家庭生活周期与护理特点；了解家庭访视的类型和内容、家庭访视程序及“互联网＋”家庭护理。

技能目标： 能够依据家庭访视程序、居家护理程序对社区人群开展访视及居家护理；具备居家护理及社区日间照护的能力；能借助“互联网＋”应用大数据分析对社区人群开展家庭护理。

素质目标： 帮助学生树立“医者仁心、救死扶伤”的医者信念，培育其服务基层、服务健康中国的理念，并能主动对不同人群实施适宜的家庭护理。

家庭是社会的基本组成单位，是个人生活的场所。家庭的类型、功能、规模随着社会发展在不断发生着变化，直接或间接地影响着家庭成员的价值观、生活习惯、卫生习惯、性格形成及解决问题的方式等，而且家庭与个人健康密切相关。同时，家庭是构成社区的基本单位，家庭是否健康影响到社区整体的健康。因此，家庭健康护理工作是社区护理工作的重要内容之一。

第一节 家庭与家庭评估

情境导入

情境： 李某，男性，60岁，在家里突然晕倒，当时送入医院治疗，诊断为脑卒中。现已出院回家，伴有偏瘫失语、大小便失禁等症状，生活不能自理。社区护士小王出诊，为其进行家庭评估，制定护理措施。

思考： 1. 家庭评估的内容包括哪些？

2. 作为社区护士，如何对李某开展家庭健康照顾？

一、家庭的概念

家庭是个人成长的摇篮，与家庭成员的物质、精神生活及身心健康有着密切的关系。家庭又是构成社会的基本单位，家庭的健康对整个社会的健康和稳定起着积极作用。随着时代的变迁，家庭的定义也在不断发生变化。概括来讲，家庭有两种概念，即传统意义的家庭和现代意义的家庭。传统意义的家庭指的是由两人或多人组成，靠血缘、婚姻或收养关系维系，或以共同经济为纽带组合成的社会基本单位。现代意义的家庭除了强调婚姻、血缘、收养关系外，也承认由朋友关系组成的具有家庭功能的家庭，包括同居家庭、单身家庭、丁克家庭等，也是家庭成员共同生活和彼此依赖的住所。

二、家庭的类型

根据家庭的主要关系是婚姻关系，将家庭大体分为3种类型，即婚姻家庭、单亲家庭和非婚姻家庭。

（一）婚姻家庭

婚姻家庭是指被法律承认的家庭。有常用分类法和特殊分类法2种。

1. 常用分类法

（1）核心家庭　指由父母及未婚子女（或无子女、收养关系的未婚子女）组成的家庭。其特点是：人数少，结构简单，关系单纯，比较稳定。对亲属的依赖性较少，但同时可利用的家庭资源也较少。核心家庭是现代社会家庭的主要类型。

（2）主干家庭　由一对夫妇及夫或妻的父母、未婚子女（或无子女），或未婚兄弟姐妹组成的家庭。即纵向有2对或2对以上的夫妻。其特点是：由多代人组成，关系较核心家庭复杂，往往有一个权力活动中心，同时还存在一个次中心。

（3）联合家庭　指家庭中至少由2对或2对同代夫妇及其未婚子女（或无子女）或父母组成。其特点是：人口多，关系复杂，不太容易相处，不稳定。但这类家庭可利用的内外资源较多，当遇到危机时，有利于克服危机。

2. 特殊分类法　分为双职工家庭、夫妻分居家庭、丈夫或妻子离家家庭、继父母家庭、领养家庭、抚养家庭、丁克家庭等。此外，我国家庭发展有小规模和多样化的趋势，空巢家庭日趋增多。

（二）单亲家庭

单亲家庭包括父母离异有孩子的家庭、自愿单身领养孩子的家庭、非自愿单身有孩子的家庭（如丧夫、丧妻等）。

（三）非婚姻家庭

非婚姻家庭包括同居家庭、享用同一居室的人组成的家庭、非亲属关系的人组成的家庭、同性恋家庭等。

我国家庭发展趋于小规模和多样化，以核心家庭为主，老年人单独生活的家庭增多。由此带来的问题是年轻人育婴经验不足，老年人孤独无人照顾。此外，由于人口流动性增加，离婚率增加等原因，单身家庭、单亲家庭、同居家庭呈上升趋势。家庭关系不完整、不稳定或个人的孤独等影响家庭健康的因素导致的社会心理问题较普遍，更需要得到社区的关注和支持。

三、家庭的功能

家庭功能是指家庭本身所固有的性能和功用，家庭成员在生理、心理及社会各方面、各层次的要求能否得到满足取决于家庭功能的发挥。家庭的功能概括起来主要有：情感功能、经济功能、社会化功能、生殖功能、健康照顾功能等。

（一）情感功能

情感功能是形成和维持家庭的重要基础，它可以使家庭成员获得归属感、安全感和幸福感。家庭成员以血缘和情感为纽带，通过彼此的关爱和支持满足爱与被爱的需求。家庭情感包括夫妻情感、父母与子女情感、上辈与下辈情感、兄弟姐妹情感等。

（二）经济功能

维系家庭生活需要一定的经济基础（金钱、物质、空间等），用来提供和分配物质资源，以满足家庭成员衣、食、住、行等方面的需求。

（三）社会化功能

社会化是指个人通过学习群体文化，承担社会角色，把自己融入群体中的过程。家庭是家庭成员社会化的主要场所。家庭必须依照社会的要求管理家庭成员的行为与表现，帮助子女完成社会化的进程，如为家庭成员提供文化素养教育，帮助其树立正确的人生观、价值观和信念，使家庭能在社会环境中更好地发挥其功能。

（四）生殖功能

家庭是生育子女、繁衍后代的基本单位。它体现了人类作为生物世代延续种群的本能和需要。

（五）健康照顾功能

健康照顾功能具体表现为家庭成员间的相互照顾如抚养子女、赡养老人、维护和促进家庭成员的健康。家庭健康照顾主要包括：提供适当的饮食、居住条件和衣物，维持有利于健康的居家环境，保证足够的维持个人卫生的资源，进行服务对象的照顾和康复锻炼，家庭成员的健康保健及配合社区整体工作。家庭功能不是固定不变的，也不是脱离社会独立存在的，家庭发展的每一个阶段和社会变化与家庭本身功能的变化密切相关。

四、家庭生活周期与护理特点

家庭生活周期是指家庭从成立开始，经历发展的各个阶段，最终归于消亡的整个生命过程，它反映了家庭从形成到解体呈循环反复的变化规律。家庭生活周期从夫妻结婚、生育、抚养未成年子女，到子女结婚组建家庭，最终夫妻衰老、死亡。旧的家庭消亡，新的家庭开始，如此循环反复。

关于家庭生活周期，目前较流行的是美国学者杜瓦尔的家庭生活周期发展理论。该理论将家庭发展分为 8 个阶段（表 6 －1）。在家庭生活周期的每个阶段，家庭都有一定的发展主题，如果处理不当，就会出现相应的健康问题。但并非所有家庭都要经历这 8 个阶段，家庭可在任何一个阶段开始或终止，如出现死亡或离婚，这样的家庭可能会存在更多的发展问题。

表 6 －1　Duvall 家庭生活周期及其护理要点

阶段	主要发展任务	护理要点
新婚期 （无子女）	发展夫妻间亲密关系 分享价值观、相互承诺及忠诚 做好打算生育孩子的决定和准备	计划生育指导 心理咨询 人际关系指导
有婴幼儿期 （第 1 个孩子出生 <30 个月）	适应父母角色 抚育婴幼儿 维持稳定的婚姻关系 应对经济及照顾幼儿的压力	围产期保健 婴幼儿保健 压力应对的指导
有学龄前孩子期 （孩子 30 个月 ~6 岁）	防范儿童意外事故 促进儿童身心健康发育 维持美满的婚姻	儿童意外事故防范指导 儿童传染病的预防 儿童身心发育监测 维持和谐家庭关系的指导
有学龄孩子期 （孩子 6 ~13 岁）	帮助孩子适应学习生活 关注儿童身心发育 维持良好的婚姻关系	儿童应对学习压力指导 儿童安全教育 儿童身心健康监测 维持婚姻关系的指导
有青少年子女期 （孩子 13 ~20 岁）	维持开放、平等的亲子关系 青春期教育（性教育） 教育孩子做好自由与责任的平衡	亲子沟通问题指导 青春期教育及性教育 调节自由与责任平衡的教育指导
孩子离家创业期 （所有孩子陆续离家期）	鼓励成年孩子的独立 重新调适家庭关系 照护高龄父母	适应孩子离家的指导 重构家庭关系指导 老年人的保健指导

续表

阶段	主要发展任务	护理要点
空巢期 （父母独处至退休）	彼此照顾，巩固婚姻关系 维持家庭与孩子之间的联系	慢性病的防治指导 更年期保健指导 培养休闲兴趣的指导
老年期 （退休至双方死亡）	适应退休生活 丧偶后的适应 适应逐渐衰退的身体状况	退休后角色调适指导 应对来自丧偶、收入减少等压力的指导 老年人的保健指导

五、家庭的评估

家庭评估是实施完整家庭照顾的重要组成部分，其目的是了解家庭的结构与功能，掌握个人与家庭健康状况，分析家庭与个人健康之间的相互作用和相互关系，以便更好地实现家庭护理的目标。它包括对家庭及其成员基本材料的收集、对家庭结构的评估、对家庭生活周期阶段的判断、对家庭压力及危机的评估、对家庭资源的了解等。要求对服务对象及其家庭进行全面调查，描述尽量客观、真实，分析力求深入准确，建议的措施要切合实际、可操作性强。

（一）家庭基本情况评估

1. 家庭资料 了解家庭基本资料是评估的第一步，包括家庭成员的姓名、性别、年龄、家庭角色、职业、文化程度、婚姻状况、主要的健康问题、宗教信仰、地址及联系方式等。

2. 家庭经济情况 包括主要经济来源、年均收入与开支、人均收入、消费内容、年度积累、消费观念和经济目标等。

3. 家庭生活史 主要的家庭生活事件（结婚、生子等）、家庭生活周期、家庭问题、家庭成员的健康问题。

4. 家庭的健康信念和生活行为 ①生活方式、健康维护和健康促进，如运动、饮食、睡眠、休养、体重监测、烦恼消解方式等；②疾病预防；③自我保健能力；④对健康的关心程度，是否能及时作出求医决定，家庭是否能对个人的疾病作出适当的反应，家庭的照顾能力；⑤医疗保健服务的可用性、可及性、熟悉程度和利用程度，家庭与社会交往情况、宗教信仰、业余爱好、社会地位、特长、对健康促进活动影响因素及效果的认知等。

（二）家庭结构评估

家庭结构是指家庭的组成及成员间的相互关系，家庭结构影响着家庭相互关系、家庭资源、家庭功能及健康状况等。家庭结构分为家庭内部结构和家庭外部结构。

1. 家庭内部结构 指的是家庭成员之间的互动行为，即家庭关系，包括家庭的角色结构、权利结构、沟通方式和价值观结构四个方面。

（1）角色结构 家庭角色是指个人在家庭中的特定身份和地位，这种身份和地位决定了其在家庭中的义务和职责。一个家庭成员会同时担当多重角色，如一位男性要担当儿子、父亲、爷爷、外公等角色。角色不同，其承担的责任、义务和权利也不相同，如果不能很好地扮演各自的角色，常常会发生家庭冲突，影响家庭成员的身心健康。

（2）权利结构 包含权力来源、权力结果及决策过程。家庭权力来源需视其成员的个性、角色、能力、家人认同而定；权力结果指的是最后做主的人；决策过程则是家庭产生共识而采取的行动方式。权力是履行一个人意志的能力，是个人具有实际或潜在能力改变家庭其他成员的行为，即个人的影响力、控制权和支配权。家庭权力结构包括传统权威型、情况权威型、分享权威型和情感权威型，家庭权力结构随着家庭生活周期及社会的变迁而改变。

1）传统权威型：一般由传统社会文化“规定”产生，男性通常是一家之主，其他成员不考虑他的社会地位、职业、收入、能力而承认他的权威。

2）情况权威型：指家庭权利根据家庭事件变化情况而发生转移。如作为一家之主的爷爷去世，权威自然就转移到奶奶身上。

3）分享权威型：由家庭成员个人的兴趣和能力来决定所承担的责任，共同协商，分享权利。

4）情感权威型：一个家庭成员在家庭情感生活中起决定作用，其他成员因对其情感而承认其权威。

（3）沟通结构　沟通是家庭成员之间进行信息、情感、意见以及愿望交换的过程，也是维持家庭健康的必要手段。沟通是评价家庭功能的重要指标。有效的沟通能化解矛盾，解决问题。当然，不同的沟通方式就会形成不同的家庭风格。如“民主式家庭”“封建式家庭”等。家庭成员间通过语言与非语言方式，进行明确、平等和开放的沟通，能化解家庭矛盾、解决家庭问题，促进家庭成员间关系和睦。

（4）价值观结构　家庭成员共有的理念、思想、态度和信念，是家庭成员判断是非的标准。不尽相同的家庭价值观，决定着家庭的功能、角色。如家庭对健康的理念、态度直接影响着家庭成员对疾病的认识、求医行为和生活方式等。因此，社区护士应帮助家庭树立正确的健康观，维护家庭成员的健康。

2. 家庭外部结构　了解家庭的外部结构可以判断家庭的经济状况、社会地位、成就、生活方式、文化背景及价值观。包括居住环境、邻里关系、社区环境等。

（三）家庭资源评估

1. 家庭内资源　评估内容：①必要的生活、医疗保健、社交、陪护、休闲娱乐、学习教育等费用。②履行家庭赡养责任、家庭危机时的应对能力等。③疾病照顾能力。④家庭教育文化环境、个性发展环境等。

2. 家庭外资源　评估社会、文化、教育、经济、环境、医疗等资源。

（四）家庭压力及危机评估

家庭压力主要来源于家庭生活发生重大改变时，造成家庭功能失衡的所有刺激性事件，如结婚、分居、丧偶、离婚、生产、流产、搬家、伤病、失业、退休、负债等。家庭危机泛指家庭所面临的各类压力事件以及为应付这些威胁，家庭所遭受的某种对抗和损害。家庭对生活压力事件的认知程度及可用于应对压力事件的家庭资源，决定着家庭对压力的适应能力。家庭资源充足时可恢复到平衡状态，家庭资源不足或缺乏时易陷于危机。通过上述评估可以发现家庭存在或潜在的健康问题及其自身优势，并针对这些问题和存在的优势制定完整的家庭护理计划，协助家庭采取适当措施，帮助其解决问题，摆脱困境。

知识链接

家庭健康的不同等级

Loveland－Cherry 在健康模式的基础上，提出了家庭健康的不同等级。临床模式认为家庭健康是家庭成员没有生理、社会、心理性疾病，家庭没有功能失调或衰竭的表现。角色执行模式认为家庭健康是家庭能有效地执行家庭功能和完成家庭发展任务。适应模式认为家庭健康是家庭有效地、灵活地与环境相互作用，完成家庭的发展，适应家庭的变化。幸福论模式认为家庭健康是家庭能持续地为家庭成员保持最佳的健康状况和发挥最大的健康潜能提供资源、指导和支持。这4个模式没有相互重叠，而是反映不同层次的家庭健康。其中幸福论模式定义的家庭健康为最高层次的家庭健康。

第二节　家庭护理

情境导入

情境：社区护士小张需进行家庭访视工作，今天访视对象有瘫痪卧床的老人、新生儿、产褥期的产妇、乙型肝炎患者。由于访视的对象多，任务重，小张访视前要做好充分准备工作，安排合适的访视路线。

思考：1. 小张如何安排家庭访视的顺序？

2. 访视前需要准备哪些物品？

3. 家庭访视程序包括哪几个阶段？

家庭护理是以家庭为单位、以家庭伦理为指导思想，以护理程序为工作方法，护士与家庭共同参与，在护理对象的家中实施的确保家庭健康的一系列活动。主要通过帮助家庭成员预防和应对各发展阶段的健康问题。

美国采用社区卫生经营为家庭护理模式，这种家庭护理模式的特点是保险机构为调控者和以私营为重要组成部分。美国家庭护理模式的管理有四个步骤：申请服务、评估、入案、计划实施、结案。日本的家庭护理在19世纪末就开始发展，护士走出医院，进入到社区、家庭，为有需要的患者提供护理服务。澳大利亚的家庭护理不仅仅是由护士个人独立操作，而是由不同医疗机构的学科团队和社区支持中心联合完成。我国的家庭护理主要由社区护士实施。目前我国家庭护理模式主要为社区卫生服务中心及服务站型、专科护理门诊型。国内家庭护理通过家庭病床、家庭访视和居家护理得以实现。

一、家庭病床

家庭病床是以家庭为护理场所，选择适宜在家庭环境下进行医疗或康复的病种，让患者在熟悉的环境中接受治疗和护理，既有利于促进病员的康复，又可减轻家庭经济和人力负担。家庭病床是顺应社会发展而出现的一种新的医疗护理形式，是我国常用的居家护理形式。家庭病床出现于20世纪50年代，首先出现的是专科家庭病床，随后很快扩展到各类疾病的家庭病床。家庭病床的建立促进了医疗资源的有效利用和重新分配，加快了医院病床的周转率，最大限度地满足社会医疗护理要求；服务的项目日益增多，包括疾病普查、健康教育与咨询、预防和控制疾病发生发展；服务的范围也日渐扩大，从治疗扩大到预防，从医院扩展到社区，形成了一个综合的医疗护理体系。护士在家庭病床中承担着预防、护理、康复及健康教育的重任。

（一）家庭病床的机构设置

家庭病床以往多设置在综合医院负责的地段，近年来设置在社区卫生服务机构的家庭病床开始增多。

（二）家庭病床的工作人员

工作人员不固定，主要由医院或社区卫生服务机构派遣医师和护士到服务对象家中进行诊疗和护理。

（三）家庭病床的服务对象

诊断明确需连续治疗的慢性病签约患者；经上级医院住院治疗，病情稳定，并经医师和医疗机构审核病情稳定适合家庭病床治疗的签约患者。服务对象的主要疾病：脑卒中康复、慢性支气管炎治疗、肿瘤患者支持治疗、临终关怀等。

（四）家庭病床的服务方式

建立家庭病床的方式主要有：就诊或住院患者经医师判断建立家庭病床：可向指定的医院提出申请，医师到家中进行评估后，经医保部门审批，办理登记手续后建立家庭病床。一般每周护理 2 次，3 个月为一个疗程。其服务内容如下。

（1）建立家庭病床、病历，制定具体治疗、护理方案。

（2）做好基础护理。

（3）做好各种管道的护理。

（4）指导有关消毒隔离措施。

（5）做好健康教育工作，指导服务对象形成合理的生活、营养、运动方式，指导他们及家属掌握急救知识、康复训练方法，正确使用家庭医疗器械。

（6）根据服务对象情况，帮助其联系医院检查或住院治疗。

二、家庭访视

随着社区卫生服务工作的开展，家庭访视成为社区护理工作的重要方法。通过家庭访视为社区家庭及成员提供健康教育、预防保健、护理照顾等服务，促进家庭及成员的健康。

（一）家庭访视的概念

家庭访视简称家访，是指为了促进和维护个人和家庭的健康，在服务对象家里为他们提供护理服务的活动。

（二）家庭访视的目的

社区护士通过家庭访视，可以了解社区居民家庭健康状况、建立家庭健康档案等，有针对性地提供护理服务，预防疾病，促进健康。家庭访视具体内容如下。

1. 发现健康问题 通过收集有关个人、家庭和社区健康的相关资料，发现健康问题。

2. 建立支持系统 建立有效的支持系统，鼓励家庭充分利用各种资源。

3. 提供护理服务 为居家的服务对象或伤残者提供必要的保健和护理服务。

4. 开展预防保健 保证家庭成员的正常生长发育，并提供健康促进和疾病预防的健康知识。

5. 促进家庭功能 充分发挥家庭功能，促进家庭成员之间的相互关心和理解；提高家庭及成员自我健康管理的能力。

6. 消除不利因素 消除家庭环境中的不安全、致病因素，确保家庭环境的健康。

（三）家庭访视的类型

根据访视的目的，家庭访视分为 4 种类型。

1. 评估性家庭访视 通过评估个体和家庭的需求状况，制定具有针对性的护理计划。多用于年老体弱和有健康问题的家庭。

2. 预防保健性家庭访视 主要工作内容为预防疾病、促进健康。访视对象为产褥期的产妇及新生儿等。

3. 急诊性家庭访视 针对临时性、紧急情况或问题提供护理。主要访视对象为外伤、中毒者等。

4. 连续照护性家庭访视 又称为家庭病床或居家护理。适用于慢性病者、需要康复护理者、临终者等。

（四）家庭访视的内容

家庭访视的内容包括评估家庭、判断家庭存在的健康问题、制定援助计划、进行家庭成员的健康管理、提供直接护理、健康教育、提供有效利用各种社会健康福利资源的咨询指导并进行协调、合作服务。

（五）家庭访视的程序

家庭访视的程序分为访视前、访视中和访视后 3 个阶段。

1. 访视前阶段 访视前准备工作是决定访视成功与否的关键环节。社区护士应做好充分准备，主要包括以下几个方面。

（1）确定家庭访视的对象 包括新生儿、婴幼儿、孕产妇、高危人群、接受直接护理的慢性病患者、行动不便者、临终者及其家属等。

（2）确定访视顺序 当访视的家庭较多时，在有限的时间、人力、物力情况下，应安排好访视的优先顺序。一般来讲，健康问题影响人数多，致死率高、可能留下后遗症及卫生资源能控制的疾病应优先访视。优先访视原则：群体、传染性疾病、急性病、生活贫困及教育程度低者、有时间限制的应优先访视。如果一天内需访视多个家庭，则访视的优先顺序为：先访视无传染性疾病的儿童、慢性病者，最后访视有传染性疾病者。

（3）明确访视目的、时间和内容 社区护士应先查阅欲访视家庭的档案，了解家庭成员的健康情况，明确访视目的，制定家庭访视计划，与被访视家庭取得联系，确定访视日期及具体时间。

（4）准备家庭访视的用品 由于被访视的对象各异，访视的目的不同，护士应根据实际情况准备物品。访视物品分基本物品、当次使用的物品及家中可利用的物品 3 种类型。

1）基本物品：包括体温计、血压计、听诊器、手电筒、量尺、乙醇、棉球、纱布、压舌板、剪刀、止血带、无菌手套、口罩、帽子、工作衣、常用药物、注射器、家庭护理手册、地图等。

2）当次使用的物品：根据访视对象及目的增加的物品。如访视新生儿时需要测量体重、指导母乳喂养、预防接种等，社区护士需准备体重秤、母乳喂养及预防接种的宣传资料等。

3）家中可利用物品：根据访视目的，选择利用家中现有物品或进行现场制作，如浴巾制作家庭洗头器，训练开发婴儿智力的各种玩具等。

（5）安排访视路线 社区护士参照优先访视原则安排一天的访视路线。出发前填好 2 份路线单，一份留在办公室告知行踪，方便紧急情况下联络；另一份由访视护士随身携带，以便随时查询访视路线。

2. 访视阶段 按计划实施家庭访视，注意和访视对象建立良好、融洽的关系。

（1）建立信任关系 向访视对象做自我介绍，解释访视的目的及所需时间，确认访视对象基本信息，尊重访视对象，在自愿的前提下提供护理服务。

（2）评估和计划 通过交谈、测量等方式，评估访视对象身心状况，发现问题，并根据评估结果与访视对象共同制定或调整护理计划。

（3）实施护理措施 如护理技术操作、健康教育、康复指导等。

（4）记录和答疑 耐心解答访视对象提出的问题并简要记录访视情况。

（5）结束访视 整理用物，结束访视。必要时预约下次访视时间。

3. 访视后阶段 家庭访视结束后，及时完整记录内容，核实并更新护理计划，评价访视活动；

与社区其他工作人员沟通，介绍访视过程、活动、服务对象情况等，制定下次访视计划。

（六）家庭访视的沟通技巧

社区护士应掌握沟通技巧，与访视对象建立良好关系，取得信任，达成共识，便于顺利开展访视工作。

1. 说话技巧 语言要生动形象，通俗易懂，简单明了。注意语速、语调，适当重复，注重双向交流，鼓励提问。

2. 提问技巧 注意提问的时间、方式和间隔，避免诱导和暗示对方。

3. 聆听技巧 耐心倾听，忌打断对方，聆听过程中注意引导，恰当反应，注意姿势和距离，让对方感受到尊重，最后进行小结，确认主要问题。

4. 观察技巧 在交流过程中，仔细观察对方的表情、动作等，正确判断并及时反馈。

三、居家护理

（一）居家护理的概念

居家护理是指在居家环境中，对需要照顾的个人及其家庭提供定期的专业健康照顾和护理服务，以达到促进健康、维护健康及预防疾病的目的。居家护理的直接对象是指各年龄层需要专业健康照顾的人，间接对象则包括家属、主要照顾者、亲朋乃至整个社区。居家护理的内容不只局限于技术性的护理措施，也包含疾病的一级、二级、三级预防保健；可以是专业人员提供的专业性服务，也可以是非专业人员提供的日常生活服务；可以是家庭健康护理，也可以是家庭病床护理。

（二）居家护理的目的和作用

1. 保持护理连续性 患者出院后仍能获得连续性治疗和护理，增加患者及家属的安全感。

2. 改变服务环境 服务对象可在熟悉的环境中获得基本需求的满足，提高了生活质量，是服务对象乐于接受的护理形式。

3. 降低费用 相对住院治疗，居家护理费用低，可减轻家庭经济负担。

4. 提高家庭成员的护理技能 居家护理可使家庭成员更多地参与服务对象的照顾，提高了他们的居家护理知识和技能。

5. 缩短住院时间 居家护理可以缩短患者住院时间，增加医院病床利用率，促进医疗卫生资源合理使用。

6. 扩展护理专业领域 居家护理丰富了护理专业内涵，扩大了工作范围，促进了护理专业的发展。

（三）居家护理的对象

居家护理的对象包括无须住院治疗的慢性病者，如罹患糖尿病、高血压等疾病者；经医院治疗后病情已经稳定，但还需继续治疗或康复者，如术后患者；精神障碍者；临终者；需要康复训练者等。

（四）居家护理程序

1. 评估 居家护理程序中最关键的一步。

（1）评估内容

1）病史：包括现病史、既往史、预防接种史、用药情况及申请居家护理的主要原因，主要临床症状和体征，实验室检查结果，并发症，有无感知觉障碍等。

2）日常生活情况及心理社会史：包括生活史，如饮食、睡眠、运动等；日常生活能力，如进食、穿脱衣裤鞋袜、个人卫生、床椅转移、洗澡等；性格、兴趣及爱好；个人信仰；认知判断能力；工作性质及内容；疾病对工作的影响程度等。

3）家庭环境情况：家庭成员的构成和数量、年龄、性别、健康状况、成员间的关系等；家庭成员的护理能力；单身居住者，有无其他支持系统；家庭居住条件及居住环境有无进一步危害服务对象身心健康的因素。

4）社会经济情况：所在社区卫生医疗组织的医疗护理服务是否完善，邻里关系情况，是否有经济困难，能否持续接受居家护理服务等。

5）资源使用情况：包括所在社区资源（如卫生、福利、人力等）和家庭资源（如人力、物力、支持系统等）的使用情况。

6）对疾病和居家护理的认识情况：服务对象及家属对疾病的认识；对居家护理及医务人员的看法等。

（2）评估方法　包括交谈法和查阅法。交谈法，包括与服务对象、家属、亲友、其他医务人员及居家服务人员交谈；查阅法，查阅服务对象的医疗护理记录、体检及其他仪器和实验室检查的结果等。

2. 确定健康问题　健康问题是服务对象生命历程所经历的，能在护理范围内得到解决的生理、心理、精神、社会文化等方面的问题。健康问题可能是现存的，也可能是潜在的，但必须是通过护理手段能解决的。可以从以下几方面考虑解决健康问题的先后顺序。

（1）服务对象感到最困难、最需要援助的问题。

（2）家庭中感到最困难的问题。

（3）服务对象和家属观点有差异的问题。

（4）从护理专业角度考虑到的护理问题。

（5）护士提供的护理与家属和本人需要相一致的问题。

3. 制定居家护理计划

（1）决定居家护理活动的先后顺序　护士收集服务对象资料，认真归纳、整理、分析后，确定服务对象的护理需要，但这些需要不可能在同一时间内被满足，因此，护士应根据人的基本需要，结合服务对象具体情况及意愿等，按先后顺序逐一满足。

（2）制定预期目标　护理目标是对希望达到的护理效果进行准确描述，通常分为近期目标和远期目标。近期目标是针对某一护理问题分阶段所能达到的目标；远期目标是对服务对象所能达成的最佳护理效果的描述。制定居家护理目标时，要注意近期目标与远期目标相结合。

（3）选择护理措施　护士应科学地、有针对性地选择护理措施，护理措施要具体、有指导性和可行性，护士和居家服务对象或家属均能正确执行。

4. 居家护理计划的实施

（1）保持良好的体位及预防压疮　促进服务对象保持良好的体位及姿势，维持关节的功能位；定时翻身，勤按摩，必要时使用气垫床等预防压疮。

（2）促进心理健康　居家护理人员服务应热情周到，鼓励安慰服务对象，增强其战胜疾病的信心，促进心理健康。

（3）加强营养　注意食物的色、香、味俱全，促进服务对象摄入足够且平衡的营养，长期卧床者还应特别注意钙平衡，防止骨质疏松。

（4）适当锻炼　对生活自理有障碍者，鼓励他们在力所能及的范围内适当锻炼，增强生活自理能力。

（5）对畸形和残障者实施功能康复训练　对畸形和残障者应在康复医师指导和协助下进行康复训练，促进康复，恢复功能，防止畸形和残障进一步加重。

（6）健康教育　通过健康教育进行家庭环境适应性改变的指导。

（7）指导医疗护理器械的使用。

（8）发生紧急情况的处理方法　指导服务对象和家属在病情突然变化时可采取的应对措施及具体操作方法。

（9）建立完善的居家护理记录及档案　一般一式三份，社区卫生服务机构、服务对象、病案主要负责人各保留一份。

5. 居家护理评价

（1）随时评价　随时评价是每次居家护理时进行的评价。

（2）定期随访性评价　对接受居家护理者每隔1～2个月进行一次全面评价，主要评价接受居家护理后的效果。

（3）年度总结性评价　对长期接受居家护理者，至少每年进行一次回顾性总结评价。评价内容包括服务对象的病情总结性评价、身心全面回顾与总结及其他情况的总结评价。

四、“互联网+”家庭护理

（一）“互联网+”的意义

互联网与传统产业的深度融合即为“互联网+”，通过优化整合配置，创造新的发展生态，将创新成果整合，充分利用现有社会资源，实现社会领域的有效发展。“互联网+”的长期发展使企业创新前景持久。在此背景下，护理人员可以充分发挥其优势，结合互联网平台、网络通信技术，灵活掌握并利用物联网高黏性及影响力，克服困难，更好地服务社会。在中国“互联网+”的推动下，各行业都有了移动支付、媒体教育、电子商务等新功能。互联网技术是21世纪的一种新态度，代表了一种新型的经济发展，通过传统产业与网络技术的紧密结合，是中国乃至世界的一个重大科研项目，在未来的发展中保持前进的宏伟姿态。目前，“互联网+”在医疗服务领域中的应用价值逐渐显现，且应用更加广泛。然而，“互联网+”家庭护理管理的定义尚未得到统一。以互联网思维和技术辅助家庭护理，将其应用至家庭护理中，可以更好地保障患者生活质量，实现“互联网+”和家庭护理的有机结合。

（二）“互联网+”家庭护理管理模式在社区慢性病健康管理中的应用

1. “互联网+”家庭护理管理发展趋势　“互联网+”家庭护理管理的应用可以向基层辐射高质量的护理资源。建立网络护理团队，帮助老年慢性病患者在社区和家庭环境中获得专业的护理服务，结合社区老年慢性病患者实际状况，由具有丰富慢性病治疗及护理经验的护士、心理顾问、医生、营养师共同参与，制定个性化的健康管理方案，最大限度地满足患者护理需求。未来，在“互联网+”的趋势下，“互联网+”慢性病管理模式的应用优势将无可替代。过去，传统的医疗服务无法满足现阶段护理需求，在这种情况下，互联网和慢性病管理模式的形成打破了传统线下医疗的时空障碍，给健康管理服务带来了变革。此模式可确保最大限度地满足患者合理需求，准确地掌握患者的病情描述，并结合实际为其指导针对性的治疗及护理方案，提升患者满意度。因此，我们要在结合当前的国情、医疗环境的基础上，积极借鉴国外的先进经验，促进我国医疗卫生服务的可持续发展。

2. 老年人“互联网+”家庭护理管理模式管理流程　本模式的管理流程主要包括纳入服务对象及组建管理团队、社区管理、阶段评价3个过程，见图6－1。

3. “互联网+医养结合”　“互联网+医养结合”在社区老年人慢性病健康管理中逐步得到推广和应用，是一种具有代表性的网络模式。社区医院与当地医院合作构建“互联网+医养结合”模式，加强医院、社区、家庭之间的联系，共同提供高质量的医疗服务。在“互联网+医养结合”的

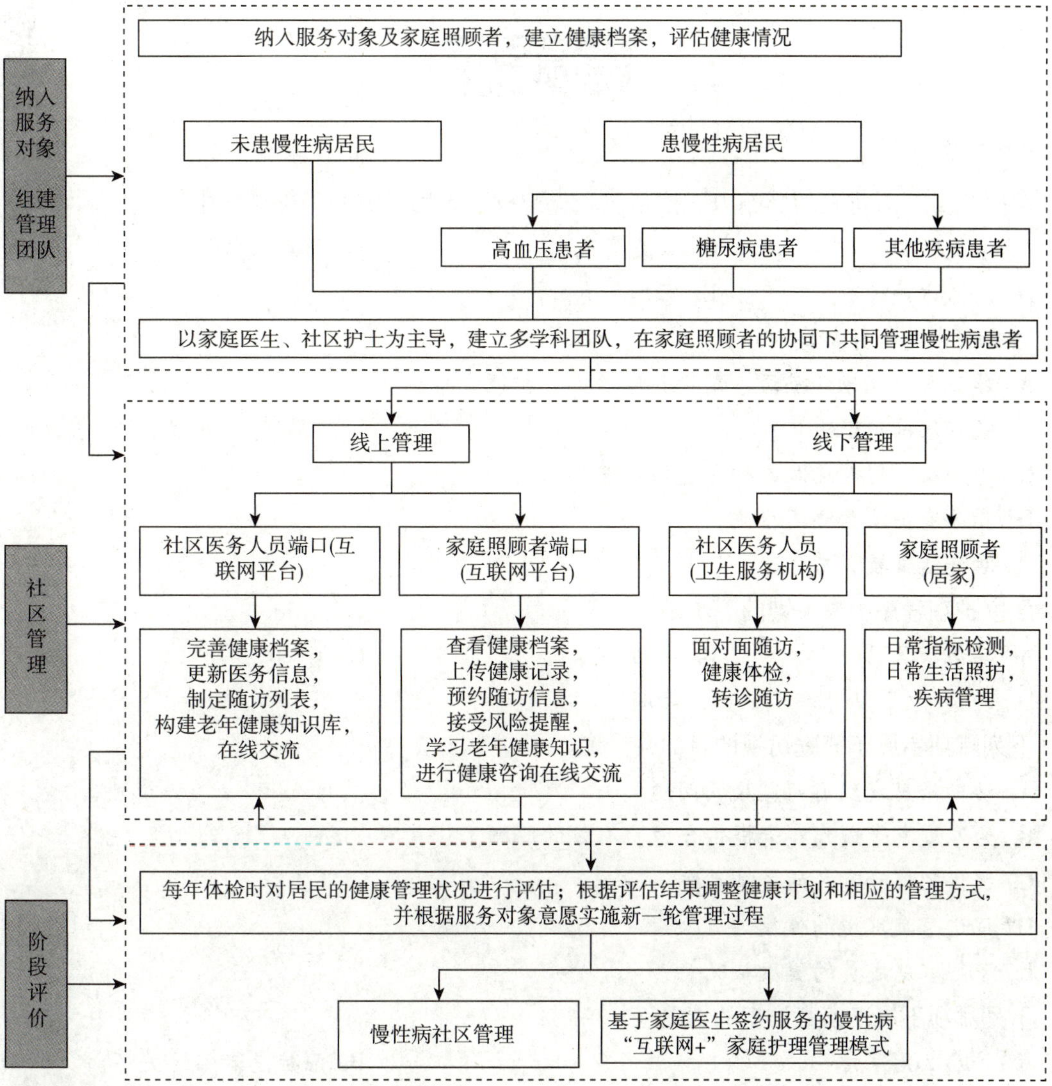

图 6-1　老年人“互联网 +”家庭护理管理模式管理流程图

模式下，需要优化和整合所有资源，吸收更多的优秀人才。社区医院、地方医院、地方政府密切合作，建立老年慢性病综合管理服务体系，充分发挥网络模式的价值，使社区中更多老年慢性病患者受益。在“互联网 +”家庭护理管理模式下，社区医院可以与患者家属密切联系，使患者获得专业护理服务，有效提高患者健康管理水平，保持身心健康，对病情的稳定控制具有积极意义。

（三）“互联网 +”家庭护理管理模式应用的困境及解决办法

在社区老年人慢性病健康管理中，利用“互联网 +”家庭护理管理模式，可以为社区老年人提供方便的医疗服务。然而，在网络模式的推广应用过程中，也面临着许多困难。对于网络模式下的慢性病健康管理，需要借助智能手机、平板电脑及各种类型的医疗服务应用程序（微信、QQ 等）。然而，多数老年人不热衷使用智能工具（智能手机、平板电脑等），对网络医疗模式接受度不高；社区医务工作者对老年患者开展各项医疗活动也会存在无法有效衔接、统筹管理的问题。同时，在慢性病健康管理的网络模式下，还存在着服务内容少、服务范围小等问题。在社区中，应加强慢性病健康管理网络模式的宣传，使患者全面了解网络医学模式。在专业人员的指导下，帮助患者掌握微信、医疗服务 APP 的应用方法。护理人员需要积极寻求患者家属的协助与合作，指导网上咨询、网上药品购买、预约登记，进一步扩大网络模式的服务范围。

答案解析

目标检测

A 型选择题

1. 家庭成员“对家庭的影响力、控制权和支配权”是属于家庭内部结构中的（　）
   A. 家庭权利　B. 家庭角色　C. 家庭价值
   D. 沟通方式　E. 家庭教育

2. 家庭病床的服务方式（　）
   A. 建立家庭病床、病历，制定具体治疗、护理方案
   B. 做好基础护理
   C. 告知及时到医院做各种管道的护理
   D. 指导有关消毒隔离措施
   E. 做好健康教育工作

3. 居家护理程序中最关键的一步是（　）
   A. 实施　B. 评估　C. 计划
   D. 评价　E. 诊断

4. 下列哪项不属于家庭访视的目的（　）
   A. 协助家庭发现有碍健康的问题
   B. 为家庭患者或残疾者提供合适、有效的照顾
   C. 提供足够和有效的支持系统
   D. 促进家庭环境的健康
   E. 了解家庭成员的健康状况

5. 下列哪项不属于家庭访视的情况（　）
   A. 产后2周家访　B. 癌症患者临终关怀
   C. 手术切除阑尾　D. 截肢后需要康复的患者
   E. 儿童计划免疫

6. 患者，女，20岁，学生，其母陪同就诊，诊断为单纯性甲状腺功能亢进症，采用药物治疗、定期复查。医生要求母亲对张某的用药加以督促。然而，3个月的治疗未见病情好转。原因是其父认为张某年轻，不必每天服药，主张靠锻炼，而母亲不敢多说致使用药过程不连续。该问题说明该家庭对个人的作用体现在（　）
   A. 家庭权利中心　B. 家庭结构　C. 家庭功能
   D. 家庭发展周期　E. 家庭关系

（郑旭君）

书网融合……

思维导图　重点小结　微课1　微课课件　微课2　习题

第七章 社区重点人群的保健与护理

PPT

学习目标

知识目标：掌握社区儿童、妇女、老年人的保健指导内容，预防接种与计划免疫；熟悉社区老年人的相关概念与健康问题，社区儿童、妇女、老年人保健的任务与流程；了解社区儿童、妇女、老年人保健的含义，社区老年人的养老模式。

技能目标：能运用护理程序及相关保健知识开展社区儿童、妇女、老年人保健指导工作；能运用相关知识和技能开展预防接种工作。

素质目标：树立为社区儿童、妇女、老年人提供健康保健服务的理念，对社区护理对象具有爱心、同情心。

社区重点人群是指由于各种原因需要在社区得到特殊保健服务的人群，如儿童、妇女、老年人等。根据重点人群的健康需求提供保健服务，如儿童保健侧重于新生儿、婴幼儿及学龄前儿童保健，以及辖区内托幼机构的卫生保健指导；妇女保健侧重于婚前、妊娠前、孕产期及围绝经期保健，常见妇科疾病预防和筛查；老年人保健侧重于疾病预防和自我健康管理。

第一节 社区儿童保健与护理

情境导入

情境：开学初，社区护士小张在为本社区内300名一年级学生进行体检时，发现50名学生出现下颌后牙黄褐色，探诊有粗糙感，有明显的龋洞，他们自述吃冷、热、酸、甜和食物嵌入时会出现疼痛。针对这一现象，小张对学生家长进行问卷调查。调查发现：有55%的孩子膳食习惯为高脂、高糖饮食，没有良好的口腔卫生保健习惯。

思考：1. 本社区一年级学生的主要健康问题是什么？

2. 社区护士应该如何进行保健指导？

一、概述

（一）社区儿童保健的含义

社区儿童保健是指社区卫生服务工作者根据儿童不同时期的生长发育特点，以满足他们健康需求为目的，以解决社区内儿童的健康问题为核心，为其提供的系统化服务。《中国儿童发展纲要（2021—2030年）》从健康、教育、福利、法律保护、社会环境5个领域，提出了2021—2030年的主要目标和策略措施，实施健康儿童行动计划，围绕新生儿安全、出生缺陷防治、儿童保健服务、儿童早期发展、儿童营养与运动、儿童健康服务体系、儿童中医药保健服务等方面，全面推进儿童健康工作。社区儿童按照年龄可分为新生儿期、婴幼儿期、学龄前期及学龄期。现阶段我国儿童保健的重点是0～6岁的学龄前儿童。

（二）社区儿童保健的任务

1. 儿童预防保健和康复 应根据不同年龄段儿童生长发育特点，做好儿童及家长的预防保健工作咨询和指导；加强儿童常见病、多发病防治工作；促进儿童接受系统的健康检查和预防接种；对患病儿童应做好居家护理和康复工作。

2. 儿童保健系统管理 要做好儿童各种健康状况的记录，为社区内每位儿童建立健康档案；同时做好健康状况的统计，及时发现和解决不利于儿童生长发育的因素，并向有关部门及时汇报，为开展儿童保健工作提供科学依据。

3. 健康教育宣传 应充分利用不同方式普及科学知识，加强产前检查，促进优生优育；加强合理营养和平衡膳食指导，促进儿童生长发育；普及影响婴幼儿健康最常见的四种疾病（维生素 D 缺乏性佝偻病、营养性缺铁性贫血、小儿肺炎及婴幼儿腹泻）及常见意外的防护知识；宣传儿童心理卫生知识，促进亲子关系建立；指导早期教育，培养良好的个性品质，增强儿童对个人、家庭、社会的情感以及在复杂的社会环境中的适应能力。

二、不同时期儿童的特点

（一）新生儿期的特点

新生儿期是指从胎儿娩出脐带结扎至出生后 28 日，是小儿脱离母体后生理功能进行调整以逐渐适应外界环境的独立生活时期，该期是儿童发病率和死亡率较高的时期。

1. 体温 新生儿期体温调节中枢功能尚不完善，皮下脂肪薄，容易出现体温波动。环境温度过低时容易发生体温明显下降；环境温度过高、散热或摄入水分不足可使体温升高，发生脱水热。

2. 呼吸 呼吸浅表，安静时呼吸频率约为 40 次/分，节律不规则，腹式呼吸为主。如持续超过 60～70 次/分，常由呼吸或其他系统疾病所致。

3. 心率 出生后新生儿的心率波动在 120～140 次/分。

4. 血压 足月新生儿血压波动在 70/50 mmHg 左右。

5. 消化系统 发育尚不成熟，胃呈水平位，容量小，贲门括约肌松弛，幽门括约肌较发达，极易发生吐奶、溢奶。

6. 生理性体重下降 出生后一周内因奶量摄入不足、水分丢失、胎粪排出，可出现暂时性体重下降，在第 3～4 日达最低点，下降范围为 3%～9%，7～10 日恢复至出生时的体重。若体重下降超过 10% 或至第 10 天未恢复到出生时体重，则为病理状态。

7. 新生儿黄疸 85% 的足月新生儿和绝大多数早产儿在新生儿期均会出现短暂性总胆红素增高，多为生理性黄疸。出生后 2～3 日左右出现，4～5 日达高峰，5～7 日消退，最迟不超过 2 周。如果黄疸在出生后 24 小时内出现；持续时间足月儿 >2 周，早产儿 >4 周；黄疸退而复现，则提示为病理性黄疸。

8. 暂时性原始反射 新生儿出生时已具备觅食、吸吮、握持、拥抱等条件反射，正常情况下，数月后自然消失。若这些反射在新生儿期减弱或消失，或数月后仍不消失，常提示有神经系统疾病。

（二）婴幼儿期的特点

婴幼儿期包含婴儿期和幼儿期。婴儿期是指从出生 28 日至 1 周岁，又称乳儿期。幼儿期是指从 1 周岁至 3 周岁，又称学步期。婴幼儿期儿童生长发育迅速，对营养需求高，但由于消化和吸收功能未发育完善，加之从母体获得的免疫力逐渐消失，自身免疫力低下，易发生消化不良、营养紊乱及感染性疾病。另外，此期儿童语言和动作能力明显提高，但缺乏自我保护意识，容易发生意外事故。

婴儿期是生长发育的第一个高峰期，一岁左右，体重约为出生时的3倍，身长约为出生时的1.5倍，胸围约等于头围；记忆、模仿和思维开始萌芽，有时可出现自我扮演，如“假装喝水”；能听懂简单的词，如“再见”“没了”等。幼儿期体格发育速度较婴儿期减慢，前囟门一般在1～1.5岁闭合，最迟2岁闭合；2～2.5岁乳牙出齐；3岁时能独立骑童车、洗手等；会使用剪刀、系纽扣等精细动作；能指认很多物品名，并能说出由2～3个字组成的短句；情绪开始逐渐趋向稳定，可与小朋友做游戏，表现出自尊心、同情心。

（三）学龄前期的特点

学龄前期是指从3周岁至入学前（6～7岁）。学龄前期儿童大部分进入托幼机构开始集体生活，心理问题、传染病、食物中毒、意外伤害等发生率较散居儿童高。

1. 身体发育　①体格发育速度开始减慢，身高、体重稳定增长，身高每年增长6～7cm，体重年增长均值为2kg，5～6岁乳牙开始脱落，恒牙长出。②各种感觉都在迅速地完善，眼功能发育基本完成，但还有一定可塑性，4岁时听觉发育完善，一些复杂的感觉也逐步发展。③机体抵抗力逐渐增强、免疫系统发育迅速，但不成熟，易患急性肾炎、风湿病等免疫性疾病。

2. 行为生活能力　①智能发育更趋完善，求知欲强，善模仿，易发生意外事故，应注意预防。②语言和思维能力进一步发展，学会讲故事、背诵儿歌、跳舞等，并有了初步的抽象思维和想象的萌芽，记忆力好，好发问。③初步形成参与社会实践活动的愿望和能力，具体表现为愿意帮父母干活，独立生活能力明显提高，具有对一些事物进行简单分析、综合与概括的能力。

3. 个性发展　对周围的人和环境的反应能力更趋于完善，逐渐形成较为明显的个性倾向。

（四）学龄期的特点

学龄期是指6～7岁至12～13岁进入青春期前。进入学校教育阶段的儿童和青少年，其体格、体质、心理和智力的发展是一生中的关键时期。

1. 身体发育　体格仍稳步增长，在学龄期末除生殖系统外的其他器官发育已接近成人水平。此期“四大疾病”的发病率较前面各期有所降低，但应继续注意预防视力低下、龋齿、肥胖症、孤独症等。

2. 个性发展　个性特征趋于稳定，个性倾向愈发明显，是形成自信和自卑的关键时期。儿童通过学习、参加集体和社会活动，可体验到人与人以及人与集体间的关系，团结友爱、互帮互助的积极情感和友好氛围。但如果自觉能力不足，甚至有挫折感，可能会出现妥协，无意与他人合作，甚至影响到成年后对工作的态度。

三、不同时期儿童的保健指导

（一）新生儿期保健指导

重点针对新生儿家长及照顾者的保健指导，主要通过新生儿家庭访视完成。

1. 新生儿家庭访视

（1）访视目的　定期对新生儿进行健康检查，宣传科学育儿知识，指导家长做好新生儿喂养、日常保健及疾病与意外伤害的预防等，以利于及时发现问题并积极干预，从而降低新生儿患病率和死亡率。

（2）访视频率

1）正常足月新生儿：访视次数一般不少于2次，首次在出院后7日之内进行，一般与产后访视同时进行；第二次访视安排在满月，即在出生后28～30日进行。

2）高危新生儿：应根据具体情况酌情增加访视次数，首次访视应在得到高危新生儿出院报告后3日内进行。

知识链接

高危新生儿

符合下列高危因素之一的新生儿为高危新生儿。

1. 早产儿（胎龄<37周）或低出生体重儿（出生体重<2500g）。
2. 宫内、产时或产后窒息儿，缺氧缺血性脑病及颅内出血者。
3. 高胆红素血症。
4. 新生儿肺炎、败血症等严重感染。
5. 新生儿患有各种影响生活能力的出生缺陷（如唇裂、腭裂、先天性心脏病等）以及遗传代谢性疾病。
6. 母亲有异常妊娠及分娩史、高龄分娩（≥35岁）、患有残疾（视、听、智力、肢体、精神）并影响养育能力者等。

（3）访视内容：可总结为一观察、二询问、三检查、四教育、五处置。

1）观察：①观察新生儿居住的环境，如温湿度、通风情况、安全设施、卫生状况等；②观察新生儿一般情况，如皮肤颜色、呼吸节律及吸吮能力等。

2）询问：新生儿出生前、出生时和出生后的基本情况，如孕母情况、产次、分娩方式，新生儿有无窒息、出生时身长和体重、喂养、睡眠、大小便等情况。

3）检查：测量体温、身长、体重。检查有无黄疸、脐部有无出血、感染等。

4）教育：指导母乳喂养、宣传保暖、卫生护理的重要性，告知抚触的益处和方法，教育家长重视预防新生儿窒息。

5）处置：对发现的问题给予及时处理，做好记录。

2. 日常保健

（1）环境　居室应阳光充足，空气清新，室温22～24℃（冬季尽可能达到18～20℃）、湿度50%～60%为宜。

（2）衣着　新生儿衣被根据环境温度调整，衣着和尿布须选用清洁、柔软、吸水性好、浅颜色的布料，不选用带纽扣或拉链的衣物；包裹不宜太紧，以便四肢自由屈伸。

（3）营养与喂养

1）母乳喂养：新生儿出生后第一口食物应是母乳。WHO和中国营养学会制订的《6月龄内婴儿母乳喂养指南》提倡坚持6月龄内应纯母乳喂养，从6月龄起在合理添加其他食物的基础上继续母乳喂养至2岁。母乳喂养应从按需喂养向规律喂养模式递进。如果无法确保在婴儿饥饿时直接喂哺，可采用间接哺喂方式。间接哺喂时，需用吸奶器定时将母乳吸出并储存于冰箱或冰盒内冷藏，24小时内再用奶瓶喂给婴儿。

2）人工喂养：用配方奶或其他乳类完全替代母乳喂养的方法。①喂养频率：因婴儿胃容量较小，出生后3个月内可按需喂养。3个月后婴儿可建立自己的进食规律，此时应定时喂养，每3～4小时一次。②喂养方法：在婴儿清醒状态下，采用正确姿势喂哺，喂哺时奶瓶位置与婴儿下颌成45°角，并注意母婴互动交流。应特别注意选用适宜的奶嘴。③奶粉调配：奶瓶应清洁，严格按照产品说明书进行调配，宜即冲即食，避免过稀或过浓，不可额外加糖，温度在40℃左右。④奶量估计：配方奶作为6月龄内婴儿的主要营养来源时，需要估计婴儿奶液的摄入量。3月龄内婴儿奶量约500～

750ml/d，4～6月龄婴儿奶量约800～1000ml/d。

3）混合喂养：母乳与配方奶或其他乳类同时喂养称为混合喂养，共有两种方法。①补授法：6月龄内婴儿母乳不足时，仍应维持必要的吸吮次数，以刺激母乳分泌。每次哺乳时，先喂母乳，后用配方奶或其他乳类补充母乳不足。补授的乳量根据婴儿食欲和母乳分泌量而定。②代授法：一般用于6月龄以后无法坚持母乳喂养的情况，可逐渐减少母乳喂养次数，用配方奶或其他乳类替代母乳，但母乳次数不宜少于3次/日，以防乳汁分泌减少。

（4）皮肤护理　①臀部护理：新生儿皮肤娇嫩，且排泄次数多，如不注意臀部护理，易发生尿布皮炎。应在便后及时用温水清洗并涂抹护臀膏。可每天给新生儿晒臀部1～2次，每次10分钟左右，以预防尿布皮炎发生。②沐浴：每日一次，宜在哺乳1小时后进行，室温在26～28℃，水温38～40℃为宜。皮肤护理时应特别注意皮肤皱褶处，如腋下、颈部和腹股沟等，沐浴后可以给新生儿进行抚触。③脐部护理：新生儿脐痂一般在出生后7～10日脱落，脐痂脱落前要保持局部清洁干燥，指导家长正确使用尿布，以免尿、粪污染脐部。如发现脐部周围皮肤红肿、有脓性分泌物，提示感染，应及时就医。

知识链接

晒臀小知识

1. 环境：室温26～28℃，关闭门窗，没有流动风或者空调风直吹。
2. 用物：干净的纸尿裤，隔尿垫，口水巾或者垫头巾，肚围等，红臀时需要准备护臀膏。
3. 时间：在上午十二点之前或下午四点以后为宜。
4. 姿势：可以选择侧卧或者趴着的姿势。

3. 常见健康问题的预防和处理

（1）新生儿窒息　新生儿窒息是3个月内婴儿尤其是新生儿期最常见的意外伤害。

1）预防：指导母亲保持正确的母乳喂养姿势，避免乳房堵塞新生儿口、鼻，尤其是在夜间母乳喂养过程中更需注意；每次喂哺后要将新生儿竖立抱起，轻拍后背待胃内空气排出后再让新生儿右侧卧位，防止发生呛咳，导致窒息；寒冷冬季避免将新生儿包裹过紧、过严；要让小动物远离新生儿，避免小动物身体堵住婴儿口鼻而引起窒息。

2）处理：一旦发现窒息，迅速去除窒息原因，保持呼吸道通畅，若心跳呼吸停止，立即心肺复苏，并送往医院抢救。

（2）新生儿感染性肺炎　新生儿感染性肺炎是新生儿期较常见的感染性疾病，是新生儿死亡的主要原因之一。

1）预防：指导家长保持室内空气清新，在沐浴及室温低时注意新生儿保暖；家人感冒时必须戴口罩才能接触新生儿，尽量减少亲友探视；母亲在哺乳前和护理前要清洁双手。

2）识别和处理：新生儿肺炎可表现为发热、烦躁、气促、鼻翼颤动、发绀、吐沫或三凹征等，少有咳嗽，有的新生儿体温不升，仅表现为反应差、不吃不动等症状，因此应指导家长识别新生儿感染性肺炎的临床表现，以便及早发现异常，及时就医。

（二）婴幼儿期保健指导

1. 日常保健

（1）营养与喂养

1）婴儿辅食：6月龄后单纯乳类喂养已不能完全满足婴儿需求，婴儿食物需要由纯乳类向辅食逐渐转换，进入转乳期。添加辅食同时仍需维持总奶量800ml/d左右。辅食应选择能满足生长需要、易于吸收、不易产生过敏的谷类食物；宜选择当地的食物，并注意食物的质地、营养密度及制作方法的多样性。辅食添加原则：由少到多；由一种到多种；由细到粗、由稀到稠；从软到硬；同时注意进食技能训练。

2）幼儿膳食：每天应摄入350～500ml乳类，不能继续母乳喂养的2岁以内幼儿建议选择配方奶。注意膳食品种多样化，提倡自然食品、均衡膳食。

（2）口腔保健　婴儿在乳牙萌出前，应在哺乳后或睡前用温水浸湿的纱布轻擦婴幼儿口腔黏膜和牙床，以去除残留在口腔内的乳凝块。尽可能早地让婴幼儿练习咀嚼，这样有助于对颌骨的生理性刺激，促进骨骼生长，锻炼肌肉的功能。在乳牙萌出的早期，家长应戴着指套刷，帮孩子刷牙，尽早教会孩子正确刷牙，家长应给予指导和监督，培养其良好的口腔卫生习惯。最好每半年进行1次口腔健康检查，若发现问题，及时处理。

（3）体格锻炼　婴幼儿要多到户外，选择空气清新的环境，进行空气、日光、水“三浴”锻炼，提高对周围环境的适应力和抗病能力，增强婴幼儿体质。户外活动时间可由每次10～15分钟，逐渐延长到1～2小时，注意避免阳光直射。

（4）早期教育

1）培养良好的卫生和生活习惯：家长应有意识地为婴幼儿安排规律的生活，包括排便、睡眠、进食、沐浴、游戏和户外活动等，培养独立生活的能力，养成良好的卫生和生活习惯，为适应幼儿园生活做准备。

2）语言训练：语言的发展是一个连续有序的过程，婴儿期是感知觉发展的快速期，是语言形成的关键时期。最先是练习发音，然后是感受和理解语言，最后才是表达，即说话。对3个月内的婴儿，经常面对婴儿说话、唱歌；对3～6个月的婴儿，用柔和的声音表示赞许、鼓励，用严厉的声音表示禁止、批评，培养婴儿分辨声调和好坏的能力。幼儿期是语言形成的关键阶段，家长应经常与其交谈，鼓励幼儿多说话，积累词汇，逐渐提高语言表达能力，对错误发音及时纠正。

3）动作训练：家长应为婴幼儿提供活动的空间和机会，指导其结合实际情况适时地训练。训练婴儿用勺进食、用杯子喝水、抓取食物的能力，促进其手、眼和吞咽协调动作的发展。指导家长帮助婴儿做伸展、扩胸、屈腿、翻身等运动，让婴儿练习爬、坐、站、走路等动作。可通过捡拾豆子、画画等游戏活动，发展幼儿的精细动作；通过学习自己洗手、穿脱衣服、收拾玩具等自理活动，促进幼儿独立性和智力的发展，对一些危险行为应耐心讲解，并给予限制。

2. 常见健康问题的预防和处理

（1）维生素D缺乏性佝偻病　新生儿出生后第2周始每日给予维生素D 400～800IU至青春期，同时增加户外活动时间，接受日光照射，尽量暴露身体部位，以促进钙的吸收。早产儿、低出生体重儿、双胎儿出生后即应补充维生素D800～1000IU/d，3个月后改为400～800IU/d。不同地区、不同季节可适当调整剂量。

（2）缺铁性贫血　早产或低出生体重儿应从4周龄开始补铁，剂量为每日2mg/kg元素铁，直至1周岁；纯母乳喂养或以母乳喂养为主的足月儿从4月龄开始补铁，剂量为每日1mg/kg元素铁；人工喂养婴儿应采用铁强化配方奶；提倡母乳喂养，因母乳中的铁吸收率高；及时合理添加辅食，尤其是含铁丰富的食物，婴儿在4个月后添加蛋黄；并于哺乳后加喂橘子汁或维生素C，每日50～100mg，以促进铁的吸收。8个月开始喂食肝泥、肉末等。鼓励进食蔬菜和水果，促进肠道对铁的吸收，纠正婴幼儿厌食和偏食等不良习惯；在寄生虫感染的高发地区，应在防治贫血的同时进行驱虫治疗。

（3）儿童孤独症　也称儿童自闭症，是一种广泛性发展障碍，一般3岁前起病，典型表现为儿童社会交往障碍、语言交流障碍、兴趣狭窄和刻板重复的行为方式。遗传因素是儿童孤独症的主要病因。环境因素，特别是胎儿大脑发育关键期接触的环境因素也会导致发病的可能性增加。目前该病治疗以综合性教育和行为训练为主，药物治疗为辅。该病早发现、早诊断、早期系统地干预治疗尤为重要。对适龄儿童家长进行自闭症相关知识宣教，指导家长在生活中多与患儿沟通，多创造其与他人交流的机会，强化语言和良好行为训练，帮助克服异常行为；帮助患儿家庭评估教育干预的适当性和可行性，指导家庭选择科学训练方法，提高家庭参与程度；使患儿在集体生活中成长，在与正常儿童交往中接受帮助，使精神活动得到发展，获得社会交往能力。

（4）预防意外　3岁前常见意外事故有气管异物、灼烫伤、跌倒、坠落伤和溺水等。因此，应注意避免给幼儿进食较小、较硬而光滑的食物，如花生、瓜子等；不宜吃口香糖及果冻；不要在玩耍和打闹时进食，不要在说话或大笑前咀嚼并咽下食物；选择玩具时应注意玩具零部件的大小；将硬币、纽扣、安全别针、糖果、饮料罐拉环和气球等物品放在婴幼儿接触不到的地方，防止误食、误吸；凡幼儿活动的场所、周围环境，都应该设有安全设施，避免存放危险品。居室的窗户、楼梯、阳台、睡床等都应置有栏杆，防止高处跌落；妥善放置沸水、高温的油和汤等，以免造成烫伤；不能随意玩火柴、煤气等危险物品；室内电源、电器应安装防止触电的安全装置；经常检查玩具的安全性；不可独自或与小朋友去无安全设施的池塘玩水。

（5）常见意外的院前急救　①气管异物：当发现气管异物时，如幼儿可以呼吸，家长应保持镇静，鼓励其用力咳嗽，争取将异物咳出。对未咳出异物者应立即送往医院急救处理。在向当地紧急医疗服务机构求助的同时或在送往医院途中，对呼吸困难的患儿应实施紧急救护，通常采用“海姆立克急救法”。②灼烫伤：如果发生热液烫伤应立即脱去被热液浸湿的衣物，然后将受伤部位浸入冷水中降温，浸泡时间不少于10分钟。如衣物与皮肤粘在一起，切勿撕拉，只需保护好创面，马上就医。

（三）学龄前期保健指导

1. 日常保健

（1）平衡膳食　学龄前期儿童膳食结构接近成人，可与成人共进主餐，另加一餐点心，每天饮牛奶200ml左右，经常吃适量的鱼、禽、蛋、瘦肉，以保证优质蛋白质摄入，应指导家长掌握促进食欲的技巧，保证儿童体重、身高正常增长。

（2）教育

1）安全教育：要适时对此期儿童进行安全教育。如遵守交通法规、不到无围栏的河边玩耍、不玩打火机和电器等。

2）学前教育：注意生活规律的培养。安排动静结合的活动内容，使儿童在游戏（时间以20～25分钟为宜）中提高学习兴趣、开发智力，学习关心集体、团结协作、遵守纪律及如何与人交往。培养分辨是非的能力、想象和思维能力。在日常生活中锻炼他们的毅力和独立生活能力，培养自尊、自强、自立、自信的品格，培养良好的心理素质和社会适应能力。

2. 常见健康问题的预防和处理

（1）视力低下和龋齿　应教会家长正确指导儿童卫生用眼，如纠正看书、写字的姿势，不躺在床上或在暗淡的光线下看书；避免长时间看电视或使用电子产品；尽量保证儿童每天2小时户外活动时间；加强安全教育，预防眼外伤；开展健康宣教，教会家长如何识别视力异常，利于早期发现视力问题，及时就医。可选择含氟牙膏教会儿童正确的刷牙方法；养成良好口腔卫生习惯；定期进行口腔检查，发现问题尽早解决；及时进行六龄齿窝沟封闭。

（2）儿童肥胖症　儿童肥胖症是指体重超出同性别、同身高参照人群均值的20%。肥胖不仅影响儿童健康，其中10%～30%还可发展为成年肥胖症，继而引起高血压、冠心病、糖尿病等疾病。应避免摄入过多高脂肪、高热量食物、增加活动锻炼等。应于婴幼儿期开始监测生长发育，以利于早期发现体重增长过快的趋势，及时采取干预措施。

(3) 常见意外的院前急救

1) 毒虫咬伤：仔细检查被毒虫咬伤部位有无毒刺并予以拔除或刮除，并注意观察儿童的生命体征。如果被蜜蜂、毒蝎蜇伤或蜈蚣咬伤也可用弱碱性溶液如肥皂水清洗伤口；被黄蜂蜇伤可用弱酸性溶液如食醋清洗伤口。剧痛者可以冰块冷敷或激素软膏外涂。抬高患肢，以减少肿胀和疼痛。对有过敏反应者可口服抗组胺药。继续观察伤口和全身反应，如局部疼痛加剧、继发感染或出现呼吸困难、哮喘、荨麻疹等应立即就医。

2) 犬咬伤：被咬伤后，应立即用大量清水或肥皂水反复冲洗伤口，然后去医院注射狂犬疫苗。回家后至少观察7周，如出现发热、头痛、恶心、呕吐、吞咽困难，对光、声、风、水有恐惧感须立即复诊。

(四) 学龄期保健指导

学龄期保健主要为日常保健，包括以下几点。

(1) 营养与饮食　学龄期儿童基本上能够接受成人的饮食，但还应特别注意早餐的质量和数量，保证吃好早餐，多食富含钙的食物，加强运动，使骨骼发育到最佳状态。限制含糖饮料和零食的摄入，重视户外活动，避免肥胖。

(2) 合理的生活习惯和适宜的学习条件　合理安排课内外学习活动及作息时间，保证睡眠充足，避免疲劳；配置适合儿童学习和生长发育的教学设施；避免作业过多和精神过度紧张。

(3) 心理保健　应指导家长结合儿童不同心理特征，正面引导，启发和培养儿童同情心，学会谦让、和睦相处和感恩，纠正不文明行为和举止，从小培养良好的心理素质。

(4) 教育

1) 法制教育：学龄期儿童由于其生理和心理发育特点使他们易受外界不健康因素的影响，易做出一些缺乏理智的事。因此，有必要增加他们的法律知识，增强法律意识，认识到遵纪守法的重要性。同时，培养其积极向上、助人为乐的品德，自觉抵制腐化堕落的思想。

2) 安全教育：学龄期儿童由于好奇心、好胜心强，又喜欢探险和刺激，易发生车祸、溺水及运动外伤等意外损伤。因此，应对其进行运动安全相关规则教育，提供安全的运动器材；鼓励并要求儿童在安全的地方玩耍；对有危险性的刺激活动应制止；训练其预防和处理意外事故的能力，并教育他们互助互爱，遇到意外事故要互相帮助，共同克服困难。

3) 健康教育：加强健康宣教，如眼卫生保健教育、口腔卫生保健教育、饮食卫生健康教育、青春期的性生理与性道德健康教育，提高儿童自我保健意识。同时，应加强儿童对吸烟、吸毒的警示教育，远离毒品，避免不良行为的发生。

四、儿童保健服务流程

儿童保健服务流程 见图7-1。

五、计划免疫和预防接种

(一) 计划免疫

1. 定义　计划免疫（planned immunity）是指根据某些传染病的发生规律，将有关疫苗按科学的免疫程序，有计划地给人群接种，使机体获得对这些传染病的免疫力，从而达到控制、消灭相应传染病的目的。

2. 疫苗分类　根据《疫苗流通和预防接种管理条例》，疫苗分为两类：

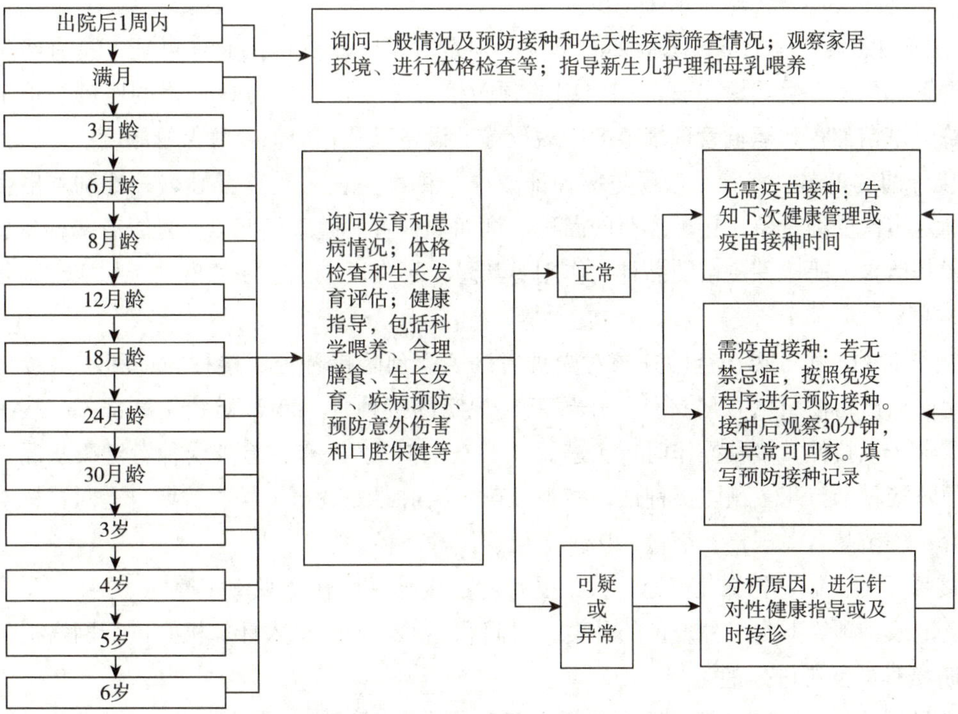

图7-1　儿童保健服务流程图

（1）第一类疫苗　是指政府免费向公民提供，公民应当依照政府的规定受种的疫苗，包括国家免疫规划确定的疫苗，省级人民政府在执行国家免疫规划时增加的疫苗等。

（2）第二类疫苗　是指公民自费并且自愿受种的其他疫苗。包括水痘疫苗、轮状病毒疫苗、甲型肝炎疫苗、狂犬疫苗、流感疫苗等。推荐免疫程序可根据各地传染病的流行病学特点、居民的经济水平及保健需求参照实施。

3. 免疫程序　国家免疫规划确定的疫苗免疫程序见表7-1。

表7-1　国家免疫规划疫苗儿童免疫程序表

疫苗名称	接种对象月（年）龄	接种剂次	接种部位及方式
乙肝疫苗	出生时、1月龄、6月龄	3	上臂三角肌肌内注射
卡介苗	出生时	1	上臂三角肌中部略下处皮内注射
脊髓灰质炎疫苗	2、3、4月龄，4岁	4	口服或上臂外侧三角肌肌内注射
百白破疫苗	3、4、5月龄，18月龄	4	上臂外侧三角肌肌内注射
白破疫苗	6岁	1	上臂三角肌肌内注射
麻腮风疫苗	8月龄、18月龄	2	上臂外侧三角肌下缘附着处皮下注射
乙脑减毒活疫苗	8月龄，2岁	2	上臂外侧三角肌下缘附着处皮下注射
乙脑灭活疫苗	8月龄（2剂次），2岁，6岁	4	上臂外侧三角肌下缘附着处皮下注射
A群流脑疫苗	6、9月龄	2	上臂外侧三角肌附着处皮下注射
A+C流脑疫苗	3岁，6岁	2	上臂外侧三角肌附着处皮下注射
甲肝减毒活疫苗	18月龄	1	上臂外侧三角肌附着处皮下注射
甲肝灭活疫苗	18月龄，2岁	2	上臂三角肌附着处肌内注射

（二）预防接种

1. 定义　预防接种（prevention vaccination）是指有针对性地将生物制品接种到人体内，使机体对某种传染病产生免疫力，从而预防该传染病。

2. 预防接种的实施 负责预防接种的单位必须是取得医疗机构执业许可证，具有经过县级人民政府疾控主管部门和卫生健康主管部门组织的预防接种专业培训并考核合格的医师、护士或乡村医生，具有符合疫苗储存和运输管理规范的冷藏设施、设备以及相应的冷藏保管制度。

（1）接种前的工作 查验儿童预防接种证或电子档案，核对受种者姓名、性别、出生日期及接种记录，确定本次受种对象、接种疫苗的品种。询问受种者的健康状况以及是否有接种禁忌等，告知受种者或者其监护人所接种疫苗的品种、作用、禁忌、不良反应以及注意事项，如实记录告知和询问的情况。

（2）接种时的工作 再次查验并核对受种者姓名、预防接种证、接种凭证和本次接种的疫苗品种，核对无误后严格按照《预防接种工作规范》规定的接种月（年）龄、接种部位、接种途径、安全注射等要求予以接种。接种操作时再次进行“三查七对”。三查：检查受种者健康状况和接种禁忌证，查对预防接种卡与儿童预防接种证，检查疫苗、注射器外观与批号、效期；七对：核对受种对象姓名、年龄、疫苗品名、规格、剂量、接种部位、接种途径。

（3）接种后的工作 告知儿童监护人，受种者在接种后应在留观室观察 30 分钟。及时在预防接种证、卡上记录，预约下次接种疫苗的种类、时间和地点。及时录入计算机并进行网络报告。

3. 预防接种的反应与处理

（1）常见反应 预防接种常见反应包括全身反应和局部反应。①全身反应：接种后数小时至 24 小时出现体温升高，如为活疫苗，则在一定的潜伏期后才出现中低度发热。有些儿童可能出现头晕、全身不适、疲倦、恶心、呕吐、腹痛、腹泻等反应。一般此类反应如较轻微时可以不作处理，注意休息，多饮水，或给予对症处理。如高热不退症状较重时，应去医院就诊。②局部反应：接种后数小时至 24 小时注射局部出现红、肿、热、痛等反应，有时会伴有局部淋巴结肿大，局部反应一般持续2 ~ 3 日，活疫苗接种后局部反应出现较晚，持续的时间也较长。出现局部反应时，可以用干净毛巾热敷（卡介苗除外）。多数患儿局部反应轻微，无须特殊处理，如局部红肿继续扩大，应立即到医院就诊。

（2）异常反应 极少数儿童在接种后可出现严重反应，如发现疑似预防接种异常反应，责任报告单位和报告人应在发现后 2 小时内向所在地的县级卫生行政部门、药品监督管理部门报告，并填写疑似预防接种异常反应报告卡。①过敏性休克：在注射后数分钟至 1 小时内出现面色苍白、烦躁不安、呼吸困难、脉搏细弱、出冷汗、四肢冰凉、恶心呕吐、大小便失禁甚至昏迷等过敏性休克的表现。需让患儿平卧，头部放低，立即皮下注射 1∶1000 肾上腺素，保暖，吸氧，并采用其他抗过敏性休克的抢救措施。病情稍有好转时应立即送医院，或至少留观 12 小时，以防晚期过敏反应出现。②晕厥：儿童由于恐惧、精神紧张、疲劳、空腹等原因可在注射时或注射后数分钟发生头晕、心慌、面色苍白、出冷汗、手足冰凉、心跳加快等晕针的表现。应立即使患儿平卧，饮少量的热水或糖水，必要时可针刺人中穴、合谷穴。数分钟后仍不能恢复正常者，皮下注射 1∶1000 肾上腺素。

4. 预防接种的禁忌证

（1）过敏体质者 已知对该疫苗的任何成分（辅料及抗生素）过敏者。

（2）正在患某些疾病者 如正在患有严重器官疾病、急性疾病、严重慢性疾病、慢性疾病急性发作期、发热者，患感冒、腹泻（尤其是口服疫苗）、湿疹或其他皮肤病患者，需推迟接种。

（3）免疫功能不全者 免疫缺陷、免疫功能低下或正在进行放、化疗、接受免疫抑制剂治疗者。儿童患白血病、淋巴瘤、恶性肿瘤等疾病，以及反复发生细菌或病毒感染，均视其存在免疫功能不全。

（4）神经系统疾病患者 患有未控制的癫痫和其他进行性神经系统疾病者，应在医生的指导下谨慎接种。

每种疫苗的禁忌不尽相同，接种时必须通过询问或简单体检判断禁忌证。对于不宜接种者，应权衡不接种导致的患病危险与接种后效果不佳和可能增加不良反应风险之后再做决定。

5. 预防接种服务流程　见图7－2。

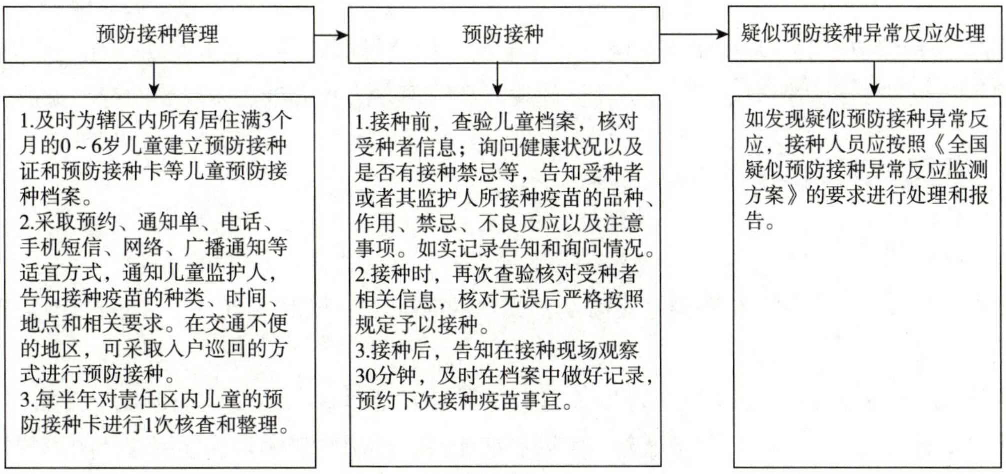

图7－2　预防接种服务流程图

第二节　社区妇女保健与护理

情境导入

情境：李女士，28岁，工人，G1P1。在当地医院顺产娩出一男婴，体重3200g，分娩后第3天母子平安出院回家。其丈夫在外地进修，故请保姆照顾母子俩。出院后第2天，社区护士小张进行家庭访视。评估发现：产妇情绪低落，乳房胀痛，会阴伤口正常，子宫收缩良好；新生儿一般情况尚可，皮肤无黄染，脐部清洁干燥，体重3150g。

思考：1. 引起该产妇情绪低落的因素有哪些？

2. 小张应为这位产妇提供哪些指导？

随着妇女社会经济地位的提高和生殖医学的发展，妇女对健康的需求不断增长，妇女保健工作的重要性日益突出，内容也不断丰富。因此，应高度重视妇女保健工作，提供优质的健康管理与护理服务，共同维护妇女的健康权益，提高妇女的健康水平。

一、概述

（一）社区妇女保健的含义

社区妇女保健是以维护和促进妇女健康为目的，预防为主，以保健为中心，以基层为重点，以社区妇女为对象，防治结合，开展以生殖健康为核心的保健工作。《中国妇女发展纲要（2021—2030年）》围绕健康、教育、经济、参与决策和管理、社会保障、家庭建设、环境、法律8个领域，提出75项主要目标和93项策略措施，为优化妇女发展环境、保障妇女合法权益提供了重要保障。青春期保健、围婚期保健、妊娠期保健、产褥期保健和围绝经期保健是社区妇女保健工作的重点。

（二）社区妇女保健的任务

1. 普查普治和生育保健　应开展妇女常见病和多发病的普查普治，做好计划生育、婚前保健、孕产期保健知识的普及。

2. 妇女生理周期保健 青春期、围婚期、孕期、产褥期、围绝经期是女性生理、心理发生明显变化的时期，应提供科学、专业的指导，帮助她们顺利度过特殊时期，同时做好妇女保健统计工作。

3. 妇女劳动保护 职业环境中不少因素会影响妇女生殖健康，甚至会间接影响胎儿和婴儿健康，因此要根据《女职工劳动保护规定》《妇女保健政策和管理方法》等依法做好妇女劳动保护工作。

二、不同时期妇女的特点

（一）青春期

青春期是指从月经初潮至生殖器官逐渐发育成熟的时期，一般 10～20 岁。月经初潮是青春期开始的一个重要标志。

1. 生理特点 在这过程中体格显著生长，生殖器官发育迅速，第二性征形成，开始出现月经。外生殖器从幼稚型变成成人型，阴阜隆起，大阴唇变肥厚，小阴唇变大且色素沉着，阴道的长度及宽度增加，黏膜增厚，出现皱襞；子宫尤其子宫体增大明显，输卵管变粗，曲度减少，卵巢增大，皮质内有不同发育阶段的卵泡，卵巢表面开始出现凹凸不平。音调变高，乳房丰满而隆起；出现阴毛及腋毛；骨盆横径大于前后径；胸肩部皮下脂肪增多；显现女性特有的体态。由于卵巢功能尚不完善，初潮后月经周期不规律，经过一段时间逐渐形成规律。

2. 心理特点 女性青春期身体和心理发生明显变化，认为自己已成熟，能独立处世，不喜欢别人的管束，但又胆怯、依赖。

（二）围婚期

围婚期指女性从婚前择偶、确定婚姻对象到婚后受孕为止的一段时期，包括婚前、新婚以及孕前 3 个阶段。

1. 生理特点 此期女性的内生殖器官已经发育成熟，建立规律的月经并有周期性排卵，生殖器官及乳房在卵巢分泌的性激素作用下发生周期性变化。

2. 心理特点 此期心理发育趋向定型化，形成独特的人格特征。伴随青年女性步入社会，要经历择偶、恋爱、预备结婚的过程，对婚姻和家庭的向往，婚后夫妻双方要承担婚姻和家庭的责任，使得围婚期女性存在特殊的生理、心理和社会问题。

3. 营养需求特点 在经历生长发育旺盛的青春期后，食欲和食量都有所减少，活动量也有所减少，热量的需求相对降低。

（三）孕期

孕期是指从末次月经的第一天开始，至胎儿自母体娩出为止，共 40 周，即女性怀孕到分娩前的一段时期。孕期虽然相对短暂但却要经历早期、中期、晚期妊娠 3 个重要阶段，是女性生理、心理变化较大的时期。

1. 生理变化 此期女性全身各系统发生重要的变化。特别是生殖系统的变化最大，子宫体积逐渐增大，容量由非妊娠时约 5ml 或更少，增加至妊娠足月子宫内容物约 5000ml 或更多，增加数百倍；循环系统平均增加 1450ml，出现血液稀释，导致生理性贫血；乳腺增大，充血明显；其他如呼吸、消化、内分泌系统也都发生重要变化。

2. 营养需求特点 孕期能量及各类营养素的供给是否充足，直接影响胎儿的正常生长发育及母亲健康。由于胎儿各阶段的生长速度不同，妊娠各期所需能量及营养素也不同，胎儿所需的各种营养素均由母体提供，孕妇对大多数营养素需要都增加。

3. 心理反应特点　孕期常见的心理反应主要有：惊讶和震惊、矛盾心理、接受心理（胎儿逐渐长大，孕妇开始感觉胎动，接受孩子的存在）、情绪不稳定、内省（喜欢关注自己的穿着、体重、三餐等，作好迎接生命到来的准备）。孕晚期的孕妇对初为人母、胎儿能否顺利分娩、孩子的健康等问题的担忧，使孕妇表现出一定程度的焦虑和恐惧。

（四）产褥期

产褥期是指胎盘娩出后的产妇全身各器官（除乳腺外）恢复或接近正常未孕状态所需的一段时间，一般为6周。

1. 生命体征　产后的体温多数在正常范围内。少数体温可在产后最初24小时内略升高，一般不超过38℃，称为泌乳热。不哺乳者于产后3～4日因乳房血管、淋巴管极度充盈也可发热，体温达38.5℃，一般仅持续数小时，最多不超过12小时，体温即下降。产后的脉搏略缓慢，每分钟为60～70次，与子宫胎盘循环停止及卧床有关。

2. 恶露　恶露是女性在分娩后特有的产物，由坏死蜕膜和血液组成，有血性、浆液、白色恶露，没有臭味，主要包括三种情况。正常恶露持续的时间大约是产后4～6周，每个人持续时间存在差异，通过恶露持续的时间、量及气味可以初步判断是否存在产褥期异常。

（1）血性恶露　色鲜红，含大量血液，量多，有时有小血块，有少量胎膜及坏死蜕膜组织。血性恶露持续到分娩后的3～4日，量较多，伴有轻微腹痛，超过一周或量突然增多视为异常，应及时到医院复查。

（2）浆液恶露　色淡红，含少量血液，但有较多的坏死蜕膜组织、宫颈黏液、阴道排液，且有细菌。浆液性恶露持续大约10日左右，如有臭味考虑是产褥感染，需要及时治疗。

（3）白色恶露　由大量白细胞组成，呈黏稠状，持续大约3周左右。

3. 心理变化　产褥期妇女的心理感受各有不同，有的产妇精力充沛、情绪高涨、兴奋、充满幸福满足感，有的产妇则表现出不同程度的焦虑、抑郁、悲观等不稳定情绪。产后要经历一个从妊娠、分娩到新生儿诞生、接纳新成员、新家庭的心理调适过程。此过程可分为三个时期：①依赖期：产后1～3日，产妇需依赖于他人的帮助才能满足自身需求。此时，产妇开始用语言表达对孩子的关心，并经常谈论自己的妊娠和分娩感受；②依赖－独立期：产后3～14日，产妇开始表现出较为独立的行为，对周围的人际关系更加关注，主动参与活动和学习护理新生儿。此阶段易产生压抑、抑郁情绪，严重者甚至可能出现哭泣、对周围漠不关心、拒绝哺乳等情况；③独立期：产后2周～1个月，新型的家庭关系已经形成，夫妇二人共同分享欢乐和责任，此阶段产妇很可能承受更多的压力，如可能要面对兴趣及需要、事业和家庭、哺育孩子、承担家务、维持夫妻关系等各种角色矛盾。

（五）围绝经期

围绝经期是指妇女绝经前后的一段时期（从45岁左右开始至停经后12个月内的时期），包括从接近绝经出现与绝经有关的内分泌、生物学和临床特征起至最后1次月经后的1年。WHO将卵巢功能衰退至绝经后1年内的时期称为围绝经期。

1. 内分泌改变　由于卵巢功能的减退，雌激素的分泌量逐渐减少，不足以对下丘脑发挥负反馈作用，垂体分泌大量促性腺激素，血液中促性腺激素水平增加，使正常的下丘脑－垂体－卵巢轴之间平衡失调，从而出现一系列自主神经功能失调的症状。同时垂体促性腺激素及促肾上腺皮质激素也相应增多，可导致甲状腺、肾上腺皮质功能亢进。

2. 生殖系统变化　主要为子宫缩小、子宫内膜萎缩、阴道缩窄变短等。外生殖器的变化主要表现为阴毛稀疏、脱落，阴阜及大小阴唇呈萎缩状。

3. 月经改变　开始表现为无排卵性月经。整个月经周期受雌激素水平下降的影响，月经周期不规则、经期持续时间长、月经量时多时少。当雌激素的量不足以刺激子宫内膜生长以致脱落时，月经即停止来潮。

4. 血管舒缩症状 潮热、心悸、头昏、手足发麻、冷，每月数次或数十次，发作多在午后、黄昏或夜间，还可伴有头晕、耳鸣等。其中，潮热、出汗为雌激素降低的典型症状。其特点为反复出现的短暂的面部、颈部及胸部皮肤发红，伴有潮热，继之出汗，持续时间长短不一，严重者可影响妇女的工作、生活和睡眠。

5. 其他改变 由于雌激素水平的下降，围绝经期女性还可因骨质吸收增加，骨量快速丢失而出现骨质疏松。

6. 自主神经功能紊乱的症状 常表现为两种类型。①兴奋型：情绪烦躁、易激动、注意力不集中、失眠、多疑、情绪波动较大；②抑郁型：烦躁、焦虑、内心不安、记忆力减退、缺乏自信、自我封闭、内心有挫败感和自罪感，严重者甚至发展为抑郁性神经官能症。

三、不同时期妇女的保健指导

（一）青春期保健

1. 营养 青春期是生长发育的第二个高峰期，此期由于生长发育迅速，必须从食物中吸收足够的营养素，保证身体需要。纠正偏食、节食、吃零食、暴饮暴食等不良饮食习惯，避免对生长发育产生影响。

2. 性教育 创造良好的家庭、学校、社会氛围，形成正确的性观念是健康心理的基础。青春期是对性的迷茫时期，也是个体观念形成的关键时期和快速发展期。社区护士应配合学校进行性生理、性心理及性道德等方面的教育。

3. 经期保健与记录 此期身体抵抗力下降，盆腔充血，应注意休息和保暖，防止过劳。避免淋雨、涉水、游泳及剧烈的体育运动和重体力劳动。做好月经周期的记录。

4. 培养学习能力、完善人格 青春期是自我意识完善，独立人格形成的时期。家庭和学校要让青春期少女与社会有适度的接触，逐渐形成良好的道德标准和价值判断体系，顺利完成从自然人到社会人的过渡。

（二）围婚期保健

1. 婚前医学检查 指对准备结婚的男女双方可能患影响结婚和生育的疾病进行的医学检查。

（1）婚前检查的主要内容 ①询问病史：了解双方的患病史、家族近亲婚配史（直系亲属和三代以内的旁系血亲禁止结婚）、女方月经史、男方遗精史、双方家族史，重点询问与遗传有关的病史、生殖器官感染性疾病、精神疾病、智力发育障碍等。②体格检查：包括全身一般状态检查、第二性征及生殖器检查。③实验室检查：血常规、尿常规、胸部 X 线、肝功能、乙肝抗原抗体检查，女性阴道分泌物滴虫和酵母假丝菌检查。必要时行染色体、精液及性病学检查。

（2）婚前检查的注意事项 ①取得受检者同意。②对男女双方有关性方面的问题应保密。③对已怀孕者应视年龄、健康状况等开展检查。④精神病发作期、传染病传染期内、重要脏器疾病伴有功能不全以及生殖器官发育障碍或畸形者应暂缓结婚，建议在专科医师的指导下接受治疗，并随访。⑤认真填写婚前检查记录，妥善保管。

2. 最佳生育年龄和适宜的受孕时机 生理学研究表明，女性生殖器官一般在 20 岁以后逐渐发育成熟，23 岁左右骨骼才能发育成熟。从医学角度看，女性最佳生育年龄为 25 ~ 29 岁，男性为 25 ~ 35 岁。最佳的受孕时机一般选择在夫妻双方身体状况良好的前提下，新婚夫妇最好延缓到婚后 3 ~ 6 个月受孕。怀孕前避免接触对胎儿有害的理化因素，如高温环境、放射线、噪音、铅、汞、农药等。如有接触，应与有害物质隔离一段时间再受孕。若服用避孕药物者，应先停服药物，改用工具避孕半年后再受孕为宜。

3. 新婚避孕指导

（1）屏障避孕法 ①阴茎套：为男性避孕工具，使用安全、方便。应选择合适型号，每次性交时均应使用，使用前后检查有无破损。②阴道隔膜：又称阴道套，根据女性个体情况，选择大小合适的型号。患有急性阴道炎和重度宫颈糜烂的妇女不宜使用。③阴道内杀精剂：主要是使精子丧失活动能力，如胶冻、药膜等。

（2）药物避孕法 目前常用的避孕药大多为女性服用。主要由雌激素和孕激素配伍组成，包括短效及长效口服避孕药、长效避孕针、缓释系统避孕药和避孕贴剂。如患有严重心血管疾病、肝肾功能损害、内分泌疾病、恶性肿瘤等，则不宜使用药物避孕法。

（3）安全期避孕 也称自然避孕法。女性生理周期中，多数正常育龄妇女排卵多发生在下次月经来潮前14日左右，排卵前后4～5日内为易孕期，其余时间不易受孕，为相对安全期。在相对安全期内进行性交而达到避孕的目的，称为安全期避孕法。使用安全期避孕法，应先根据妇女的基础体温测定、宫颈黏液检查或月经规律确定排卵日期。但由于其排卵过程可受情绪、健康状况及外界环境等因素的影响而推迟或提前，还可能发生额外排卵，所以安全期避孕法并不十分可靠。

（4）紧急避孕 是指在无避孕或避孕失败后的3日内，妇女为防止非意愿妊娠而采取的避孕方法，超过3日小于5日内可以用宫内节育器进行紧急避孕，在无保护性性交后72小时内服用的紧急避孕药，主要有孕激素、雌激素制剂和米非司酮。该方法对预防意外妊娠有一定作用，但不宜作为常规避孕方法。

（三）孕期保健

1. 孕早期保健 孕早期是指孕第13周末之前，此期是胚胎、胎儿分化发育最关键阶段，易受外界因素及孕妇本身疾病影响，从而导致胎儿畸形或流产发生。

（1）检查指导 《国家基本公共卫生服务规范》（第三版）（以下简称《国家规范》）规定应在孕13周前为孕妇建立《母子健康手册》，并进行第1次产前随访。根据检查结果填写产前检查服务记录表，对有妊娠危险因素的孕妇，及时转诊到上级医疗卫生机构，并在2周内随访转诊结果。

（2）生活指导 均衡营养，保持适量运动，保证足够睡眠，避免接触猫、狗等宠物，戒烟、戒酒、戒毒，特别要强调避免致畸因素和疾病对胚胎的不良影响，预防疾病，慎用药物。同时告知和督促孕妇进行产前筛查和产前诊断。此期不建议性生活，避免发生先兆流产。在准备怀孕前三个月至停经后三个月内，口服叶酸0.4～0.8mg/d。

（3）常见健康问题的保健指导 ①恶心呕吐：大多数孕妇在妊娠6周左右出现早孕反应，12周左右消失。此期间应避空腹，少量多餐；食物清淡，避免油炸、刺激、不易消化食物；给予精神鼓励与支持，以减轻心理困惑和忧虑。②尿频：这是由于增大的子宫压迫膀胱所致。12周后，增大的子宫进入腹腔，症状逐渐消失。

2. 孕中期保健 孕中期是指孕第14～27周末，此期是胎儿生长发育较快的时期。国家规范中指出孕中期健康管理是孕16～20周、21～24周各一次。

（1）检查与监测指导 进行胎儿超声检查，妊娠糖尿病筛查、出生缺陷筛查。对有异常情况或疑有畸形或遗传病及高龄孕妇的胎儿需进一步做产前诊断和治疗。定期监测胎儿生长发育各项指标（双顶径、股骨、胎心及胎盘功能等）。

（2）生活指导 注意加强营养，适量补充铁、锌、钙以及维生素等营养物质；衣着宽大舒适，乳房要用宽松的乳罩托起，不宜束胸、束腹或穿高跟鞋；性生活应节制，动作宜轻。有流产、早产史及宫颈松弛症者禁忌性生活；适当户外活动，保证有足够的休息和睡眠，避免进行蹲式活动，防止冲击腹部和攀高；坚持每天做孕妇体操，有先兆流产、早产、多胎、羊水过多、前置胎盘、严重内科合并症者不宜做孕妇体操。

（3）常见健康问题的保健指导　①便秘：指导孕妇多食纤维素高的食物如水果、蔬菜等，多饮水。大便软化剂或轻泻剂应在医生指导下使用。②静脉曲张：指导孕妇避免长时间站立或行走，并注意经常抬高下肢，促进下肢血液回流；会阴部静脉曲张者，臀部垫枕，抬高髋部休息。③腰背痛：指导孕妇在日常生活中注意保持良好的姿势，避免过度疲倦；穿平跟鞋；疼痛严重者，卧床休息。

3. 孕晚期保健　孕晚期是指孕第28周及之后，此期是胎儿发育最快、体重明显增加阶段。国家规范中指出孕晚期健康管理为孕28～36周、37～40周各一次。

（1）检查与监测指导　监测孕妇血红蛋白是否正常，体重是否每周增加0.5 kg左右。嘱孕妇每日早、中、晚各数胎动1小时，将3个小时的胎动计数相加再乘以4，以此作为12小时的胎动数。12小时胎动计数≥30次，为正常；≤10次，提示胎儿宫内缺氧。出现以下情况应立即就医：严重头痛、水肿、视力模糊；严重而持续的下腹痛；阴道流血；血压≥140/90mmHg；胎动减少、消失或频繁。

（2）生活指导　此期是营养补充的关键时期，应适当增加高热量、高蛋白、高维生素、含矿物质（钙、铁、锌、硒）丰富的食物。保证充足的睡眠，每天8～9小时，采取左侧卧位，以增加子宫的血流量，有利于胎儿生长发育。注意个人卫生，勤换衣裤，勤洗澡，避免盆浴。禁止性生活，以免发生早产和感染。

（3）常见健康问题的保健指导　①腰背痛：由于子宫增大，孕妇重心前移，脊柱过度前凸，背伸肌持续紧张加上关节松弛造成腰背痛；或者是由于缺钙引起的腰背部肌肉酸痛。严重者应卧床；注意补钙。②胸闷：妊娠的最后几周，增大的子宫上推膈肌，引起呼吸困难。应尽量休息，卧床时抬高头胸部，保证舒适。③水肿：孕妇易发生下肢浮肿，休息后可消退，属正常现象。出现凹陷性水肿或经休息后仍未消退者，应警惕合并其他疾病，查明病因并及时治疗。指导孕妇睡眠时取左侧卧位，下肢垫高，以改善下肢血液回流。

（4）母乳喂养准备指导　通过宣传教育使孕妇及家属充分理解母乳喂养的好处、喂养方法等，树立母乳喂养的信心，同时做好乳房准备。若有平坦、凹陷，应进行乳头牵拉与伸展练习，但有早产危险者除外。用温水毛巾擦洗乳头乳晕，按摩乳房，促进乳房血液循环。穿柔软的棉布乳罩将乳房托起，不要束胸，以减少衣服对乳房的摩擦。

（5）确定分娩地点　应在产前根据孕妇的具体情况，指导并协助孕妇选择合适的分娩地点，以保证孕妇获得良好的休养环境，并能提前联系，一旦有分娩先兆，立即做好待产准备。

（6）正确识别分娩先兆　分娩发动前，孕妇常出现假临产、胎儿下降感、见红。假临产的特点是宫缩持续时间短、不规律，宫缩强度不强，常在夜间出现、清晨消失。随着胎先露下降入盆，宫底随之下降，多数孕妇感觉上腹部变得舒适，呼吸轻快，尿频。见红是在分娩发动前24～48小时内，阴道排出少量血液。

（7）做好分娩准备　应指导孕妇从身体上和精神上做好分娩准备，保证充足的睡眠时间，指导其正确进行腹部放松和呼吸运动训练，使用分散和转移注意力的方法，减轻分娩中宫缩引起的疼痛感。另外，指导孕妇准备好分娩时所需的物品，包括各类证件、婴儿及产妇用品等，将所有物品放置在待产包中，为入院分娩做好充分准备。

（四）产褥期保健

产褥期保健的重点是预防产后出血、感染等并发症的发生，促进产妇产后生理功能的恢复。《国家规范》中指出产后健康管理为产妇出院后7日内与产后42日各1次。

1. 休养环境　室内环境要整洁、安静、舒适、空气流通，保持室内温度在22～24℃左右，湿度

50%～60%为宜。

2. 适当活动　提倡产后早期活动，自然分娩的产妇在产后6～12小时内下床轻微活动；产后24小时可在室内走动；第2天即可开始在床上进行恢复锻炼；剖宫术产妇术后可适当推迟活动时间。产褥期应避免负重、下蹲、提重物及长久站立等动作，以防盆底肌松弛和子宫脱垂。

3. 清洁卫生　产褥期需保持外阴部清洁，每天温热水清洗外阴两次，经常更换卫生巾，会阴伤口出现肿胀疼痛时，可用50%硫酸镁湿热敷；勤换内衣裤及被褥；坚持早晚刷牙，进餐后漱口，保持口腔清洁；饭前便后和喂奶前要洗手；顺产产妇体力恢复后可洗头、洗澡；剖宫术后2～3日可洗头，1～2周后伤口愈合可洗澡。

4. 合理营养　产妇胃肠道消化能力较弱，食欲尚未恢复，所以产后1～2日内以清淡、质软的饮食为主，以后逐渐过渡到正常饮食；主食应多样化，粗细搭配，多吃新鲜蔬菜和水果；增加动物蛋白的摄入，如禽、肉、鱼、蛋等；膳食要搭配得当，不吃辛辣食物、咖啡及酒，适当控制甜食，以免影响消化及产后发胖；哺乳期间少食含麦芽、易回奶的食物，如麦乳精、麦片等。

5. 性生活指导　产褥期应禁止性生活。产后42日起采取避孕措施，哺乳产妇以工具避孕为宜。

6. 哺乳保健指导　主要目的是促进和支持母乳喂养。

（1）正确哺乳指导　保持乳头清洁，喂奶时采用舒适的姿势，如半躺式、摇篮式等，喂养时应让孩子含住整个乳头和大部分乳晕，需两侧乳房交替喂哺。

（2）常见乳房问题及保健指导　①乳头平坦或凹陷：指导正确乳头牵拉和伸张练习。②乳房胀痛：如果未哺乳或未排空积存的乳汁，乳房就可能变得肿胀，可通过早开奶、早吸吮、按需哺乳、增加哺乳次数、哺乳后挤出多余乳汁来缓解。哺乳前热敷、按摩乳房，或哺乳后冷敷，也有助于缓解乳房胀痛。③乳头皲裂：轻者可继续哺乳，哺乳前，湿热敷乳房3～5分钟，挤出少量乳汁使乳晕变软，婴儿易于含接；哺乳时，先吸吮损伤轻的一侧乳房；哺乳后，挤出少许乳汁涂在乳头和乳晕上。严重者暂停哺乳，采用挤出或者用吸奶器吸出乳汁，再用小杯或小匙喂养婴儿。④退乳：不能哺乳者应尽早退乳。最简单的退乳方法是停止哺乳，少进汤汁类食物。⑤乳腺炎：炎症初期，可哺乳。哺乳前湿热敷乳房3～5分钟，并按摩乳房；哺乳时先喂哺患侧乳房，每次哺乳时吸空乳汁，同时按摩患侧乳房，避免乳汁淤积。炎症期应停止哺乳。定时排空乳汁；穿戴宽松的乳罩托起乳房，以减轻疼痛和肿胀；局部热敷，以促进局部血液循环和炎症的消散。

（五）围绝经期保健

1. 营养指导　围绝经期妇女的基础代谢率下降，需要平衡膳食，合理营养。①热能摄入：1800～2100kcal为宜。②蛋白质摄入：60～70g，以优质蛋白为主。③脂肪：不超过总热能10%，饱和脂肪酸、不饱和脂肪酸比例1∶1为宜。④维生素：适量补充维生素A、C、D、E。⑤钙：1000～1500mg/d，以牛奶和乳制品含钙最佳。此外，铁、锌、硒、碘等也应注意补充。

2. 运动指导　①运动选择：根据个人爱好及具体情况选择合适的运动如散步、太极、广场舞等。②运动原则："轻、柔、稳"，运动量由小到大，循序渐进，逐步提高体力、耐力、灵巧度。③运动时间和频率：饭后1～2小时运动。每周至少3次，每次30分钟，强度达中等。

3. 情绪失调指导　①正确认识由于卵巢功能衰退而产生的生理、心理变化以及常见症状，做好自我调节。②适当的雌激素替代疗法可改善围绝经期妇女的心理障碍和提高记忆力。③对有轻度心理障碍者，可用药物辅助治疗。④家属应谅解其出现急躁、发怒等消极情绪，避免发生冲突，并提供精神心理支持。

4. 性生活与避孕指导　随着雌激素水平的下降，阴道黏膜萎缩、分泌物减少、阴道润滑度减弱，以致性生活困难。应从妇女个人生理及心理考虑，指导其保持每月1～2次性生活，有助于维持生殖器官的良好状态。该期妇女仍有可能排卵，必须坚持避孕。首选屏障避孕如安全套、外用避孕药膜等，对已放置宫内节育器者可继续使用，于绝经后1年取出，45岁以后禁用或慎用口服避孕药。

5. 预防围绝经期妇女常见疾病 此期不仅是女性常见恶性肿瘤的好发时期，也是容易并发泌尿生殖系统、心血管系统、骨骼系统等多种疾病的时期。应定期体检，每年应做一次全身检查，每半年到1年做一次妇科检查和宫颈防癌涂片检查，选择性地做血、尿或内分泌检查。至少每月自查乳房1次，如发现肿块应及时就诊。

四、妇女保健服务流程

妇女保健服务流程见图7－3。

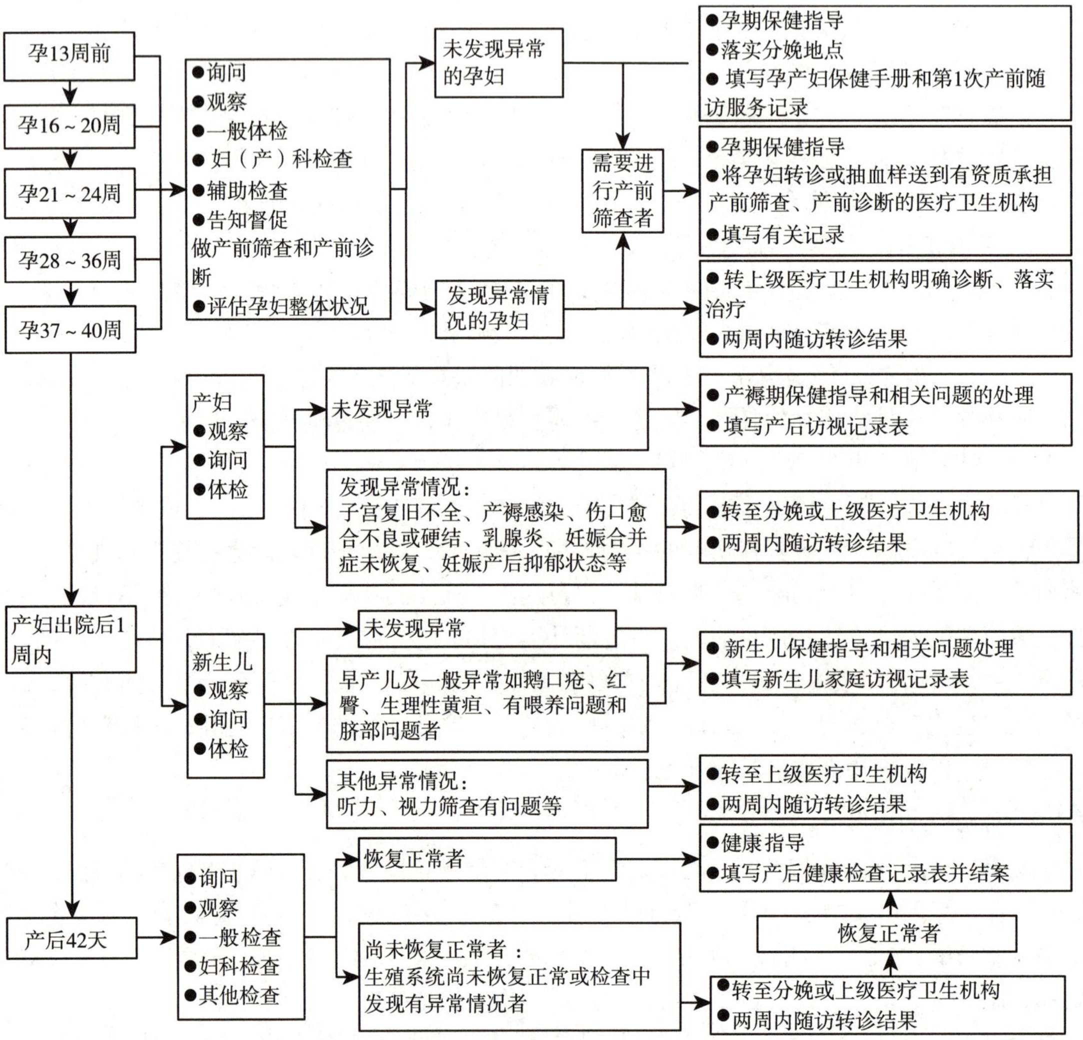

图7－3 妇女保健流程图

第三节 社区老年人的保健与护理

情境导入

情境： 某社区（居民委员会）现有居住人口8800人；其中，60岁以上居民1116人，85岁以上高龄老年人占60岁以上老年人的27%。

思考：1. 该社区是否进入老龄化？

2. 如何对社区老年人开展保健指导？

一、社区老年人的相关概念

1. 老年人 《中华人民共和国权益保障法》规定：60岁为老年人年龄的起点标准。联合国对老年人的划分标准是：发达国家65岁以上者、发展中国家60岁以上者。我国划分老年期的标准是：60～69岁为低龄老人，70～79岁为中龄老人，80～89岁为高龄老人，90～99岁为长寿老人，100岁以上者为百岁老人。

2. 人口老龄化和老龄化社会 人口老龄化又称为人口老化，指老年人占社会总人口的比例（老年人口系数）不断增长的发展趋势。老龄化社会指老年人口占总人口达到或超过一定比例的人口结构模型。WHO对老龄化的划分标准：发展中国家是指60岁及以上人口占总人口10%以上，发达国家65岁及以上人口占总人口7%以上，称为老龄化社会，又称为老龄化国家或地区。我国已于1999年10月正式宣布进入老龄化社会。国家卫健委预计2035年左右，60岁及以上老年人口将突破4亿，在总人口中的占比将超过30%，进入重度老龄化阶段。

3. 健康老龄化 健康老龄化是指个人在进入老年期时躯体、心理、智力、社会和经济五个方面的功能仍保持完好的状态。

二、社区老年人保健的任务

1. 健康教育 社区护士应面向老年人及其照护者开展健康教育活动，促进老年人形成健康生活方式，提高健康素养。营造关心支持老年健康的社会氛围。

2. 预防保健 社区卫生工作者要加强老年人健康管理，把老年人满意度作为重要评价指标。开展老年人营养改善行动，监测、评价和改善老年人营养状况。加强老年人群重点慢性病的早期筛查、早期干预及分类管理，降低老年人失能发生率。加强适老环境建设和改造，减少老年人意外伤害。重视老年人心理健康。

3. 疾病诊治 社区卫生机构应完善老年医疗资源布局，建立健全以基层医疗卫生机构为基础，老年医院和综合性医院老年医学科为核心，相关教学科研机构为支撑的老年医疗服务网络。重视老年人综合评估和老年综合征诊治。全面落实老年人医疗服务优待政策。

4. 康复和护理服务 充分发挥康复医疗在老年医疗服务中的作用，为老年病人提供早期、系统、专业、连续的康复医疗服务。完善以机构为支撑、社区为依托、居家为基础的老年护理服务网络。加强护理、康复医疗机构建设。

5. 长期照护服务 探索建立“嵌入式养老”，即养老机构与社区有机融合在一起的养老模式，是以社区为载体，以资源嵌入、功能嵌入和多元运作方式嵌入为理念，在社区内嵌入一个市场化运营的养老机构，整合周边养老服务资源，为老年人就近养老提供专业化、个性化、便利化的养老服务。实施基本公共卫生服务项目，长期护理险作为对护理费用的经济补偿，起到尽可能长期维持个体身体机能的作用。

6. 安宁疗护服务 推动医疗卫生机构开展安宁疗护服务，探索建立机构、社区和居家安宁疗护相结合的工作机制，形成畅通合理的转诊制度。完善安宁疗护服务收费项目及标准，稳步扩大安宁疗护试点。

三、老年人的特点

（一）老年人的生理特点

1. 体表特点 逐渐出现须发变白，脱落稀疏；皮下脂肪和弹力纤维减少，皮肤变薄、松弛，失去光泽；皱纹加深，眼睑下垂，眼球凹陷；皮肤色素沉着；牙龈萎缩；关节活动不灵活；体重减轻。

2. 各系统功能变化

（1）心血管系统　随着年龄增大，血管壁弹性纤维减少，胶原纤维增多，动脉粥样硬化程度逐渐加重。心脏的改变可有四个特点：①心房增大；②心室容积减少。③瓣环扩大。④瓣尖增厚。老年人的心脏功能、血管功能、心血管活动调节功能都有所减退。

（2）泌尿生殖系统　随着年龄增大，肾血管硬化，肾血流量减少，肾小球滤过率下降，肾小管的浓缩与稀释功能减退；膀胱括约肌收缩无力、膀胱容积变小。因而老年人常出现尿液稀释、尿频或尿失禁现象。老年女性的子宫、卵巢萎缩，阴道的湿润性、弹性及酸性降低，易致感染；老年男性由于睾丸萎缩及纤维化，前列腺增生，常出现排尿困难或尿潴留。此外，性激素分泌减少，性功能减退。

（3）神经系统　老年人大脑体积缩小，脑沟增大，脑膜增厚。神经细胞和神经递质减少。因而易出现自主神经功能紊乱，记忆力减退，注意力不集中，甚至发生老年性精神症状和老年性痴呆。

（4）感觉器官功能　老年人视力下降，视野缩小，出现老花眼；眼底血管硬化、视网膜变薄，晶体浑浊，易患白内障、青光眼等眼科疾病。听力下降、味觉迟钝。

（5）消化系统　老年人唾液、胃液分泌减少，胃酸不足而导致食欲减退。胆汁、胰液分泌减少，对脂肪的消化能力明显减退；胃肠活动减弱，排空时间延缓，小肠吸收功能减退，肛门括约肌松弛，故易发生消化不良、便秘、大便失禁等。

（6）呼吸系统　老年人呼吸功能减退；肺的弹性降低、肺活量减少、残气量增多；气管黏膜纤毛运动减少，气管分泌物不易排出，易发生肺部感染。

（7）内分泌系统　老年人脑垂体重量减轻，激素合成与代谢都发生变化；甲状腺重量减轻，激素分泌与摄碘量都减少，甲状旁腺素及降钙素下降，基础代谢率降低；胰岛功能减退、胰岛素分泌减少，易患老年性糖尿病。

（8）运动系统　老年人脊柱缩短、椎间盘变薄，故身高变矮；骨密度减小、骨脆性增加，易发生骨质疏松症、骨刺、骨折及骨软；由于骨骼肌萎缩，肌力减退，使功能减退而加速废用；韧带与肌腱变硬、僵直，易发生撕裂；关节腔变窄，滑膜变薄，活动范围缩小，易出现软骨损伤。

（9）免疫系统　老年人的免疫系统功能逐渐减退，免疫监护系统失调，防御能力低下。老年人胸腺萎缩，细胞免疫效应减弱。

（二）老年人的心理特点

1. 寂寞孤独　老年人刚退休离开工作岗位，非常不适应，久而久之便会产生孤独、空虚，甚至被冷落、被抛弃的心理。

2. 怀念心理　老年人普遍有怀旧心理，他们常常留恋过去的某些日子，留恋家里的旧物品，怀念已故的友人。坚持己见的心理倾向逐渐增强，变得保守固执。

3. 忧愁多疑　老年人身体状况较差，易患病，受不良情绪影响，加重身心不适，易于忧愁。同时由于老年人自控能力逐日降低，遇事急躁，听力下降，常出现曲解或误会别人谈话意思，易多疑影响心理平衡。

4. 自卑焦虑　老年人对子女不放心，过分牵挂。总让子女照着自己的要求去做，当得不到晚辈理解和支持时，容易自卑、焦虑。

（三）老年人的患病特点

1. 临床表现不典型　老年人由于反应力的低下、对冷热及疼痛的反应性差，体温调节能力差，故自觉症状轻微，临床表现往往不典型，容易造成误诊和漏诊。

2. 病情难控，恶化迅速　老年人各种器官功能减退，机体适应力下降，故一旦发病，病情常迅速恶化。

3. 多种疾病，集于一身　老年病人中“一人多病”的现象极为常见，增加了诊断和治疗的困难。

4. 意识障碍，诊断困难　老年人不论患何种疾病，均易发生嗜睡、昏迷躁动或精神错乱等意识障碍和精神症状，增加了早期诊断的困难。

5. 并发症多　老年人随着病情的变化，容易发生并发症。

四、老年人的保健指导

（一）心理和精神关爱

1. 帮助适应角色转变　应积极耐心地引导老年人成功实现离退休的社会角色转换。空巢老年人要学会自立，热爱生活，理解晚辈，对发生在身边的突发事件用正确的方式和积极的心态面对。

2. 情感支持指导和干预　鼓励老年人科学安排退休后家庭生活，养成良好的生活习惯；扩大生活圈，多与外界交流，消除孤寂感；积极适当地参加各种活动，培养兴趣爱好，陶冶个人情操，充实生活；呼吁家庭和社会多关注和关心老年人，鼓励家庭成员与之多交流。对患有抑郁症的老年人应提供简单的、结构化的心理干预。

3. 开展心理健康教育和心理咨询　开展老年心理健康教育，使老年人学会控制情绪，调节心理。发生心理问题或心理障碍时，能及时通过心理咨询得到疏导。

（二）生活指导

1. 居家环境舒适　①光线要充足、每天定时开窗通风，室内温度保持在冬季 20～22℃、夏季 24～26℃。②通道应平坦、防滑、无障碍物，通道上要有扶手。③卫生间进行适老化改造。④避免噪声、强光的刺激。

2. 沐浴　饭后不宜立即沐浴；浴室温度以 22～24℃为宜；水温宜在 42～45℃，沐浴时间不超过 30 分钟；同时注意不要紧闭门窗，防蒸汽过多、室内缺氧；沐浴时不必上锁，以便家人提供帮助。

3. 作息规律　应有规律有节奏地生活，保证充足的睡眠。工作学习、活动锻炼、进餐饮水、休息睡眠都应科学合理，形成规律。

4. 卫生习惯良好　要保持口腔卫生，有义齿的老年人要做好义齿护理；晨起时主动咳嗽有利于支气管通畅和肺泡的扩张，防止肺部感染；保持皮肤清洁，防止感染及外伤；便后洗手，清洁用具应专人专物专用，主动饮水；衣着应清洁、舒适、柔软、宽松，便于穿脱，内衣以纯棉为宜。

（三）合理营养指导

1. 营养平衡　指导老年人根据自己的营养需求，注意进食高蛋白、高维生素、高纤维素、低糖、低脂肪、低盐的清淡易消化的食物，即三高三低。在条件允许情况下给予优质蛋白质，如鱼、奶、蛋等；摄入的糖类以多糖为好，如谷类、薯类；脂肪摄入应尽量选用含不饱和脂肪酸较多的植物油，减少膳食中饱和脂肪酸和胆固醇的摄入；适当增加钙质丰富食物的摄入，如奶类及奶制品、豆类及豆制品等；多食蔬菜、水果，鼓励其多饮水，以 1500ml/d 为宜。

2. 合理烹调　食物应选择合适的烹调方法，掌握恰当的烹调时间，避免损失对人体有益的营养成分。老年人消化功能和咀嚼能力减弱，食物应细、软、松，可将食物加工成菜汁、菜泥、肉末、膏、羹等，既有利于老年人咀嚼，又利于营养物质的消化吸收。烹调中注意饮食色泽的搭配，从视觉上激发老年人的食欲；尽量避免油炸、过黏和油腻的食物。

3. 科学进食　老年人的饮食要有规律、有节制，定时定量，不偏食、不暴饮暴食、不食过冷过热及辛辣刺激的食物，进食细嚼慢咽。食不过饱，进食七分饱即可。三次主餐食量合理分配，一般早餐多食富含蛋白质的食物，如牛奶、豆浆、鸡蛋等；中餐则食物种类丰富；晚餐以清淡食物为佳，不宜过饱。

4. 选择恰当的进餐方式 有自理能力的老年人，应鼓励自己进餐；进餐有困难者借助特殊餐具，维持自己进餐的能力；完全不能自己进餐者，应喂食；不能经口进食者可鼻饲。

5. 注意饮食卫生 老年人抵抗力弱，要特别注意饮食、餐具卫生，定期消毒餐具，注意食物保质期，不吃过期或霉变的食物，就餐前清洁双手，防止病从口入。

（四）活动指导

保持适当的体力活动，可以防止老年性疾病，延缓衰老的过程。老年人参加运动前要先做健康检查，由医生开出运动处方，运动处方的主要内容有：运动目的、运动项目、运动强度、运动密度、持续时间、注意事项。按运动处方进行锻炼可以达到安全和有效的目的。以步行为例：运动量为每日步行3km，运动强度以还能进行交谈为原则，运动时间以每次半小时为宜，每周3～4次。老年人运动靶心率的计算公式为：（220－年龄）×（60%～80%），以老人耐受为度，确保安全。有条件的老人应监测运动前后的脉搏，如运动后10分钟内不能恢复，即应视为活动过度。活动适宜时，有轻度疲劳感，食欲及睡眠良好。

老年人运动注意事项：①处于疾病恢复期的老人应在医护人员的指导下进行运动。②避免空腹锻炼。③运动中若出现不适感，应立即停止运动，并根据自身情况调整运动计划。④选用轻便、合体、透气、舒适的运动装备。⑤选择空气清新、安静清幽、噪声和污染少的运动环境和场地。

（五）用药指导

随着老年人各脏器组织结构和生理功能的退行性改变，机体对药物的吸收、分布、代谢和排泄也发生着改变。因此，老年人用药具有特殊性，应进行合理指导，保证老年人用药安全。

1. 用药量不宜过大 老年人用药量为成人量的3/4，并从小剂量开始，逐步达到适宜个体的最佳剂量。用药剂量确定还需根据年龄、健康状况、治疗反应而定。

2. 用药种类不宜过多 由于多种药物相互作用引起的不良反应难以预测，所以老年人用药种类应尽可能少而精。

3. 遵医嘱服药 老年人不可滥用药物，不得随意更改用药剂量和时间。需终身服药者应在家中备足药物，按医嘱服用，以防中断治疗。

4. 观察和预防药物不良反应 老年慢性病者在家庭自我护理中有必要了解常用药物的不良反应。对有些不可避免的不良反应，应做好心理准备和应对准备。按规定的时间服药，避免因药物蓄积而发生不良反应。出现严重不良反应时，应立即与医务人员联系，避免意外发生。

5. 药物保管 指导家中存放药物不宜过多，并定期检查，以免失效或变质；分类保管，内服药和外用药分开放置，以免拿错；根据药物性质采用不同方法保存，如避光、密封、低温等；认知功能损害者药物应由照顾者保管，必要时上锁管理。

（六）预防意外受伤

老年人随着年龄增长，身体协调能力也在不断下降，容易出现跌倒、坠床、噎食等安全问题，尤其是高龄老人更要注意这些方面的预防。高龄老人外出要有人陪伴，记忆力减退的老人外出应携带能表明其身份的证件，以保证安全。改善家庭设施以保证老年人家庭生活安全；为行动困难的老人提供生活的辅助工具，如助听器、拐杖等。

1. 预防跌倒 跌倒是老年人最常见也是较严重的安全问题之一。应积极采取措施加以预防，例如：老年人居住的环境应光线充足，夜间室内有照明；环境的布局尽量符合老年人生活习惯，室内布置无障碍物；各居室间尽量不设置门槛，地面平整，保持干燥以防滑，盥洗室安装坐便器和扶手，浴池边铺防滑胶垫；调低床的高度，并放置护栏。老年人的衣裤不宜过长，鞋袜不宜过大，裤腿过长则影响行走，甚至直接导致跌倒，鞋袜合脚有利于行走时身体的平衡，尽量不穿拖鞋；老年人从椅子、床上站起时，应缓慢或有人搀扶，站稳后再起步；对行动不便者，应有人搀扶或使用拐杖；老年人外出时应避开上下班高峰，并鼓励老年人穿戴色彩鲜艳的衣帽，以便引起路人和驾驶员的注意，减少意外伤害的发生。

2. 防止坠床 社区护士应指导老年人避免移动身体时因失去重心而坠床。睡眠中翻身幅度较大或身材高大的老年人，在条件允许的情况下尽量选用宽大舒适的卧具，必要时睡前在床旁用椅子加以挡护；对意识障碍的老年人应加用床档，必要时可用约束带或请专人陪护；夜间卧室内应留置光线柔和的长明灯，以避免因看不清床界而坠床。

3. 防呛防噎 平卧位进食、进食速度过快、进食过程中说笑等易发生呛噎。因此，老年人进食时体位应合适，尽量采取坐位或半卧位。进食速度宜慢，小口慢咽，不要边进食边说笑或看电视。吃干食易噎者，进食时准备水或汤；进稀食易呛者，可将食物加工成糊状。

（七）定期健康检查

高血压、冠心病、糖尿病、恶性肿瘤以及慢性呼吸道疾病等是老年人的常见病，并且由于老年人各脏器功能减退，对躯体疼痛、发热等症状反应迟钝，极易因延误治疗而损伤脏器功能。老年人定期体检有利于早期发现病情。建议每年进行 1 ~ 2 次，常规性检验项目最好每季度查一次，要注意保管好体检记录和化验单，以便进行比较。

五、社区老年人的养老模式与健康管理

（一）社区老年人养老模式

家庭养老、社区居家养老、机构养老是我国目前最基本的三种养老模式，与此同时，日间照料中心等养老模式也在不断发展。

1. 家庭养老 指由家庭提供的对老年成员的生活保障，包括经济保障、服务保障和精神慰藉等内容。家庭养老是我国主要的养老模式。

2. 社区居家养老 是政府和社会力量依托社区，为居家的老年人提供生活照料、家政服务、康复护理和精神慰藉等方面服务的一种养老模式。它是对传统家庭养老模式的补充和更新，是我国发展社区服务、建立养老服务体系的一项重要内容。社区居家养老优势为费用低、覆盖面广；符合老年人既可居家又得到社区服务的需求；能弥补子女因工作忙等原因对父母日常生活照顾不周状况；利于推动社区建设。

3. 机构养老 指国家、社会组织和个人通过创建养老机构，为老年人提供养护、康复、托管等服务。老年人的饮食起居、清洁卫生、生活护理、健康管理和文化娱乐等均由养老机构负责。机构养老是一种专业化、效率化、规模化的养老模式。但也存在与中国传统价值观不符、费用偏高、机构制度化管理使老年人生活方式改变、服务管理模式滞后等缺陷。

4. 日间照料中心养老 是为生活能够自理或不能完全自理、空巢独居、子女白天无时间照顾的老年人，提供膳食供应、个人照顾、保健康复、娱乐和交通接送等日间服务的养老中心。既解决养老问题又较好满足老年人的情感需要，符合我国的传统文化习俗，兼具家庭养老和机构养老的优势。

5. 其他 长期护理险、以房养老、乡村养老、旅游养老、租房养老、互助养老、合居养老、钟点养老等各种养老模式也正在兴起。

（二）社区老年人的健康管理

1. 服务对象 是辖区内65岁及以上常驻居民。

2. 服务内容 每年为老年人提供1次健康管理服务，包括生活方式和健康状况评估、体格检查、辅助检查和健康指导。

（1）生活方式和健康状况评估 通过问诊及老年人健康状态自评了解其基本健康状况，如体育锻炼、饮食、吸烟、饮酒、慢性疾病常见症状、既往所患疾病、治疗及目前用药和生活自理能力等情况。

（2）体格检查 包括生命体征、身高、体重、腰围等常规体格检查，并对口腔、视力、听力和运动功能等进行粗测判断。

（3）辅助检查 包括三大常规、肝肾功能、血脂、心电图和腹部B超检查。

（4）健康指导。

3. 社区老年人的健康服务流程（图7-4）

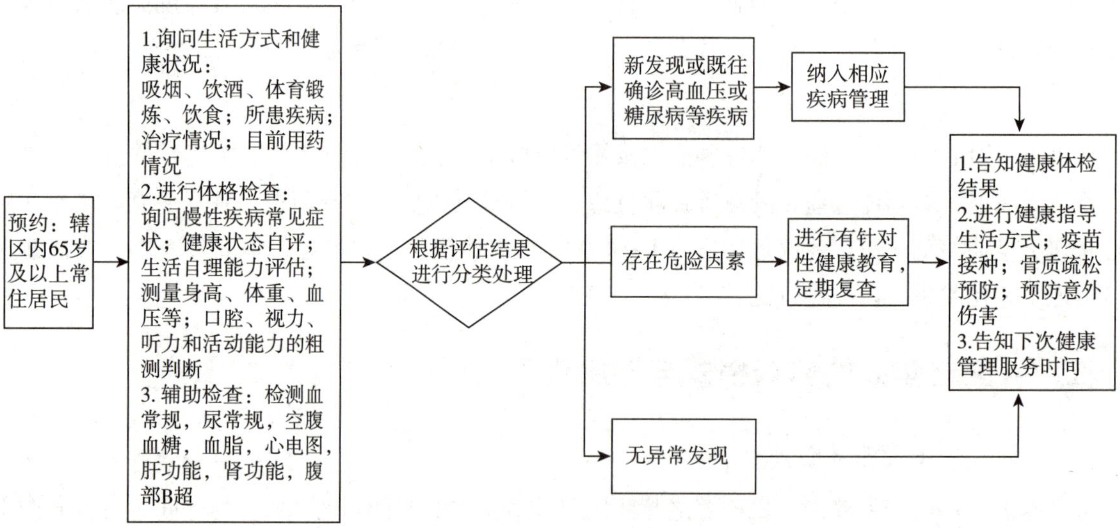

图7-4 社区老年人服务流程图

目标检测

答案解析

A型选择题

1. WHO提倡的儿童纯母乳喂养时期至少为（ ）
   A. 4个月　B. 5个月　C. 6个月
   D. 7个月　E. 8个月

2. 下列哪种疾病不属于基础免疫的范围（ ）
   A. 麻疹　B. 白喉　C. 结核病
   D. 破伤风　E. 流行性腮腺炎

3. 进行人工喂养时不正确的做法是（ ）
   A. 根据月龄选择适宜的奶嘴
   B. 奶液宜即冲即食，可用微波炉热奶
   C. 在婴儿清醒状态下，采用正确姿势喂哺
   D. 因婴儿胃容量较小，出生后3个月内可按需喂养

E. 应严格按照产品说明的方法进行奶粉调配，避免过稀或过浓

4. 卡介苗的接种方法是（　）

A. 皮内注射　　B. 皮下注射　　C. 肌内注射

D. 静脉注射　　E. 口服

5. 某孕妇，28 岁，孕 24 周后行自我胎动计数，提示可能有胎儿宫内缺氧的是（　）

A. 3 次/小时　　B. 4 次/小时　　C. 5 次/小时

D. ≥30 次/12 小时　　E. ≤10 次/12 小时

6. 李某，女性，27 岁，平时月经周期规律，现停经 48 天，近几天晨起恶心、厌油，有尿频症状，最可能的诊断为（　）

A. 病毒性肝炎　　B. 肾盂肾炎　　C. 早期妊娠

D. 妊娠剧吐　　E. 继发性肝炎

7. 70 岁的老年人运动后最适宜的心率为（　）次/分

A. 90～120　　B. 100～120　　C. 100～130

D. 110～120　　E. 110～130

8. 下列以下哪项不是老年人的患病特点（　）

A. 并发症少　　B. 临床表现不典型　　C. 多种疾病集于一身

D. 病情难控，恶化迅速　　E. 意识障碍，诊断困难

（连剑娟）

书网融合……

思维导图　　重点小结　　微课　　微课课件　　习题

第八章 社区慢性病的管理与护理

PPT

学习目标

知识目标： 掌握慢性病的概念与特点；熟悉社区慢性病管理的原则与策略；了解慢性病的流行病学特征与相关危险因素。

技能目标： 具备常见慢性病如高血压、糖尿病的管理与护理能力。

素质目标： 树立“以人为本”的理念，学生能够充分认识慢性病对社会发展的影响，增强预防和控制慢性病的社会责任感。

慢性病是我国也是全球最严重的公共卫生问题之一。世界卫生组织2022年发布的信息显示，慢性疾病每年造成4100万人死亡，相当于全球所有死亡人数的74%。此外，慢性病在疾病负担中所占比重为68.6%。《中国居民营养与慢性病状况报告（2020年）》显示，我国慢性病发病率为20%，因慢性病导致的死亡占总死亡率的88.5%。慢性病是可防可控的，社区卫生服务机构是慢性病管理工作中的实施主体，是慢性病防治的第一道防线，社区干预能有效降低慢性病高危人群的发病率及死亡率。

第一节 概 述

情境导入

情境： 患者，男，65岁，慢性阻塞性肺疾病，长期重度吸烟史，反复咳嗽、胸闷10余年，每逢冬春季节易发作，近日咳嗽较轻微，时咳少许白色泡沫痰，日常活动受限，上一层楼时即感觉胸闷、气喘，夜间睡眠较差，饮食一般，二便正常。

思考： 该疾病有哪些危险因素？

一、慢性病的概念与特点

（一）慢性病的概念

慢性非传染性疾病（Noncommunicable Chronic Diseases，NCD）简称“慢性病”，是对一类起病隐匿、病程长且病情迁延不愈、缺乏明确的传染性生物病因证据、病因复杂或病因未完全确认的疾病的概括性总称。常见的慢性病指心脑血管疾病、恶性肿瘤、慢性呼吸系统疾病及糖尿病。

（二）慢性病的特点

1. 病因复杂 慢性病是在多种致病因素的长期作用下，相互影响而逐渐形成的，常与遗传、环境、生活行为和卫生服务等因素有关。

2. 病程较长 大多数慢性病的病程长，甚至是终身患病。慢性病发展缓慢，早期常没有明显的自觉症状，当危险因素的侵害超过机体本身代偿能力时，造成组织器官器质性和（或）实质性改变从而引起疾病。

3. 难以根治，并发症多　目前医疗技术水平无法做到治愈或根治慢性病，加之疾病本身特点或长期卧床等原因，患者可出现不同程度功能障碍甚至功能丧失，最终导致多器官的损害，产生多种并发症，给个人、家庭及社会造成沉重的负担。

4. 多重慢性病　即同一个体共存两种或两种以上慢性疾病。我国一项大型流行病学调查发现，在患有慢性疾病的居民中，46.5%为多重慢性病。多重慢性病会增加疾病诊断和治疗的难度，延长患者的住院时间。

5. 可防可控　慢性病的危险因素中包括一些可以通过有效干预手段来改变的因素，属于可控因素，可及早开展预防与控制措施。

二、慢性病的流行病学特征

我国慢性病的流行病学特点：疾病负担重、患病人群广、发病增长速度快、综合防控压力大、与其他疾病之间的共病多、做健康检查的主动性弱、管理难度大，其中心脑血管病、恶性肿瘤、糖尿病、慢性阻塞性呼吸系统疾病等慢性病已成为我国居民的主要死因。

三、慢性病的相关危险因素

慢性病危险因素主要包括吸烟、过量饮酒、不合理膳食、身体活动不足等行为危险因素，身高、体重、腰围、血压、血糖、血脂等身体测量和生化指标。

1. 不合理的膳食结构　膳食结构不合理包括高盐、高胆固醇、高热量饮食、低纤维素饮食等。据统计，全球14%的胃肠癌、11%的缺血性心脏病以及9%的脑卒中死亡归因于蔬菜和水果摄入不足，从而导致国人冠心病、脑卒中高发，其中排在不健康饮食前3位的分别是全谷物、水果摄入不足、蔬菜摄入不足。《中国居民营养与慢性病状况报告（2020年）》报告指出，水果、豆类及豆制品、奶类消费量仍然偏低，膳食摄入的维生素A、钙等不足依然存在，家庭人均每日烹调用盐与推荐量相比差距仍然较大。如果能从目前全球盐摄入量每人9～12g/d减少到推荐标准（6g/d），将显著减少高血压和心血管疾病的发生。除去社会成本，由膳食失调导致生产力损失和直接医疗费用占全球国内生产总值（GDP）支出的5%，高达3.5万亿美元。

2. 吸烟　《中国吸烟危害健康报告2020》指出，吸烟及二手烟暴露与四大慢性病即慢性呼吸疾病、恶性肿瘤、心血管疾病及糖尿病有关，是慢性阻塞性肺疾病发生的主要危险因素，可加速主动脉粥样硬化病变的进展，吸烟者的吸烟量越大、吸烟年限越长，脑卒中的发病风险越高。

3. 过量饮酒　近年来，由饮酒导致的酒精依赖发生率和各种危险随之增加，并逐渐成为社会公共卫生问题。虽然少量饮酒能够减少冠心病、中风和糖尿病的风险，但过量饮酒能导致60多种疾病和伤害。

4. 缺乏体力活动　这是引起死亡的第4大危险因素，每年大约有300万人的死亡归因于体力活动不足，占慢性病死亡人数的8%。许多国家运动缺乏的情况在不断加重。据估计，21%～25%的乳腺癌和直肠癌、27%的糖尿病和30%的缺血性心脏病都可能与运动缺乏有关。

5. 超重与肥胖　超重与肥胖可以引起很多疾病，如冠心病、高血压、脑卒中、糖尿病等。在超重者中，高血压的患病率是正常体重者的4倍。在癌症中，与超重密切相关的有停经后的乳腺癌、子宫内膜癌、膀胱癌与肾癌。

6. 社会心理因素　心理、精神和社会因素对慢性病的发生也有很大影响。长期精神紧张、情绪消极常易产生焦虑、烦躁、惊恐、敌意和易怒等不良情绪，引起神经内分泌功能失调，血液黏度增加及小动脉痉挛，导致血压升高，心脑血管疾病的发病率也随之增加。

7. 遗传因素 几乎所有的慢性病都有遗传因素的参与，多项研究证实，家族病史是癌症、心脑血管病、糖尿病、慢性阻塞性肺疾病、精神疾病的重要危险因素。

第二节 社区慢性病管理

情境导入

情境：李某，75岁，患2型糖尿病20年，平日由其女儿照顾，女儿50岁，肥胖。社区护士在进行家庭访视时，指导其女儿增加体力活动，减轻体重。

思考：1. 社区护士行为属于社区管理中的几级预防？

2. 应如何对他们进行健康管理？

以社区为基础的慢性病应对方法已被公认为最具成本效益的解决方案之一。承担慢性病病人健康管理任务的社区卫生服务是社区建设的重要组成部分，是在政府领导、社区参与、上级卫生机构指导下，以基层卫生机构为主体，全科医师为骨干，合理使用社区资源和适宜技术，以人的健康为中心、家庭为单位、社区为范围、需求为导向，以妇女、儿童、老年人、慢性病人、残疾人等为重点，以解决社区主要卫生问题、满足基本卫生服务需求为目的，融预防、保健、康复、健康教育、计划生育技术服务和一般常见病、多发病的诊疗服务等为一体的，有效、经济、方便、综合、连续的基层服务。

一、社区慢性病管理的原则与策略

（一）社区慢性病管理的原则

1. 三级预防并重 把慢性病作为一类疾病来进行共同的防治，采取以健康教育、健康促进为主要手段的综合措施，进行全人群、全生命周期、全因素预防，强调在社区及家庭水平上降低最常见慢性病的共同危险因素，关注吸烟、不合理膳食、缺乏运动等不良生活方式。

2. 以服务对象需求为中心 提供能够满足居民需求的医疗保健服务，除了关注已经形成的需求外，还需要去帮助居民把他们的需要转变为需求。首先，要增加他们的这种意愿，比如举办一些健康教育活动，根据居民的实际情况来调整活动安排，让更多的居民参加到健康教育活动中来，其次，提供客观条件的支持，可以借助国家一些政策支持，比如降低社区卫生服务机构的费用等。

3. 服务对象分层化 根据服务对象的不同情况分层，以不同服务对象需求为导向来安排不同对象的教育和管理形式。

4. 注重专业人员的团队合作 社区卫生服务机构的工作是以团队的形式来开展的，在完成工作的过程中，形成治疗与教育管理相结合，全科医生为主导，社区护士为辅，医护相互配合的一个工作模式。

5. 健康教育可操作性 充分利用教育的辅助工具，如糖尿病患者饮食中食物热量的计算；鼓励亲身体验，如食物制作，食品标签的解读等；教育课程的结构化，制定标准化的教育计划和教育流程来做好教育者的培训。

6. 评价指标全方位 对慢性病管理效果进行全方位的评价。第一，要评价服务对象的知识、态度及行为等方面，如相关知识是否掌握，不良生活方式是否改变；第二，要评价服务对象的健康问题是否改善，生理指标是否好转，并发症是否得到控制；第三，要评价一些经济学的指标，如医疗费用是否减少。

（二）社区慢性病管理策略

1. 强化政府领导作用，将慢性病管理融入政策　强化政府领导作用，制定慢性病防治规划和慢性病防治指南，保障资金投入能够有效提升社区卫生服务能力和服务质量。

2. 加强健康教育，注重提升社区居民认知水平　在宣传上，社区需要拓宽宣传渠道，对不同年龄、不同文化层次的慢性病患者采用不同的教育形式，可聘请上级医院的专家授课，提高居民对慢性病相关疾病知识的认知水平，也可以对慢性病管理人员的评估、管理技能进行培训，提高服务质量。建立病人家属微信群，邀请专家进行知识讲解，线上互动答疑。

3. 建立社区医护与居民间伙伴型关系，提高患者信任度　社区医护队伍要转变以治病为主的管理理念，建立居民"健康守门人"理念，加强网格化管理，定期入户随访，提供签约服务，关注对方生活，与居民之间建立起良好的伙伴型关系。在日常的往来和接触中注重疏解慢性病患者心理压力，提出改变不良生活方式和行为建议，帮助其回归健康的生活状态，逐步提高居民健康素养水平。

4. 推广慢性病自我管理教育，加强慢性病危险因素综合干预　社区护士应注重提高慢性病患者知识主动输入能力，促使患者主动去获取慢性病防治知识，改善生活方式和行为方式，加强对慢性病危险因素的干预。

5. 引入多元主体共同建设信息化慢性病管理平台　①利用医生、护士移动工作站，整合门诊诊疗、慢性病管理、健康档案等信息。②电子监测系统、远程监控系统实现远程管理，就诊时可直接提供监测数据，提高工作效率。③慢性病患者可以上传自测结果到管理平台，自动更新健康档案。④将国家发布的相关慢性病防治指南、药典规范等模块加入信息系统并且不断更新，医护人员通过虚拟助手和任务管理系统可以及时查阅。⑤通过双向转诊系统、双向查房系统等系统性服务、提高服务质量。⑥利用临床路径信息系统，加强质量监管，提高服务质量。

6. 增加基层医护人员储备，完善培养机制　首先，加快医护人员培养，一方面积极鼓励医学院校单列家庭医生、社区护士、健康管理专业招生计划，通过学费减免、奖学金、定向就业等政策吸引优秀生源，扩大医护人才储备。另一方面在课程设计上增添老年医学、健康护理、康复保健等相关课程，根据现实需要安排相关课程，完善全科医学、社区护士教学体系，扩充人才储备，增强技能储备。其次，对全科医生和社区护士进行规范化培养和转岗培训，提高社区慢性病管理水平和质量。

7. 完善评价考核机制，丰富激励内容，提高激励水平　制定合理的激励制度，提高绩效工资激励比例，增加和扩大工资梯队，实现多劳多得。另外增加慢性病防治指标在绩效考核中所占比例，提高医务人员积极性，为医护人员提供足够的晋升、职业发展空间和清晰的路径。

二、慢性病的社区管理流程

慢性病的社区管理是由上级医院的专科医师、社区的全科医师和健康管理师组成的分级诊疗模式，由这样的医疗团队共同管理已签约的慢性病患者。专家医师负责定期诊断和治疗，为签约的患者日常用药和生活提供健康指导，另外还要向健康管理师传达诊断和治疗意见，三方合力为患者制定个性化诊断和治疗计划，再指导全科医师和健康管理师的日常工作。全科医师负责落实患者的诊断和治疗计划，通过管理和监测日常健康数据提供定期检查和健康咨询，向相关专家报告不良情况，并协调双向转诊。健康管理师一般由社区卫生服务中心的护士担任，主要负责提供日常健康教育，定期随访，监督跟踪并干预患者日常生活方式。

三、社区慢性病信息化管理平台的应用

（一）慢性病信息化管理平台介绍

慢性病信息化管理平台是一种基于互联网技术的医疗应用，能够帮助患者实现对慢性病的分级和精准化管理。平台以居民健康档案为依据，通过依托大数据、云计算等信息技术手段，进行系统分析，筛查出慢性病患者进行评估干预，一方面登记在册的慢性病患者能在临床与慢性病管理之间进行全面、连续性观察与治疗，实现全区范围资源共享；另一方面实时上传身体监测数据，医生可利用数据进行健康风险评估及干预，并通过短信、微信等方式传达给居民，实现动态化、一体化、系统化管理。

（二）社区慢性病信息化管理业务平台

1. 收集与监测信息 在汇总区域内医疗卫生数据的基础上，展示患者的基本信息（如姓名、年龄、性别等）、近期诊断记录、用药记录、医嘱记录、检验检查等数据以及病情发展情况，建立社区慢性病患者电子健康档案。医生通过慢性病管理系统平台查看患者的病历记录，及时调整与制定个性化治疗方案。同时，患者可通过慢性病管理系统平台查询自己的健康状况与疾病的进展情况。

2. 药物与健康管理 帮助慢性病患者管理药物使用情况，包括药物名称、用法用量、注意事项等。医生根据慢性病管理系统平台的提示，合理安排用药计划并监督患者按时服药。此外，还可以通过患者病情监测，提醒慢性病患者定期复查，以便及早发现潜在问题并进行干预。

3. 数据分析与预警 平台收集和分析大量的数据，为医生提供科学依据，医生根据数据制定更加有效的诊疗方案和预防措施。利用数据分析和预警机制，对社区服务对象的健康状况进行分层评估，将评估人群划分为一般人群、高危人群、患病人群，识别患者的健康风险和问题，通过算法和模型的支持，系统可以提供精确的健康评估结果，并发出预警，帮助患者及早发现和处理健康问题。

4. 远程医疗与健康科普 慢性病管理服务平台的数字化特性能够实现远程医疗和远程监护，患者通过平台与医疗专家进行远程沟通和咨询，及时获取专业的医疗建议和指导，解决健康问题。同时，通过健康教育及科普等方式来提高患者及家属的健康意识，正确引导患者认识慢性病的危险因素并学习防治措施，树立正确的健康观念，提高自我保健意识，控制病情发展。

（三）社区慢性病信息化管理平台应用核心价值

1. 便利就诊流程 随着信息化技术的发展，越来越多的慢性病患者开始接受远程医疗服务。慢性病管理系统平台可以与医院信息系统无缝隙衔接，为患者提供便捷的在线咨询与就诊服务，让患者在家也能享受到专业的医疗服务。

2. 社区支持与信息共享 慢性病管理服务平台为患者提供社区支持和信息共享的功能，方便社区患者进行互动和交流，分享经验和情感支持，建立互助网络，提高慢性病患者的治疗依从性与心理健康。

3. 指导诊疗与预防 慢性病管理系统平台可以运用大数据技术，对海量数据进行分析和挖掘，从中提取出有价值的信息。例如，通过对大量病例的统计分析，可以得出不同疾病在不同人群中的发病率、死亡率等重要指标，帮助医生制定更科学的预防和治疗策略。同时，通过大数据分析推测慢性病致病因素、发病机制，探索有效的慢性病防控路径，提高社区群体身体素质，从而减少社区慢性疾病的患病率。

4. 优化医疗资源配置 社区慢性病管理服务平台有助于整合医疗卫生资源，优化医疗服务流程，提高医疗服务的质量和效率，实现医疗资源合理分配，降低医疗成本，优化现有的卫生资源配置。

5. 科研协作与成果转化 社区慢性病管理系统平台可以长期记录社区患者的病情数据和健康指标，形成完整的数据库、资源库。这些数据可以用于研究社区慢性病的发病机制、诊断标准和治疗方法，推动慢性病防治领域的研究和发展，为临床诊疗提供更加科学的依据。

（四）我国目前社区慢性病信息化管理平台应用存在问题

1. 社区慢性病信息化管理平台应用工具较少 由于慢性病管理平台的技术门槛较高，需要专业的技术团队进行开发与维护，相应技术人才和资源目前难以满足需求。目前我国互联网医疗端多数仅可进行医疗咨询、轻症复诊、复诊处方、用药咨询等基础功能，使用功能有待开发与丰富。

2. 存在数据安全风险 慢性病信息化管理平台内涉及大量患者个人信息及医疗数据，若遭受黑客攻击或内部人员泄露，会导致患者隐私泄露；若医疗数据被篡改或丢失，可能会影响医疗机构的诊疗质量与患者安全。

3. 社区慢性病患者参与度低 由于平台使用存在一定门槛，或患者缺乏自我管理与自我监督能力，使患者难以持续使用平台进行慢性病管理，降低了平台用户活跃度与数据质量。

4. 互联网端使用工具不方便 目前的互联网医疗使用工具如APP、小程序，使用操作需具备一定的操作技巧，中老年人的操作使用过程中可能存在阻碍，影响慢性病管理的感受与效率。

5. 我国“互联网+”医保支付政策仍在探索期 目前我国医保付费端，由各省根据本省情况进行价格标准设立；各地区执行标准不统一，互联网端可以医保支付的项目较少；互联网关于诊疗、用药的监管体系和制度有待完善。

第三节 常见慢性病患者的社区护理与管理

情境导入

情境：王某，男，63岁，初中文化，烟酒史20年，高血压病史10年，服用盐酸贝那普利（洛汀新）进行治疗，血压控制平稳。于一周前间断血便诊断为直肠腺癌后患者认为生命即将结束，拒绝服用任何药物，今日因“头晕加重”到社区卫生服务中心就诊。患者面色潮红，血压170/110mmHg，心率96次/分，呼吸25次/分，心肺未见异常。

思考：请为王先生制定一份健康指导计划。

一、恶性肿瘤患者的社区护理与管理

（一）肿瘤的概述

肿瘤是机体细胞在不同始动与促进因素长期作用下产生过度增殖或异常分化所形成的新生物。根据肿瘤的形态学和生物学行为，将肿瘤分为良性和恶性两大类。其中恶性肿瘤细胞分化不成熟，生长较快，呈浸润性生长，手术切除等治疗后常易复发，甚至可出现转移。

世界卫生组织国际癌症研究机构（IARC）发布了2020年全球最新癌症负担数据。这项最新统计数据显示，2020年全球新发癌症病例1929万例，其中中国新发癌症457万人，占全球23.7%，癌症新发人数远超世界其他国家。依靠治疗并无法有效遏制癌症危机的蔓延，预防才是控制癌症最具成本效益的长期战略。

（二）恶性肿瘤的危险因素

引起肿瘤发生的原因十分复杂，既与化学致癌物质、电离辐射、病毒等环境致癌因素有关，又涉及机体细胞的DNA改变、遗传特性、免疫功能、激素水平的变化等。

1. 环境致癌因素

（1）化学因素　化学致癌是指化学物质引起正常细胞发生恶性转化并发展成肿瘤的过程，具有这种作用的化学物质称为化学致癌物，包括烷化剂、亚硝胺类、二氧化硅、烟草等。

（2）物理因素　物理因素包括电离辐射、紫外线、损伤等。如骨肉瘤、睾丸肿瘤、脑瘤等患者常有外伤史。

（3）致肿瘤病毒　凡能引起人或动物发生肿瘤或体外能使细胞转化为恶性表现的病毒均可称为致肿瘤病毒。如乙型肝炎病毒、人乳头瘤病毒分别与肝癌、宫颈癌相关。

2. 遗传因素　相当数量的肿瘤有家庭聚集现象，如结肠癌患者有结肠癌家族史。恶性肿瘤患者的一级亲属发病率通常高于一般人群，家族成员对这些肿瘤有较高的易感性。

3. 免疫因素　肿瘤的发生、发展、侵袭、转移，整个过程均涉及免疫应答和免疫调节。为维持身体稳定，免疫系统发挥长期的、多方位的免疫监视，免疫识别和应答及免疫清除危险物质的系统功能。免疫功能的缺陷，将直接促进肿瘤的发生、发展。

4. 激素与肿瘤　激素对肿瘤的发生起到了一定的作用。如乳腺癌、子宫内膜癌的发生发展与雌激素水平过高有关。

（三）恶性肿瘤的临床表现

1. 肿块　浅部肿瘤常以局部无痛性肿块为第一表现；深部肿瘤表面症状不明显，可出现周围组织、器官及空腔脏器的压迫和梗阻现象。

2. 疼痛　恶性肿瘤早期一般不痛，易被忽视。肿块增大时，可使脏器包膜张力增加而产生胀痛；肿瘤压迫或侵犯周围神经干时可产生剧烈疼痛。

3. 溃疡　恶性肿瘤可因生长过快、血供不足等，使肿瘤表面组织坏死，形成溃疡，并产生病理性分泌物或排泄物。

4. 出血　体表或与体外相通的肿瘤破溃或侵及血管时可有出血。

5. 转移症状　恶性肿瘤经淋巴转移可出现区域淋巴结肿大、变硬，晚期会粘连、固定；经血行转移可出现远处转移灶的相应表现。

6. 全身症状　恶性肿瘤晚期可出现贫血、低热、消瘦、乏力等恶病质表现。

（四）恶性肿瘤患者的社区护理和管理

1. 恶性肿瘤患者的护理

（1）饮食护理　指导患者进食高蛋白、富含维生素的食物，必要时可使用管饲予肠内营养液或肠外营养。

（2）心理护理　了解患者的心理状况，关心、安慰和鼓励患者，向患者及家属宣教肿瘤防治知识，使其树立战胜疾病的信心，积极配合治疗。

（3）卧床患者落实基础护理　每2小时翻身一次，使用合适的防压器具，保持床铺清洁，预防压力性损伤的发生，加强口腔护理，预防口腔感染。

（4）疼痛护理　评估患者疼痛时间、部位、性质及程度，应根据医嘱按时给予镇痛药，指导患者按时按量服药，并观察用药的效果及不良反应。

（5）放化疗的患者护理　须严密观察放化疗反应，如过敏、恶心、呕吐、发热、出血、腹泻、骨髓抑制等。

（6）做好导管护理　指导患者按时维护，发现异常及时就诊。

2. 恶性肿瘤患者的社区管理　国家卫健委、国家发改委等10部门联合印发的《健康中国行动—

癌症防治实施方案（2019—2030 年）》，阐明了癌症防治工作的指导思想，提出了促进癌症防治关口前移，坚持预防为主，加强癌症风险因素控制。做好肿瘤防治是社区管理的重要工作。

（1）肿瘤的筛查　对发病率高、筛查手段和技术方案比较成熟的胃癌、食管癌、结直肠癌、肺癌、宫颈癌、乳腺癌等重点癌症，制定筛查与早诊早治指南。根据本地区癌症流行状况，创造条件普遍开展癌症机会性筛查。

（2）肿瘤三级预防　①一级预防：病因预防或初级预防。通过创造促进健康的环境以减少对致病因子的暴露，从而达到预防恶性肿瘤的目的。其主要任务包括加强流行病学调查和分析、鉴别病因和危险因素、加强职业防护和环境保护，遵循 WHO 提出的“合理膳食、适量运动、戒烟限酒、心理平衡”一级预防原则，以达到促进健康的目的；②二级预防：癌症的早期发现、早期诊断、早期治疗（“三早”）。通过防癌抗癌及早诊早治宣传，开展防癌筛查和普查，指导高危人群加强自查或定期体格检查，提高医务人员的诊治水平，并对有癌前病变的患者做好随访。落实早诊早治，使部分恶性肿瘤患者得到根治；③三级预防：临床预防或康复预防。通过多学科综合治疗和肿瘤的综合康复治疗与支持，促进机体功能恢复，减少肿瘤复发或转移；对晚期癌症患者开展姑息治疗与安宁疗护，最终提高肿瘤患者的生活质量。

二、心脑血管疾病患者的社区护理与管理

（一）心脑血管疾病的概述

心脑血管疾病是心脏血管和脑血管疾病的统称，是全身性血管病变或系统性血管病变在心脏和脑部的表现。

心脑血管疾病具有高患病率、高致残率、高复发率和高死亡率的特点。《中国心血管健康与疾病报告 2022》指出，2020 年，心血管病是我国城乡居民的首要死亡原因，农村为 48.00%，城市 45.86%。2020 年中国城市居民脑血管病（粗）死亡率为 135.18/10 万，农村居民脑血管病（粗）死亡率为 164.77/10 万。对心脑血管疾病实施危险因素控制，可降低发病和死亡风险。

（二）心脑血管疾病的危险因素

心脑血管疾病的病因尚未完全确定，研究表明是多因素作用于不同环节所致，主要危险因素如下：

1. 环境因素

（1）饮食　饮食中饱和脂肪酸或饱和脂肪酸/多不饱和脂肪酸比值较高、长期摄入膳食盐量超过 5g/d，过量饮酒等均与血管病变有较强相关性。

（2）吸烟　与不吸烟者比较，吸烟者的发病率和病死率增高 2 ~ 6 倍，且与每日吸烟的支数成正比。被动吸烟也是危险因素。吸烟者前列腺素释放减少，血小板易在动脉壁黏附聚集。吸烟还可使血中高密度脂蛋白胆固醇降低、总胆固醇增高以致易患动脉粥样硬化。另外，烟草所含的尼古丁可直接作用于冠状动脉和心肌，引起动脉痉挛和心肌受损。

（3）精神应激刺激　城市脑力劳动者、从事精神紧张度高的职业者、长期生活在噪声环境中听力敏感性减退者容易发生心脑血管意外。

2. 遗传因素　许多慢性病如高血压、糖尿病、动脉粥样硬化性心脏病等都有家族倾向，60% 的高血压病人有高血压家族史，父母均患有高血压的子女发病率高达 46%，父母中一人患高血压子女的发病率为 28%，父母血压正常，子女的发病率仅为 3%。另外，如果亲属中有脑血管病，即父母为一级亲属，下一代人发生脑卒中的风险会增加两倍。

3. 其他因素

（1）肥胖　标准体重(kg)＝身高(cm)－105(或110)；体重指数(BMI)＝体重(kg)/[身高(m)]^2。超过标准体重20%或BMI≥28kg/m^{2}者称肥胖症。肥胖也是心脑血管疾病的危险因素。肥胖可导致血浆甘油三酯及胆固醇水平增高，并常伴发高血压或糖尿病。近年研究认为肥胖者常有胰岛素抵抗，导致心脑血管疾病的发病率明显增高。

（2）药物　长期口服避孕药可使血压升高、血脂异常、糖耐量异常，同时改变凝血机制，增加血栓形成机会。其他如麻黄碱、肾上腺皮质激素、非甾体类抗炎药（NSAIDs）、甘草等可使血压增高，增加患病风险。

（3）疾病　睡眠呼吸暂停低通气综合征、高血压、高血脂、心功能障碍、传导阻滞、风湿性或非风湿性心脏瓣膜病、心肌病、心律失常、糖尿病及糖耐量异常等。

（三）心脑血管疾病的临床表现

1. 心血管疾病

（1）心源性呼吸困难　表现为气促或气喘，严重时只能端坐呼吸甚至伴有濒死感。

（2）心源性水肿　水肿首先出现在身体最低垂部位，常为对称性、可压陷性。

（3）心悸　患者自我感觉到心脏搏动或心慌伴心前区不适感。

（4）胸痛　主要表现为心前区或胸骨后疼痛。

（5）晕厥　表现为短暂的、突发的、可逆性的意识障碍。

2. 脑血管疾病

（1）头痛　为临床上常见症状，通常是指局限于头颅上半部，包括眉弓、耳轮上缘和枕外隆突连线以上部位的疼痛。

（2）意识障碍　可分为嗜睡、意识模糊、昏睡、昏迷（浅昏迷、中度昏迷、深昏迷）。

（3）感觉障碍　机体对各种刺激（痛、温、触、压、位置等）无感知、感知减退或异常。

（4）运动障碍　可表现为瘫痪、不随意运动、共济失调等。

（5）言语障碍　语言交流能力障碍或构音障碍。

（6）吞咽障碍　可发生于不同部位的吞咽困难。

（7）认知障碍　无法认清周围的人、事、地和物，同时学习新知识的能力、计算力、定向力等也都下降。

（四）心脑血管疾病患者的社区护理和管理

1. 心血管疾病患者的护理

（1）休息活动与体位　根据心功能情况合理安排患者的活动与休息。可根据心功能分级安排活动量。劳力性呼吸困难者，应减少活动量，以不引起症状为度；夜间阵发性呼吸困难者，应给予高枕卧位或半卧位；端坐呼吸者，可使用床上小桌，让患者扶桌休息，必要时双腿下垂。

（2）饮食及排泄　给予低盐、低脂、清淡、易消化饮食，少食多餐，忌暴饮暴食，禁烟、酒，心功能不全患者限制钠盐及水摄入。保持大便通畅，勿用力排便。

（3）做好病情观察及用药护理。

（4）心理护理　评估患者的心理状况，针对评估结果，给予相应的心理护理措施，消除不良情绪。

（5）康复护理　康复运动前应进行医学评估与运动评估，确定康复运动的指征，制定个性化康复运动计划。

2. 脑血管疾病患者的护理

（1）饮食护理　保证营养的摄入，按需给予饮食，必要时给予鼻饲饮食。

（2）基础护理　①皮肤护理：每2~3小时为瘫痪或意识障碍的患者翻身1次，并叩击背部，预防压力性损伤；②排便护理：保持排尿、排便通畅，3天未排便者应遵医嘱给予轻泻剂或灌肠处理。

（3）做好病情观察及用药护理。

（4）健康指导与康复　结合患者的实际情况，选择正确的康复方法，积极做好患者的健康指导与康复，如肢体功能康复、语言功能康复、吞咽功能康复等。

3. 心脑血管患者的社区管理　根据《健康中国行动（2019—2030年）》《国家基本公共卫生服务规范（第3版）》的要求，以二、三级预防为主，心脑血管疾病的社区管理内容如下：

（1）心脑血管疾病筛查　①全面实施35岁以上人群首诊测血压制度。基层医疗卫生机构为辖区35岁及以上常住居民中原发性高血压患者提供规范的健康管理服务。乡镇卫生院和社区卫生服务中心应配备血脂检测仪器，扩大心脑血管疾病高危人群筛查干预覆盖面，在医院就诊人群中开展心脑血管疾病机会性筛查。增加高血压检出的设备与场所。②推进“三高”（高血压、高血糖、高血脂）共管，开展超重肥胖、血压血糖增高、血脂异常等高危人群的患病风险评估和干预指导，做好高血压、糖尿病、血脂异常的规范化管理。

（2）心脏康复与二级预防　将心血管病预防管理措施系统化、结构化、数字化和个体化，通过五大核心处方，药物处方、运动处方、营养处方、心理处方（含睡眠管理）和戒烟限酒处方的综合模型干预危险因素，为心血管病患者在急性期、恢复期、维持期以及整个生命过程提供生理、心理和社会的全面和全程的管理服务和关爱。主要包括：①系统评估、初始评估、阶段评估和结局评估是实施心脏康复的前提和基础；②循证用药控制心血管危险因素；③改变不健康生活方式主要包括戒烟、合理饮食和科学运动；④情绪和睡眠管理关注精神心理状态、睡眠质量对生活质量和心血管预后的不良影响；⑤健康教育行为改变指导患者学会自我管理是心脏康复的终极目标；⑥提高患者生活质量，使患者回归社会、回归职业。

（3）脑血管疾病的二级预防　是针对发生过一次或多次脑血管意外的患者，通过寻找脑血管意外事件发生的原因，纠正所有可干预的危险因素，达到降低脑血管疾病复发危险性的目的。可干预的危险因素包括：吸烟、酗酒、肥胖、高血压、糖尿病、血脂异常、心脏病、高半胱氨酸血症等。

知识链接

人体成分分析设备

目前人体成分分析设备利用的主要方法包括：生物电阻抗法（bioelectrical impedance analysis，BIA）、双能X线吸收法（dual energy X - ray absorptiometry，DEXA）、磁共振成像（MRI）、电子计算机断层扫描（CT）等。BIA是通过电阻抗的方式，利用人体不同成分含水量不同、导电性能也不同的特点，估算人体肌肉、脂肪等不同成分的比例；DEXA利用X线直接测定人体骨骼、肌肉、脂肪组织的含量；MRI、CT利用影像技术获取人体断层图像，再利用软件计算身体成分比例。其中DEXA、MRI、CT设备通常较为昂贵，BIA法较前两种方法准确性稍欠缺。

三、慢性呼吸系统疾病患者的社区护理与管理

（一）呼吸系统疾病的概述

按照呼吸系统解剖结构和病理生理特点，呼吸系统疾病主要分为以下三类：气流受限性肺疾病、

限制性通气功能障碍性肺疾病、肺血管疾病。

2018年王辰院士牵头的"中国肺部健康研究"显示我国40岁以上人群中慢性阻塞性肺疾病（以下简称慢阻肺）发病率达13.7%，全国慢阻肺总患病人数约1亿人。慢阻肺具有高患病率、高致残率、高病死率和高疾病负担的特点，患病周期长、反复急性加重、有多种合并症，严重影响中老年患者的预后和生活质量。2019年的中国肺健康研究（CPA）结果显示，我国人群哮喘总体患病率为4.2%，因病程长、反复发作，导致误工误学，影响儿童生长发育和患者生活质量。慢阻肺最重要的危险因素是吸烟、室内外空气污染物以及职业性粉尘和化学物质的吸入。哮喘的主要危险因素包括遗传性易感因素、环境过敏原的暴露、空气污染、病毒感染等。通过积极控制相关危险因素，可以有效预防慢性呼吸系统疾病的发生发展，显著提高患者预后和生活质量。

（二）慢性呼吸系统疾病的危险因素

呼吸系统的病因尚不完全清楚，可能是多种环境因素与机体自身因素长期相互作用的结果。主要危险因素如下：

1. 环境因素

（1）吸烟　吸烟是最重要的环境发病因素，吸烟者慢性支气管炎的患病率比不吸烟者高2～8倍。

（2）职业粉尘和化学物质　接触职业粉尘及化学物质，如烟雾、变应原、工业废气及室内空气污染等，浓度过高或接触时间过长，均可能引起呼吸系统疾病。

（3）空气污染　大量有害气体如二氧化硫、二氧化碳、氯气等可损伤气道黏膜上皮，使纤毛清除功能下降，黏液分泌增加，为细菌感染增加条件。

2. 感染因素　病毒、支原体、细菌等感染是呼吸系统疾病发生发展的重要原因之一。病毒感染以流感病毒、鼻病毒、腺病毒和呼吸道合胞病毒为常见。细菌感染常继发于病毒感染，常见病原体为肺炎链球菌、流感嗜血杆菌、卡他莫拉菌和葡萄球菌等。这些感染因素同样造成气管、支气管黏膜的损伤和慢性炎症。

3. 其他因素　免疫功能紊乱、气道高反应性、自主神经功能失调、年龄增大等机体因素和气候等环境因素均与呼吸系统疾病的发生和发展有关。

（三）慢性呼吸系统疾病的临床表现

1. 咳嗽　急性发作的刺激性干咳伴有发热、声嘶常为急性喉炎、气管炎、支气管炎。常年咳嗽，秋冬季加重提示慢阻肺。急性发作的咳嗽伴胸痛，可能是肺炎。发作性干咳，且夜间多发者，可能是咳嗽变异性哮喘。

2. 咳痰　痰由白色泡沫或黏液状转为脓性多为细菌性感染，大量黄脓痰常见于肺脓肿或支气管扩张，铁锈样痰可能是肺炎链球菌感染，红棕色胶冻样痰可能是肺炎克雷伯杆菌感染，咳粉红色稀薄泡沫痰可能肺水肿。

3. 咯血　痰中经常带血是肺结核、肺癌的常见症状。咯鲜血多见于支气管扩张，也可见于肺结核、急性支气管炎、肺炎和肺血栓栓塞症，二尖瓣狭窄可引起各种不同程度的咯血。

4. 呼吸困难　呼吸困难可表现在呼吸频率、深度及节律改变等方面。按其发作快慢分为急性、慢性和反复发作型。

5. 胸痛　外伤、炎症、肿瘤等都可能引起胸痛。胸膜炎、肺部炎症、肿瘤和肺梗死是呼吸系统疾病引起胸痛最常见的病因。

（四）慢性呼吸系统疾病患者的社区护理和管理

1. 慢性呼吸系统疾病患者的护理

（1）居住环境　保持病室内空气清新，阳光充足，每日定时通风。有条件者可用湿化器或干燥剂，调节室内湿度为50%～60%，温度为18～22℃。

（2）饮食及排泄　根据病情给予合适的饮食，高热和危重患者给予流质或半流质饮食。保持大便通畅，勿用力排便。

（3）做好病情观察及用药护理。

（4）心理护理　评估患者的心理状况，针对评估结果，给予相对应的心理护理措施，消除不良情绪。

（5）健康指导　指导正确咳嗽、排痰方式及呼吸康复训练，教会患者使用各类气雾剂的方法及使用后的口腔护理；指导患者戒烟，适当进行体育锻炼，注意保暖和预防感冒。

2. 慢性呼吸系统疾病患者的社区管理　慢性呼吸系统疾病的社区管理内容如下。

（1）慢性呼吸系统疾病筛查　①将肺功能检查纳入40岁及以上人群常规体检内容。推行高危人群首诊测量肺功能，发现疑似慢阻肺患者及时提供转诊服务。推动各地为社区卫生服务中心和乡镇卫生院配备肺功能检查仪等设备，做好基层专业人员培训。②将慢阻肺患者健康管理纳入国家基本公共卫生服务项目，落实分级诊疗制度，为慢阻肺高危人群和患者提供筛查干预、诊断、治疗、随访管理、功能康复等全程防治管理服务，提高基层慢阻肺的早诊早治率和规范化管理率。

（2）慢性呼吸系统疾病三级预防　①一级预防：加强控烟、大气污染的防控、注射疫苗等措施，减少慢阻肺、肺癌、流感、肺炎等的发生；②二级预防：强调早发现、早诊断、早治疗，如体检中肺功能检查、低剂量CT检查可以早期发现慢阻肺、肺癌等病人，通过早期诊断和及时干预可以减缓肺功能的下降，提高患者生存率；③三级预防即临床预防：加强呼吸疾病的规范治疗与管理，减慢进展，降低死亡，改善预后，提高生活质量。

知识链接

尼古丁与电子烟

电子烟因为不含烟草被宣传为传统香烟的健康替代品，但人们忽略了电子烟的主要成分仍然是尼古丁。Lerner等发现暴露于电子烟人群的成纤维细胞产生更多线粒体ROS、DNA核分裂导致电子转运链复合体亚基的稳定性受损。同样，电子烟（丙烯酸、丙二醇、甘油和尼古丁）的成分会导致肺泡内皮屏障功能丧失，以及与细胞内神经酰胺、肌球蛋白轻链磷酸化增加有关的炎症。WHO指出电子烟不是戒烟手段，有害公共健康；必须加强管制，杜绝对青少年和非吸烟者产生危害；应禁止向青少年销售电子烟。美国空气协会和美国心脏协会均支持将电子烟纳入无烟空气法。

四、代谢性疾病患者的社区护理与管理

（一）代谢性疾病的概述

营养物质不足、过多或比例不当都能引起营养性疾病，而营养物质进入人体后在体内合成和分解代谢过程中的某一环节出现障碍，则可引起代谢性疾病。营养性疾病和代谢性疾病关系密切，往往并存，彼此影响。

常见的代谢性疾病有糖尿病、肥胖症等。2020年流行病学调查研究显示，我国糖尿病患病率12.8%，糖尿病前期患病率35.2%。据估算，目前我国糖尿病患者超过9700万，糖尿病前期人群约1.5亿。糖尿病并发症累及血管、眼、肾、足等多个器官，致残、致死率高，严重影响患者健康，给个人、家庭和社会带来沉重的负担。根据世界肥胖联盟公布的数据，2020年，全球共有约26亿人超重或肥胖，超重或肥胖率38%，约9.9亿人肥胖。根据中国的超重与肥胖标准，我国成年人超重或

肥胖率已超过50%。按照中国标准［体重指数（BMI）≥28 kg/m^2］，中国的肥胖症数量位居全球第一，肥胖已成为我国严重的公共卫生问题之一。

（二）代谢性疾病的危险因素

代谢性疾病的病因及发病机制极为复杂，至今尚未完全阐明。目前普遍认为主要与不可改变的遗传因素和可改变的环境因素等有关。

1. 环境因素

（1）不合理膳食，如高盐、高糖、高脂、低纤维素、低维生素饮食、中度以上饮酒。

（2）心理压力过大、精神疾病等是造成代谢障碍的常见原因。

（3）缺少体力活动。

2. 感染因素 如1型糖尿病与柯萨奇B_4病毒、腮腺病毒、EB病毒感染的免疫反应有关，另有专家指出持续性病毒感染引起的T淋巴细胞亚群改变与2型糖尿病自身免疫致病有关。

3. 遗传因素 基因突变引起蛋白质结构和功能紊乱，特异酶催化反应消失、降低或偶然升高，导致细胞和器官功能异常、先天的子宫内营养环境不良等。

（三）代谢性疾病的临床表现

1. 身体外形的改变 身材过高或矮小身材、肥胖或体重过低、毛发改变、面容改变、皮肤黏膜色素沉着或痤疮等。

2. 进食或营养异常 表现为食欲亢进或减退、营养不良、消瘦或肥胖。如糖尿病病人烦渴多饮，易饥多食，多数新发病人体重减轻；甲状腺功能亢进症病人食欲亢进，体重减轻；神经性厌食的病人对进食有恐惧感，之后出现食欲减退、饱胀感，最后导致极低体重。

3. 高血压 多见于原发性醛固酮增多症、嗜铬细胞瘤、库欣综合征及部分糖尿病病人等。

4. 疲乏 多见于甲状腺功能亢进症和减退症、库欣综合征、肥胖症等。

5. 排泄功能异常 如多尿是糖尿病的典型症状之一；多汗、排便次数增多、排稀软便可见于甲状腺功能亢进症；便秘则多见于甲状腺功能减退症病人。

6. 骨痛与自发性骨折 糖尿病、甲状腺功能亢进症、性腺功能减退症、库欣综合征、甲状旁腺功能亢进症和催乳素瘤常伴有骨质疏松症。

（四）代谢性疾病患者的社区护理和管理

1. 代谢性疾病患者的护理

（1）休息与卧位 轻者休息或卧床休息，危重或做特殊检查者应绝对卧床休息。如低血糖昏迷患者应绝对卧床休息；突眼的患者采取高枕卧位；患者休克时立即采取中凹卧位，以利于增加回心血量等。

（2）饮食护理 定时定量，避免随意增减；少吃甜食及油炸食品；减少高脂肪及高胆固醇食物；多选用高纤维食物。

（3）做好病情观察及用药护理。

（4）心理护理 据患者所患疾病给予相应的心理护理，消除患者紧张情绪，树立信心。讲解疾病的有关知识，给患者提供疾病康复资料和患有相同疾病并已治疗成功患者的资料。引导患者积极配合治疗，必要时安排心理医生给予心理疏导。

（5）健康指导 指导患者定期门诊随访：如糖尿病患者一般每2～3个月复检糖化血红蛋白，体重每1～3个月测一次，每3～6个月门诊定期复查，每年全身检查一次，以便尽早防治慢性并发症。向患者讲解相关疾病的原因及表现，使患者学会自我观察。告知患者相关疾病预后情况、如何进行治疗及疾病病程等相关情况。

2. 代谢性疾病患者的社区管理　以二、三级预防为主，代谢性疾病的社区管理内容如下。

（1）代谢性疾病筛查　①承担国家公共卫生服务项目的基层医疗卫生机构应为辖区内 35 岁及以上常住居民中 2 型糖尿病患者提供规范的健康管理服务，对 2 型糖尿病高危人群进行针对性的健康教育；②健康人群从 40 岁开始每年检测 1 次空腹血糖。中国 2 型糖尿病防治指南（2020 年版）提出成人糖尿病高危人群包括：糖尿病前期史；年龄≥40 岁；体质指数（BMI）≥24 kg/m^2 和（或）中心型肥胖（男性腰围≥90 cm，女性腰围≥85 cm）；一级亲属有糖尿病史；缺乏体力活动者；有巨大儿分娩史或有妊娠期糖尿病病史的女性；有多囊卵巢综合征病史的女性；有黑棘皮病者；有高血压史；或正在接受降压治疗者；高密度脂蛋白胆固醇＜0.90mmol/L 和（或）甘油三酯＞2.22mmol/L，或正在接受调脂药治疗者；有动脉粥样硬化性心血管疾病（ASCVD）史；有类固醇类药物使用史；长期接受抗精神病药物或抗抑郁症药物治疗；中国糖尿病风险评分总分≥25 分。

（2）代谢性疾病三级预防　①一级预防：建立良好的生活方式，生活有规律，戒烟限酒，平衡膳食；②二级预防：强调预防出现并发症。建议糖尿病患者定期监测血糖和血脂，控制饮食，科学运动，戒烟限酒，遵医嘱用药，定期进行并发症检查；③三级预防：预防并发症的进一步发展减少致残率及死亡率。

知识链接

锰与糖尿病

糖尿病是由多因素引起的代谢紊乱性疾病，高血糖是其主要特征，是发病率和死亡率较高的主要慢性疾病之一，已成为全球主要的公共卫生问题和主要的疾病负担。锰是正常碳水化合物，脂质和蛋白质代谢所必需的微量营养素，锰参与正常的免疫功能，骨骼生长，血糖调节和细胞能量，锰是 Mn－SOD 的关键组成部分。Mn－SOD 是一种主要的抗氧化剂，它在保护线粒体和胰岛中活性氧水平升高方面起着至关重要的作用，它可以作为胰岛素抵抗和 2 型糖尿病的重要诱因。尽管锰是必需微量元素，但机体锰超载也会产生毒性，特别是中枢神经系统，而中枢神经系统在葡萄糖稳态和 T2DM 调节中起重要作用。无论是锰摄入缺乏还是过量，都会引起 ROS 以及氧化应激增加，这是锰稳态失衡引起代谢性疾病紊乱的主要机制，随着大量样本的人群学和各种动物模型的研究深入，锰在代谢性疾病中的神秘面纱将会逐渐揭开。

目标检测

答案解析

A 型选择题

1. 下列哪项不属于慢性病的特点（　）

A. 病因复杂　　B. 病程较长　　C. 多重慢病
D. 可以根治　　E. 可防可控

2. 提醒慢性病患者定期复查，此项功能属于社区慢性病信息化管理业务平台的哪项（　）

A. 药物与健康管理　　B. 收集与监测信息　　C. 数据分析与预警
D. 远程医疗　　E. 健康科普

3. 做好肿瘤防治是社区管理的重要工作，下列哪项属于肿瘤的二级预防（　）

A. 流行病学调查和分析
B. 鉴别病因和危险因素

C. 早期发现、早期诊断、早期治疗

D. 多学科综合治疗

E. 综合康复治疗与支持

4. 下列哪项不属于心血管疾病患者的护理要点（　）

A. 合理休息活动　B. 限制钠盐及水摄入　C. 做好病情观察

D. 皮肤护理　E. 心理护理

5. 心血管疾病危险因素综合干预的五大处方内容不包括（　）

A. 药物处方　B. 运动处方　C. 康复处方

D. 心理处方　E. 营养处方

6. 痰由白色泡沫或黏液状转为脓性见于以下哪种情况（　）

A. 细菌性感染　B. EB 病毒感染　C. 支气管扩张

D. 肺炎链球菌感染　E. 肺炎克雷伯杆菌感染

7. 下列哪项属于慢性呼吸系统疾病的一级预防（　）

A. 肺功能检查　B. 注射疫苗　C. 低剂量 CT 检查

D. 规范治疗　E. 肺癌患者自我管理

8. 以下哪项因素属于代谢性疾病的不可改变因素（　）

A. 高盐饮食　B. 心理压力过大　C. EB 病毒感染

D. 蛋白质结构和功能紊乱　E. 缺少体力活动

C 型选择题

李某，男，65 岁，初中文化，烟酒史 20 年，高血压病史 10 年，2 周前因急性心肌梗死住院，现已出院回家。

9. 根据医生复诊建议需对该患者进行心脏康复，作为社区护士首先应对患者进行（　）

A. 督促患者戒烟　B. 测量血压　C. 指导饮食

D. 系统评估　E. 指导患者自我管理

10. 患者未规律服药，血压过高，导致脑梗死，左侧肢体偏瘫，以下哪项不属于护理的要点（　）

A. 定期翻身叩背，预防压力性损伤

B. 给予半卧位确保舒适

C. 保持排尿、排便通畅

D. 保证营养的摄入，按需给予饮食

E. 做好肢体功能康复

（宁晓东）

书网融合……

思维导图　重点小结　微课　微课课件　习题

第九章 社区康复护理

PPT

学习目标

知识目标： 掌握社区康复护理的概念、残疾及残疾人的分类、分级及康复范围；熟悉残疾人、疾病后遗症者、智力低下者的社区康复护理；了解社区康复护理的服务对象、工作内容、工作特点与实施原则。

技能目标： 具备应用社区康复护理的基本方法对不同患者进行康复护理的能力；指导社区康复护理的服务对象运用常见康复护理技术进行自我护理的能力。

素质目标： 帮助学生树立“关爱残障人士，温情驻满社区”的理念，培育其尊重、主动关爱残障人士，具备敬业、奉献的职业道德。

随着人口老龄化和疾病谱的变化，康复事业在我国已经全面兴起。总书记指出，要重视残疾人的健康，努力实现残疾人“人人享有康复服务”。《“健康中国2030”规划纲要》提出：“将残疾人康复纳入基本公共服务，实施精准康复，为城乡贫困残疾人、重度残疾人提供基本康复服务。推动基层医疗卫生机构优先为残疾人提供基本医疗、公共卫生和健康管理等签约服务”。只有依靠和利用患者所在社区的康复资源，调动患者自身的潜能，建立自助和互助的管理机制，通过长期持续的社区康复，才能实现全面康复的目标。

第一节 概 述

情境导入

情境： 姚某，68岁，企业退休职工，高血压病史15年，长期服用降压药，半年前因急性脑梗死导致左侧肢体偏瘫，现在家康复，由老伴儿照顾。社区护士小王在进行家庭访视时，老伴抱怨患者依赖性强，自暴自弃，不愿做力所能及的事情，而且家人没有康复方面的知识，希望得到社区的帮助。

思考： 1. 什么是社区康复护理？

2. 社区康复护理的内容有哪些？

一、社区康复护理概述

（一）社区康复护理的概念

1. 社区康复 是为社区内所有伤残者康复、机会均等、减少贫困及增加社会包容性的一种社区整体发展战略。社区康复通过伤残者自己、家庭、残疾人组织、社区以及相关政府和卫生、教育、职业、社会机构等相关部门的共同努力，以促进社区康复项目的完成。WHO对康复的定义是综合协调地应用各种措施，最大限度地恢复和发展与病、伤、残者的身体、心理、社会、职业、娱乐、教育和周围环境相适应的潜能，以减少病、伤、残者身心和社会功能障碍，使其重返社会，提高生活质量。

2. 社区康复护理 是社区护理学的重要组成部分，是将现代整体护理融入社区康复，在康复医师的指导下，与其他康复专业人员密切配合，在社区层次上，以家庭为单位，以健康为中心，以人的生命为全过程，围绕全面康复的目标，针对病、伤、残者，从生理、心理、社会等方面进行全面的整体康复指导和护理，减少疾病本身对伤残者的影响，使其恢复最佳功能状态，提高生活质量，适应社会环境，重返社会。

（二）社区康复护理的对象

社区康复护理对象主要是残疾人和因各种功能障碍影响正常生活、学习和工作的慢性病者及老年人。

（三）社区康复护理的特点

1. 立足社区 从社区实际情况出发，充分利用社区资源，依靠社区人力、物力、财力开展工作，动员全社区参与，因地制宜实施康复护理计划。

2. 围绕全面康复目标 按照整体护理观从躯体、精神、心理、生理、职业、教育、社会等方面对康复护理对象实施全面康复护理。

3. 强调自我护理 社区康复护理强调的是鼓励服务对象树立自我康复意识，让其积极主动参与并完成各项日常生活活动训练，充分发挥其残存和潜在的功能。

4. 早期介入 社区康复护理不仅强调全面康复，而且提倡功能训练的早期介入。早期介入功能训练，以尽可能地避免或减轻残疾的发生、发展，维护其最佳功能状态，还有助于减少伤病后抑郁心理的发生。

5. 建立良好的支持系统 调动病、伤残者及其家属的积极性和主动性，取得家庭成员、康复机构、社区卫生部门、民政部门及残疾人联合会的支持。

6. 广覆盖低成本 社区康复护理充分利用患者家庭、社区及社会的各种资源，以较少的人力、物力、财力，使大多数病、伤、残者获得必要的康复护理服务，减轻了患者家庭及社会的经济负担。

知识链接

国家残疾预防行动计划（2021—2025 年）

1. 残疾预防知识普及行动 建立完善残疾预防科普知识资源库；加强重点人群残疾预防知识普及；组织实施重点宣传教育行动。

2. 出生缺陷和发育障碍致残防控行动 加强婚前、孕前保健；做好产前筛查、诊断；加强儿童早期筛查和早期干预。

3. 疾病致残防控行动 加强慢性病致残防控；加强社会心理服务和精神疾病防治；加强传染病及地方病致残防控；加强职业病致残防控。

4. 伤害致残防控行动 加强安全生产和消防安全监督管理；加强道路交通和运输安全管理；加强儿童伤害和老年人跌倒致残防控；增强防灾减灾能力；加强农产品和食品药品安全监管；保障饮水安全和加强空气、噪声污染治理。

5. 康复服务促进行动 加强康复医疗服务；保障残疾人基本康复服务；加强长期照护服务；提升无障碍设施建设水平。

二、社区康复护理的工作内容和实施原则

（一）社区康复护理的内容

1. 社区普查 通过在社区范围内开展调查，了解社区康复资源和康复护理对象的数量、分布、

残疾程度等，进行分类统计，为残疾预防和康复护理计划的制定提供参考依据。

2. 残障预防　协调和依靠社区力量，开展健康教育，落实各项残疾预防措施，尽量避免或减少残疾的发生。采取预防措施，消除残疾隐患，预防残疾性疾病的发生；在残疾早期积极进行康复治疗，防止其进一步发展导致功能丧失；对肢体功能障碍者进行运动功能、个人生活自理能力、社会适应能力的训练，尽可能保持和改善尚存的功能，避免继发性残疾或发展为残障；在残疾发生后，采取积极措施防止残疾的加重和继发性残疾。

知识链接

残疾的三级预防

1. 一级预防　针对导致残疾的各种致病因素，采取相应的预防措施，以消除残疾隐患，预防残疾性疾病的发生。如优生优育、婚前检查、合理营养、预防接种、安全防护、精神卫生保健等。

2. 二级预防　是对疾病的早期发现、早期诊断、早期治疗。损伤或疾病发生后，应及时发现及时治疗，防止伤、病发展而引起残疾。如普查、筛查、定期健康检查、高危人群重点项目检测等。

3. 三级预防　是在残疾发生后，采取各种积极的措施防止残疾的加重。

3. 康复指导　在社区卫生服务中心（站）、康复机构及患者家庭对残疾者开展必要的、可行的康复功能训练和康复指导，包括教育康复、职业康复、社会康复及独立生活等方面的指导。

4. 残情观察　观察患者的残疾情况以及康复训练过程中残疾程度的变化，及时矫正，预防继发性残疾和并发症。

5. 社会支持　协调家庭、社区等有关部门的工作，确保对病、伤、残者的照顾，安排、联络各康复成员，让他们相互了解、支持和配合。社区康复护理人员应了解患者对残障的反应及心理承受能力，理解残疾人的消极情绪，真诚对待患者，关心患者，注意观察患者情绪变化，引导他们接受现实，以积极的态度配合康复治疗。通过积极的康复训练改善其功能，促使康复过程连贯有序实施，以达到康复的目的。

6. 康复治疗　根据康复对象的伤残程度，提供专业性治疗，如物理疗法、作业疗法、语言疗法、心理疗法等。督促康复对象坚持锻炼，保证康复活动的连续性，直至康复计划完成。

7. 转介服务　转介服务是社会康复的重要内容，由于社区卫生服务机构在设备和技术条件等方面的限制，对难以在社区康复的患者应转送至上级机构，而对于诊断明确、经过治疗病情稳定的恢复期患者，将由上级医疗机构转回至社区，继续进行治疗和康复。因此，社区护士在转介服务中应做到全面评估患者的康复情况，识别需要转介服务的康复对象及其需求；进行转介登记，积极协助转介过程的实施；及时对转介效果进行随访及评价。

（二）社区康复护理的实施原则

1. 功能训练应贯穿全程　功能训练是康复护理的基本内容。早期功能训练能有效预防残疾的发生及发展；后期功能训练能最大限度地保存并恢复机体的功能。社区康复护理人员应在总体康复护理计划指导下，坚持对患者进行康复功能训练，促进其功能恢复。

2. 注重与实际生活相结合　康复护理训练应注重实用性，将训练内容与日常生活活动相结合，帮助患者最大限度地恢复生活自理能力，实现“自我康复护理”。

3. 规范各项康复技术的操作　社区康复护理人员要树立安全意识，严格按照康复技术规范开展康复训练。

4. 重视心理康复　患者由于自身缺陷的出现，会出现悲观、失落、自卑、抑郁等消极情绪。护理人员要尊重患者，热情耐心地为患者服务，帮助患者树立信心，尽早康复训练，使其适应现实生活，能够积极回归社会。

5. 提倡协作精神 良好的协作关系是帮助患者取得最大康复疗效的关键，康复护理人员需要与康复小组的其他人员定期评价康复疗效，交流康复技巧，总结经验，提高疗效，实现康复护理目标。

三、社区康复护理的治疗技术

（一）物理疗法

物理疗法，是指应用自然界和人工的物理能量防治病残的方法，常用的有光疗法、电疗法、超声波疗法、磁疗法、水疗法等。主要作用：①预防和减少手术后并发症、后遗症、功能障碍、残疾的发生；②预防老年慢性心肺疾病的发生、发展；③预防和治疗压疮；④解除或减轻病变所产生的疼痛，改善关节功能等。

（二）运动疗法

运动疗法，是指以现代医学和体育学理论为基础，运用现代科学知识、方法和技术，结合使用训练器械和设备进行的一种治疗方法。常用的运动疗法有医疗体操、耐力运动、拳术、气功等。主要作用：①调节神经、内分泌、心血管和呼吸系统的功能；②促进肢体康复、改善精神和心理状态。

（三）作业疗法

作业疗法，是指有目的、有针对性地从日常活动、职业劳动、认知活动中选择一些作业活动，对患者进行训练，以缓解症状和改善功能的一种治疗方法。常用的有家务活动训练、职业性劳动训练、工艺作业、文娱疗法、假肢穿戴后的活动训练等。主要作用：①维持患者机体现有的功能，最大限度地发挥残存功能；②提高患者的日常生活活动能力，增强其自信心；③提高患者生活质量，使患者尽早参与社会生活。

（四）针灸疗法

针灸疗法，是通过刺激人体的穴位，发经络之气，调节脏腑气血功能，从而达到防治疾病，使机体康复的一种治疗方法。常用的有针刺法、电针法和灸法等。主要作用：①调整脏腑气血功能，疏通经络、调和阴阳、扶正祛邪；②镇痛；③促进血液循环，提高机体免疫力。

（五）按摩疗法

按摩疗法，是康复治疗者用手、肘、膝、足或器械等在人体体表施行各种手法来防治疾病的一种治疗方法。常用的有按、摩、推、拿、揉、捏法。主要作用：调整神经系统和内脏功能，改善循环、松解粘连和挛缩的组织、改善肌肉功能状态等。

（六）心理疗法

心理疗法，又称精神疗法，是通过心理调整和干预，达到改变人们行为、思想和情感的一种治疗方法。常用的有支持性心理疗法、暗示疗法、催眠疗法、行为治疗法和认知疗法。主要作用：消除或减轻患者身体症状，改善患者的心理精神状态，使其尽早适应家庭、工作和社会环境。

（七）语言疗法

语言疗法，是对有语言障碍者进行矫治，以恢复或改善其语言能力的一种治疗方法。常用的方法有构音练习、模仿练习、朗读、会话练习、发音器官的训练（如伸舌、卷舌、鼓腮、吹口哨等）。主要作用：提高患者语言理解及表达能力，帮助患者恢复交流功能，使之重返社会。

四、社区康复护理的常用方法

（一）体位管理

体位摆放，是指通过主动或被动的方式摆放合适的体位，目的是预防因卧床而引起的坠积性肺炎、压疮、肌肉萎缩、关节脱位、关节挛缩、深静脉血栓等并发症，有助于预防或减轻痉挛姿势的出现和加重。体位转换，是通过主动或被动的方式改变身体的姿势和位置，以促进血液循环，预防压疮发生。

（二）肌力训练

通过训练增强肌力，使患者更好地完成日常生活活动、维持协调、平衡、良好的步态等。

按照不同肌力分类：①助力训练：在外力的帮助下，通过患者努力主动收缩肌肉来完成运动或者动作的训练。适合1～3级肌力的患者。②主动训练：通过患者主动的肌肉收缩来完成运动的训练。适用于3级及以上肌力的患者。③抗阻训练：患者在肌肉收缩时，需要克服外加的阻力才能完成运动的训练。适合3级以上肌力的患者。

按照不同肌肉收缩方式分类：①等张训练：是指肌肉收缩时，肌纤维的张力不变，但是肌纤维的长度发生改变，产生关节运动的一种训练方法。②等长训练：是指肌肉收缩时，肌纤维长度不变，不产生关节活动，但肌肉能产生较大张力的一种训练方法。③等速训练：是指利用等速测力器，维持恒定的速度并给予所训练的肌力相匹配的顺应性阻力，运动中肌肉的长度和张力都改变。按照不同训练目的分为增强力量和肌耐力两种。

（三）日常生活活动能力训练

日常生活活动能力训练，是为了改善或恢复基本的活动能力，如衣、食、住、行、个人卫生等而进行的一系列训练活动，是作业治疗的基本方式之一。内容包括：①饮食训练；②更衣训练；③个人卫生训练；④床上运动训练；⑤移动训练；⑥轮椅训练等。主要作用为：①改善患者的躯体功能，达到生活自理或降低对他人的依赖程度；②充分发挥患者的主观能动性，帮助患者重建独立生活的自信心。

（四）呼吸功能训练

呼吸功能训练，是通过指导患者学会呼吸控制并运用有效呼吸模式，使吸气时胸腔扩大，呼气时胸腔缩小，从而促进胸腔运动，改善通气功能的方法。常用的方法包括：①缩唇呼吸训练，如吹蜡烛、吹气球、吹口哨等；②腹式呼吸训练；③局部呼吸训练；④咳嗽训练等。主要作用为：①有效的呼吸功能训练能增大换气量；②增强肺活量，促进肺内分泌物的排出；③改善脊柱和胸廓的活动状态，维持正确姿势。

（五）放松训练

患者在放松训练过程中，禁止说话、吸烟、吃零食或嚼口香糖等，避免破坏放松过程，导致情绪紧张而影响效果。练习时间一般安排在午饭后1小时或晚上睡觉之前，每次练习时间20～30分钟，每日1～2次。放松训练需经过数周或数月的时间才会收获显著效果，因此，训练需要有耐心和毅力，持之以恒。

第二节 社区康复护理

情境导入

情境： 刘某，女，76 岁，高血压病史 15 年，小学文化，退休工人，育有一子一女，在外地工作。2 个月前突发脑卒中，及时送往医院救治，现已出院回家，右侧肢体偏瘫，虽进行了康复训练，但日常生活仍需要他人协助，患者自觉不便，希望尽快恢复自主活动。老伴将其送到社区照护中心寻求帮助。

思考： 针对该患者的情况，社区护士需要为其提供哪些康复护理服务？

一、残疾人的社区康复护理

（一）残疾的概念

1. 残疾 是指因外伤、疾病、发育缺陷或精神因素造成明显的身心功能障碍，以致不同程度地丧失正常生活、学习和工作能力的一种状态。如肢体残缺、感知认知障碍、内脏功能不全、智能障碍、精神情绪与行为障碍等。

2. 残疾人 是指生理、心理、人体结构上某种组织功能丧失或者不正常，使得部分或全部失去以正常方式从事个人或社会生活能力的人。如盲人、聋哑人、精神疾病患者、截肢患者等。

（二）残疾的分类

依据国际《国际残损、残疾与残障分类》（International Classification of Impairment, Disability and Handicap, ICIDH）从身体、个体和社会三个层次，以功能损害的程度，将残疾分为残损、残疾和残障 3 个独立的类别。

1. 残损 是指生理、心理、解剖结构（或功能）的异常或丧失，对独立生活、学习和工作有一定程度的影响，其影响局限在组织器官水平上，是生物器官或系统水平上的功能障碍，但个人生活仍能自理。如智力残损、语言残损、听力残损、视力残损、畸形等。

2. 残疾 是指由于身体组织结构和功能缺损较严重，出现明显障碍，以致丧失以正常的方式进行独立日常生活和工作的能力。其影响在个体水平上，是个体或整体水平上的功能障碍。例如行为残疾、交流残疾、生活自理残疾、运动残疾等。

3. 残障 是指由于形态功能缺损和个体能力严重障碍，不但个人生活不能自理，甚至影响到学习、工作和社会生活。个人无法完成日常社会活动，属于社会水平的功能障碍。如定向识别残障、行动残障、身体自主残障（生活不能自理）等。

一般情况下残疾的发展是按照残损、残疾、残障顺序进行，但三者之间没有绝对的界限，残损未经有效的康复治疗可转化为残疾甚至残障。残障或残疾经过有效的康复治疗可以向残疾、残损转化。

（三）残疾人的社区康复护理

1. 改善居住和社区康复环境 提倡采用无障碍设施，以保证残疾人在生活和康复训练过程中的安全。如房间、厕所以推拉式为宜；门把手、电灯开关、水龙头等高度低于常规高度，走廊应设扶手，便于行走和起立等。

2. 日常生活活动能力训练 日常生活活动是人们为了维持生存及适应生存环境而每天必须进行

的最基本的活动，包括衣、食、住、行中的基本生活能力。主要涉及饮食训练、更衣训练、个人卫生训练、床上运动训练、移动训练以及轮椅训练，具体方法如下。

（1）饮食训练　选择适合患者功能状态的餐具和姿势进行训练。如坐在床上吃饭，可以先练习卧位到坐位的体位训练，然后进行抓握餐具的训练，最后再练习送食物入口、咀嚼和吞咽动作的训练。①体位训练：最简单的是从卧位变为坐位，如训练患者在健侧手和肘的帮助下坐起，或者借助他人帮助坐起。然后维持坐位训练，如坐好、坐稳或靠背支撑坐稳。②抓握餐具训练：根据患者的功能状态，选择便于患者进食的特殊餐具（图9－1），先练习抓握木条或橡皮，再练习抓握汤匙，逐步进行训练。③进食训练：先练习手模仿进食动作，然后再训练进食动作；饮水可用吸管进行。④咀嚼和吞咽动作训练：吞咽困难者在进食前应先做吞咽动作的训练，饮食可先从流质、半流质到普食，从少量饮食逐步过渡到正常饮食。

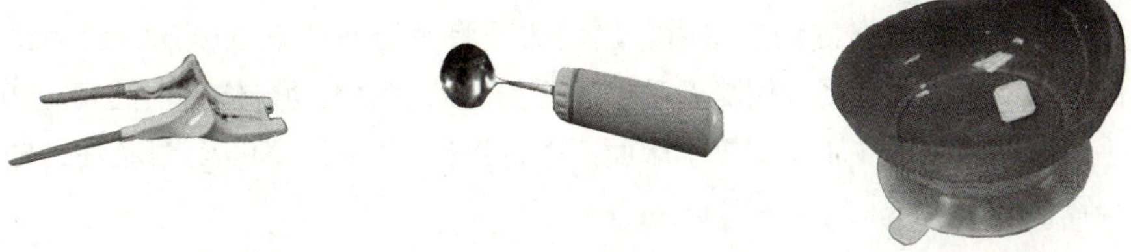

1.筷子　2.勺子　3.碗

图9－1　餐具

（2）更衣训练　包括穿脱衣服、鞋袜等训练。如偏瘫患者穿衣和裤子时可先穿患肢，再穿健肢；脱衣时，先脱健肢，再脱患肢；截瘫患者穿裤子时先以坐位穿上裤子，然后右侧卧位，将左侧裤子提起；再翻身左侧卧位，将右侧裤子提起，交替反复，将裤子提到腰部（图9－2）。在整个更衣训练过程中，可以根据患者的情况，设计一些宽大的、开合式的特制衣服，如果患者不能系、解纽扣时，可以使用按钮、拉链等以方便残疾者的更衣训练。

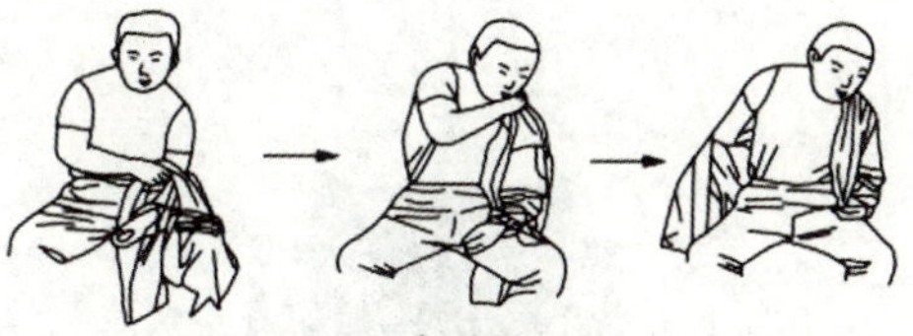

A.穿衣服

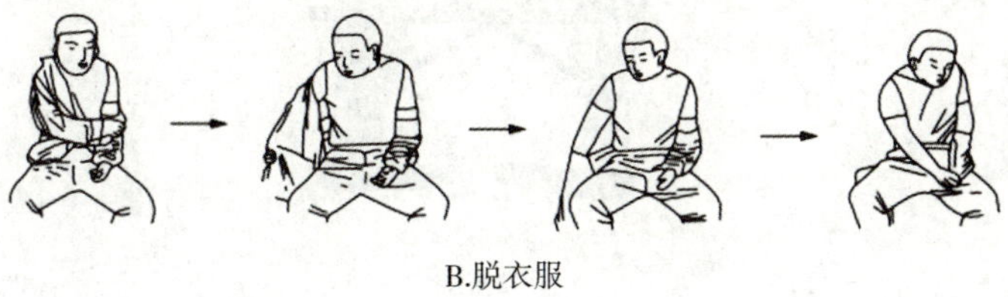

B.脱衣服

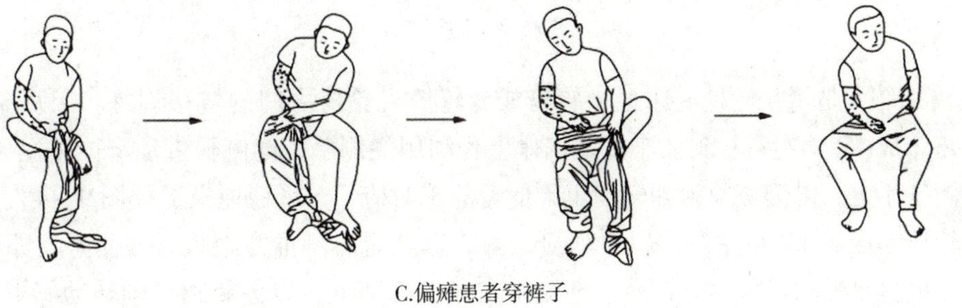

C.偏瘫患者穿裤子

图9－2　更衣训练

（3）个人卫生训练　包括洗漱动作、排便活动以及洗浴活动等。①洗漱动作：包括移到洗漱处、开关水龙头、洗脸、刷牙和梳妆等。如偏瘫患者洗脸可用健侧手将毛巾打湿，然后将湿毛巾缠绕挂在水龙头上，利用水龙头来拧干毛巾后擦脸。刷牙时如患侧手有少许功能，可用患侧手持牙刷，健侧手挤牙膏，然后健侧手刷牙，如果患侧手功能全失，可训练健侧手单独完成。②排便活动：包括移到厕所、如厕、排便活动及控制。患者需学会床、轮椅、便器之间的转移才能进行如厕训练。③洗浴活动：包括移到浴室、完成洗浴的全过程。通常洗澡用淋浴式方法，喷头下方靠墙位置放置沐浴椅，患者坐在椅上冲洗，利用健手持毛巾擦洗前面，用带长柄的海绵刷擦洗后背。可在墙上安置扶手，以利于患者站起。尽量做到洗漱、梳头、如厕和洗浴自理。如偏瘫患者，可以先练习健侧手操作，再训练患侧手操作、健侧手辅助。为了完成日常生活活动能力的训练，也可选用一些适用的器具等。

（4）床上运动训练　主要包括翻身和桥式运动训练。①翻身训练：偏瘫患者向患侧翻身时，患者仰卧，双手十字交叉互握，患侧手拇指压在健侧拇指上方，伸肘屈膝；将双上肢用力向患侧摆动，借助惯性带动身体翻向患侧。向健侧翻身时，用健侧手将患肘屈曲放于胸前，健侧腿插入患侧腿下方，在身体向健侧转动的同时，用健侧腿搬动患侧腿，借助惯性带动身体翻向健侧。②桥式运动：患者仰卧位，双手放于体侧，下肢屈曲支撑于床面，患者将臀部抬离床面，尽量抬高，即完成伸髋、屈膝、足平踏于床面的动作。 e 微课1 e 微课2

（5）移动训练　残疾者需借助手杖、轮椅来完成日常生活活动，包括扶持行走训练、独立行走训练、助行器行走训练。①扶持行走训练：当患者需要扶持时，护理人员应在患侧进行扶持，也可以在患者的腰上系带子以便于扶持，利于双手活动。②独立行走训练：先保持身体立位平衡，行走时，当迈出一脚，身体倾斜时，将重心转移至对侧下肢，再迈出另一脚，身体前进，训练时，可以利用平衡杠。③助行器行走训练：助行器（图9－3）是辅助人体支撑体重、保持平衡、锻炼行走，在保障患者安全的情况下进行有效的康复锻炼。使用助行器前，检查助行器是否稳定，橡皮垫、螺丝有无损坏或松动，患者穿长度适宜的裤子及防滑鞋，行走时，抬头挺胸，目视前方，行走速度不宜太快，步幅要小，步伐以达到助行器的一半为宜，避免重心不稳而跌倒。（图9－3）。

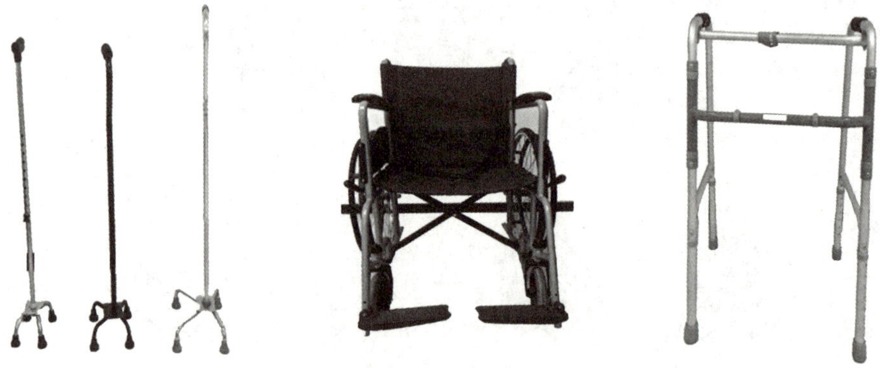

1.手杖　　2.轮椅　　3.助行器

图9－3　助行工具

（6）轮椅训练　是指从轮椅－床上－轮椅或者轮椅－轮椅之间的转移训练。①从床到轮椅的转移：轮椅要与床成45°角左右，刹住车闸，偏瘫患者利用健侧手、健侧腿带动身体站立，将健侧手放在轮椅的外侧扶手上，以健侧腿为轴转动躯干使臀部正对椅子，平稳地坐下（图9－4）。②从轮椅到床的转移：轮椅与床成45°角左右，刹住车闸，偏瘫患者向两侧推开踏板，健侧手支撑近床侧扶手，利用健侧手、健侧足带动身体站立，然后健侧手支撑在床面上，以健侧腿为轴转动躯干，使臀对床，平稳地坐在床上（图9－5）。

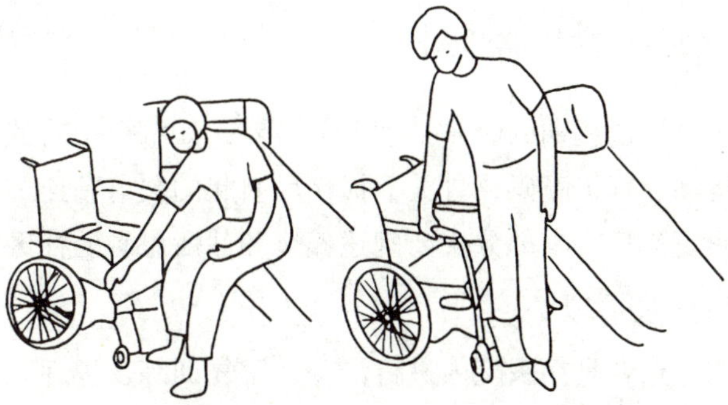

图 9－4　从床转移到轮椅

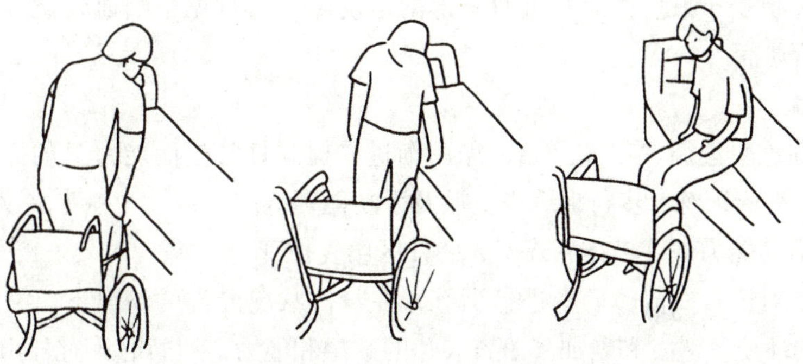

图 9－5　从轮椅转移到床

（7）上下楼梯训练　一般遵循上楼梯时健侧腿先上、下楼梯时患侧腿先下的原则，两腿交替向前，若有家属或康复师帮助患者上下楼梯时，家属或康复师可以抓住患者腰带，上楼时在患者后方帮助保护，下楼梯时在患者前方帮助保护。上楼梯时，患者先迈健侧腿上一台阶，等重心逐渐转移到健侧平稳后，再迈出患侧腿到同一台阶，同时家属扶持患者腰部以保持患者身体平衡和重心的转移。下楼梯时，患者先迈患侧腿下一台阶，将重心平稳地转移后再迈健侧腿到同一台阶。家属或康复师可以在旁边辅助，固定患者的腿膝关节以及腰部以保持患者的身体平衡和关节的稳定性。

3. 加强社会支持　协调社区有关部门及家庭成员在心理上及经济上给予关心和照顾。指导家属营造良好的家庭康复环境，保证残疾人住所安全、整洁、舒适，为其提供充分的休息空间、足够的营养；加强大小便护理，防止尿路感染和便秘；加强皮肤护理，预防压疮等。

4. 给予心理疏导　调整患者不良的心理状态，鼓励其积极参与家庭及社会活动。病残对个人和家庭都是重大打击，给人造成的心理及精神创伤持久而严重。社区康复护士需了解残疾人的残障情况及心理反应，以坦诚的态度来接纳、关心、支持患者，使他感受到被别人接纳和理解。同时，通过心理指导与治疗，使其面对现实，以积极的态度，配合康复治疗。对心理异常者，可采用精神支持疗法、暗示疗法、催眠疗法等以消除或减轻患者的症状，恢复其正常的心理调适功能，以利于康复护理训练计划的顺利进行。

5. 加强康复宣传教育　作为社区康复护理人员应认真做好患者出院后随访、咨询及康复护理工作。促进社会、家庭对康复护理的认知能力，指导人们合理利用社区康复服务资源。转变患者及其家属的观念，培养其参与意识及自我保健意识。促进患者尽早康复，重返社会。

6. 预防残疾宣传教育　如预防接种、优生优育、合理营养、合理用药、防止意外事故等宣传，以降低残疾的发生率。

二、常见疾病后遗症的社区康复护理

对于某些常见疾病而言，后遗症期的康复护理至关重要，如脑卒中后的偏瘫、脊髓损伤后引起的截瘫、小儿脑瘫后引起的运动、言语障碍；骨关节损伤后引起的关节粘连、挛缩；颈肩疾病引起的疼痛等，都需回到社区进行康复治疗。本部分主要阐述偏瘫和截瘫患者的社区康复护理。

（一）偏瘫患者的社区康复护理

偏瘫发生初期，绝大部分患者是在医院内进行治疗、康复训练及护理。进入恢复期后，根据病情和条件转入康复中心或社区继续康复治疗与护理，进一步促进功能恢复和代偿，提高日常生活能力，最大限度地减少损害和预防复发。

1. 偏瘫 是指一侧上下肢、面肌和舌肌下部的运动障碍，常见于脑血管意外，也可以见于头部外伤和脑外科手术后遗症。

2. 主要护理措施

（1）肢体功能训练 遵循“早期开始，循序渐进，提高日常生活能力”的原则。包括患侧肢体的被动及主动运动、平衡训练、步行训练、上肢及手功能训练。

（2）日常生活活动能力训练 详见残疾人的社区康复护理。

（3）语言训练 对语言交流障碍者进行训练，在身体状况允许的情况下，鼓励其参加正常的社交活动，接触不同的环境，激发和增加其语言表达的欲望和能力。对暂时不宜外出者，可鼓励其多读报纸、听音乐、多与身边的人沟通。

（4）常见并发症的护理 常见的并发症有呼吸系统感染、泌尿系统感染及压疮，应积极采取有效的护理措施，预防并发症的发生。如指导患者每日做深呼吸练习，痰液黏稠者帮助其及时排痰，定时变换体位，辅助叩背排痰等措施预防呼吸系统感染。指导患者多饮水，以利于大量的尿液冲洗泌尿道，预防泌尿系统感染。指导患者勤翻身拍背，保持床铺平整干燥，加强营养等。对于大小便失禁的患者要及时清除排泄物，及时更换床单和衣裤，避免潮湿及排泄物的刺激，预防压疮发生。

（5）心理护理 偏瘫患者常因疾病所致的角色、行为方式、社会功能的改变，表现出不同程度的抑郁和情绪不稳定等心理问题。因此，社区护士应准确评估患者的心理问题，针对不同个体采用不同的方式进行心理治疗与护理。

（6）健康教育 采用家庭访视、发放健康手册、电话回访等方式向患者及家属介绍疾病的知识、康复训练方法及注意事项，以促进康复护理目标的实现。

（二）截瘫患者的社区康复护理

1. 截瘫 是由各种致病因素引起脊髓结构、功能的横贯性损害，造成损伤节段水平以下不同程度的肢体运动、感觉功能障碍及排便、排尿功能障碍。脊髓损伤平面以下感觉、运动及反射活动全部丧失者为完全性截瘫；部分功能障碍者为部分性截瘫。

2. 主要护理措施

（1）肢体功能训练 ①增加肌力训练：包括上肢肌力增强训练和下肢肌肉牵拉训练。上肢肌力增强训练可以通过举哑铃沙袋、拉力器等进行反复训练。下肢肌肉牵拉训练，患者取坐位，双腿分开，一手按压膝盖以防弯曲；另一手握足底的前部，并用力牵拉进行训练（图9－6）。②髋膝关节活动训练：取仰卧位，双手扶一侧膝关节，屈曲

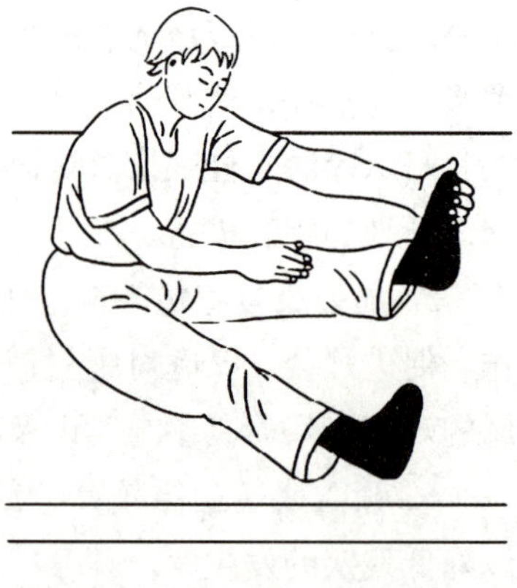

图9－6 下肢肌力牵拉训练

并用力使其贴近胸腹部，进行髋膝关节的屈伸运动训练。患者取坐位，将一腿屈曲放置另一腿上，双腿交替进行髋膝关节转动训练（图9-7）。通过髋膝关节的活动训练可以防止肌肉萎缩及关节僵硬。③轮椅训练：训练患者在轮椅上能长久地保持坐位；练习轮椅前进、后退、回转、开关房门等移动动作。

微课3

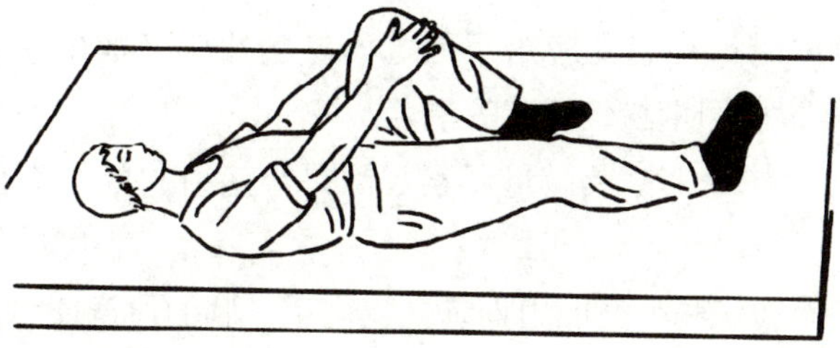

图9-7　髋膝关节屈伸运动训练

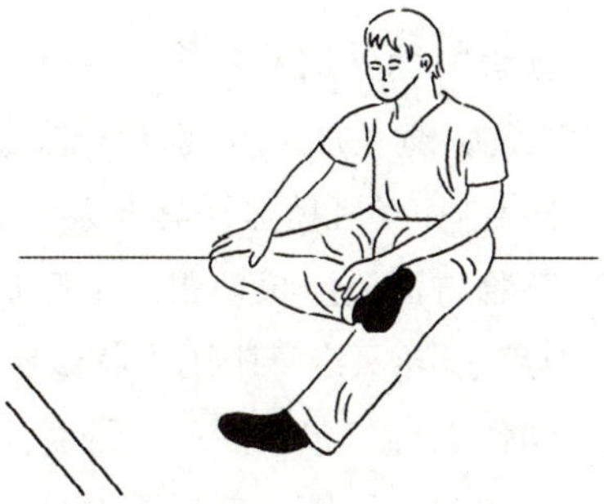

图9-8　髋膝关节转动训练

（2）生活自理能力训练　详见残疾人的社区康复护理。

（3）防止并发症的发生　常见并发症有压疮、泌尿系感染、呼吸道感染、便秘、腹胀等。应多食蔬菜、水果及富含粗纤维的食物，给予腹部按摩，必要时给予缓泻剂预防便秘和腹胀的发生。其余并发症的预防同偏瘫患者。

（4）心理护理　关心体贴患者，通过礼貌、诚恳、自然、友好的交谈，建立良好的护患关系，了解患者的心理特点和状态，有目的地制定相应的护理措施，开导并教育患者正确对待疾病，树立战胜疾病的信心，以积极的态度对待生活，参与力所能及的社会活动。护士还应与患者家庭、工作单位联系，争取多方配合，使患者在各项治疗护理中发挥主观能动性，以坚强的毅力配合各项康复护理工作，促进早日康复。

（5）健康教育　向患者及家属讲解疾病知识，了解康复计划、方法、时间安排和费用情况，使其主动参与康复治疗和护理，指导如何进行自我护理及预防并发症的发生。

三、智力低下者的社区康复护理

（一）智力低下的概念

美国智力低下协会（AAMD）将智力低下定义为在发育期内，一般智力功能明显低于同龄水平，同时伴有适应性行为缺陷。智力的高低通常用智力商数来表示，简称智商（intelligence quotient，IQ），是用智力年龄除以实际年龄所得的商乘以100所得的数。通常认为，IQ在80～120属于正常，80～89是中下水平；70～79是临界状态水平；69以下为智力明显低于平均水平。

（二）智力低下的分类

一般依据智商和社会适应性行为缺陷将智力低下分为轻度、中度、重度、极重度4级。

1. 轻度　常表现为理解、记忆、分析能力低于同龄人，有语言交流能力，发音尚清晰，但词汇少，经教育可达小学文化程度，从事简单劳动，做到自食其力。占智力低下的75%～80%，智商50～69，多在学龄期因学习困难、学习成绩差而被发现。

2. 中度　自幼反应迟钝，语言、运动能力较差，说话发音不清，词汇很少，学习困难，经教育能从事简单的体力劳动、生活能自理。占智力低下的12%，智商35～49。

3. 重度　大多在婴儿期即被发现，有不同程度的运动、感觉功能障碍，对周围事物反应极差，不认识身边亲人，只能发含糊不清的单音，接受教育极其困难，需人照顾。占智力低下的7%～8%，智商20～34。

4. 极重度 对外界刺激无反应，不会说话，大多伴有其他残疾，智力根本不能改善，需他人终身照顾。占智力低下的1%～2%，智商20以下。

（三）主要护理措施

1. 饮食方面 加强营养，给予富含维生素、蛋白质等饮食，促进大脑的发育。根据不同疾病选择合适饮食，避免加重或诱发病情的食物。如苯丙酮尿症患儿应给予低苯丙氨酸饮食（如米粉、菠菜、土豆等）；半乳糖血症患儿禁食乳类及乳制品，可用米粉、豆浆等喂养。

2. 药物方面 应长期服用维持脑正常功能的多种维生素及微量元素。因呆小病引起的智力低下者须在医生指导下终身服用甲状腺制剂。

3. 动作训练 包括抬头、翻身、坐、站、走等动作和平衡能力训练，提高手、脑的协调能力。

4. 认知能力训练 包括感知觉训练、思维能力训练及社会行为训练3个方面。①感知觉训练：包括视觉、听觉、触摸觉训练。②思维能力训练：用各种形状的木板放入和旋转，木板的归类，套桶、几何图形桶游戏，图片分类，残缺物的认识来训练思维能力。③社会行为训练：早期基本行为训练，如对镜中微笑和发声、注视母亲的脸、模仿成人做简单的家务、依指示说“请”与“谢谢”等。

5. 语言交流能力训练 可面对面地教患者进行口的开闭，吹口哨，鼓腮，舌的前后、左右、上下等运动并进行口语交流。

6. 日常生活能力的训练 详见残疾人的社区康复护理。

7. 心理护理 要保护患者的自尊心，及时表扬和鼓励，与其建立感情和友谊，引导患者逐渐克服固执、喜攻击、不易接近的性格。对患者的缺点、错误，应从说服教育入手，禁止打骂，防止产生自卑感。

8. 家庭教育 向家属传授言语教育训练、按摩治疗等康复实用技术和方法，对家属开展家庭教学的技能和技巧培训，以提高家庭康复的技能和水平。提高安全意识，不要让患者直接接触剪刀、药品、消毒剂等危险物品，以免发生意外。另外，可在患者外衣缝上写有姓名、住址、联系方式的布条，以便在走失时，能被送回。

四、心理障碍者的社区康复护理

（一）心理障碍的概念

心理障碍也称为病理心理、变态心理、心理疾病等，是指在各种因素的影响和作用下，人的心理活动过程可能出现不同程度的紊乱，心理活动的完整性和与外界环境的协调性受到损害，导致心理活动偏离正常范围，出现心理失调、人格障碍和行为异常。

（二）主要护理措施

1. 做好社区流行病学调查 社区护理人员应熟悉本社区心理障碍者的发病特点、发生及发展规律，社会环境对疾病发生、发展的影响等，并据此制定出防治和康复护理计划。

2. 做好心理咨询工作 针对心理障碍者疾病易复发的特点，社区康复工作者应加强心理咨询工作，防患于未然。如应让患者及家属了解疾病，并认识复发的早期表现，尽早发现，及时治疗；减少精神刺激，鼓励患者多参加集体活动，让患者主动接触和关心他人，消除心理负担，克服自卑感；告诉患者及家属不能随意停药，应该定期复查，如出现不良反应，应尽早报告医生，在医生的指导下，适时减药或更换药物。

3. 心理护理及心理康复　心理护理与心理康复有相通之处，其重点在于与患者建立良好的关系，并通过耐心的交谈和接触，启发患者正确认识疾病，树立与疾病做斗争的信心。指导患者正确对待社会环境，学会人际交往，增强心理承受能力，积极创造条件，使其在家庭中得到尊重，在一定的范围内支配自己的时间和钱财，管理个人的物品，参加社会活动，直到恢复社会性劳动，以促使他们能够正确认识自我，实现个人的社会价值和家庭价值，真正走向康复，回归社会。

4. 社会生活技能训练　对于心理障碍患者来讲，由于疾病的影响，心理障碍患者的许多社会生活技能存在着问题，需要通过康复训练加以修复或重建。①用药：可以采用不同颜色的药杯进行早、中、晚药物的区分，并对患者进行训练，使其能自行服药。②个人仪表和卫生：培养有规律的生活习惯，制订规律的个人清洁计划，头发定期清洁、修剪，着装干净、整洁，定期修剪指甲，定期清洁，保持身体清洁无污垢。③钱财管理：可以指导患者把钱放在固定的存钱包里，并且附带记录本；④良好的交谈：作为护理人员应该尊重患者，认真听取患者自诉的感受，给予心理上和精神上的支持；⑤准备食物：让患者先学会简单食物的准备，尽量避免用火、刀等危险物品；⑥待客与约会：让患者主动地去接待客人，与客人沟通，尽量让其融入家庭和社会；⑦保持生活环境整洁：让患者每天保持生活环境的干净、整洁；⑧外出购物与遵守社会规范：通过采用行为矫正、情景模仿、示范指导、作业练习等措施，帮助他们建立新的心理习惯和社会习惯。

5. 安全护理　心理障碍者对现实的承受能力低，在疾病状态下，往往会发生危及自身或他人安全的行为，如毁物、自伤、伤人等，必须严加看护，不能让其独处或独自外出，必要时将患者送往专科医院治疗。

6. 生活护理　过度的照顾不仅对患者的康复不利，反而会加重患者对照顾者的依赖，降低活动的主动性。对已丧失个人生活能力的患者，生活护理的重点是帮助其建立合理的生活方式和生活习惯，使其学会保持个人卫生，做到起居有常、饮食合理、劳逸结合、适量运动。纠正患者的不良习惯，让其多与人交往、接触社会、参加力所能及的劳动和体育活动，努力培养他们的生活自理与自律能力。

目标检测

答案解析

A 型选择题

1. 下列社区康复护理的基本内容中，不正确的是（　）
   A. 预防并发症和畸形
   B. 日常生活能力训练
   C. 以被动护理为主
   D. 指导患者辅助具和矫形器的使用
   E. 心理护理

2. 下列哪个不是社区康复护理的对象（　）
   A. 残疾人　B. 慢性病患者　C. 老年病患者
   D. 急性创伤　E. 手术后恢复期患者

3. 下列属于偏瘫患者起坐训练方法和步骤的是（　）
   A. 用患肢将健肢屈曲置于胸前　B. 将患腿插入健腿下方
   C. 用健腿将患侧腿移至床边　D. 用患手撑、伸直、坐起
   E. 用患腿蹬床面

4. 我国残疾分类不包括（　）

A. 智力障碍　B. 心功能不全　C. 听力丧失

D. 视力不全　E. 肢体功能不全

5. 以下内容不属于康复目标的是（　）

A. 最大程度实现自理　B. 维持或恢复机体功能　C. 维护尊严

D. 最大程度依赖他人　E. 回归家庭

6. 以下内容属于残疾的第三级预防措施的是（　）

A. 防治老年病

B. 通过职业咨询和训练，促使残疾者重返家庭和社会

C. 定期健康检查

D. 筛查

E. 适当药物治疗

7. 有关饮食动作训练，以下内容不正确的是（　）

A. 可以在训练开始时抓握木条或橡皮

B. 可将餐具改良，如将特制的碗碟加以固定

C. 可以先训练手部动作和模仿进食

D. 意识清醒的吞咽困难者，确定无误吸并能顺利喝水时，可尝试自己进食

E. 可以从进食普通食物开始训练

8. 有关穿、脱衣服的方法，以下叙述不正确的是（　）

A. 穿衣时，先穿健侧再穿患侧

B. 穿好衣服后系好扣子

C. 脱衣时，先脱健侧再脱患侧

D. 穿衣时，健手将衣服衣领向上拉帮助患侧穿上

E. 脱衣时，先解开衣扣

9. 将患者从床上转移到轮椅上，轮椅与床的夹角应该是（　）

A. 20°　B. 30°　C. 45°

D. 50°　E. 60°

10. 有关上、下楼梯训练，以下描述不正确的是（　）

A. 扶栏杆下楼梯时，患者用健手扶住楼梯扶手

B. 下楼梯时，辅助者需控制患者患侧腿膝部

C. 扶栏杆上楼梯，患者重心移至患侧腿上，患侧腿先上台阶

D. 用手杖上楼梯时患者用健侧手持杖

E. 扶栏杆上楼梯时，健足踏上一级台阶，然后患侧足踏上与健侧足并行

（黄小娥）

书网融合……

思维导图　重点小结　微课1　微课2　微课3　习题

第十章　社区传染病的管理与护理

PPT

学习目标

知识目标：掌握传染病的概念、特点，传染源的种类、传播途径，传染病的分类报告管理制度及管理措施；熟悉社区常见传染病的社区管理与护理，突发公共卫生事件的概念及应急处理措施；了解传染病的临床分期及传染病家庭访视。

技能目标：能够在教师指导下进行社区传染病和突发公共卫生事件的报告及基本管理；具备对传染病及突发公共卫生事件的预防观念以及快速反应、积极救助的能力。

素质目标：培养“大健康、全生命周期”的护理观念，促进社区传染病管理和护理高质量发展；领悟医学伦理精神，具备慎独精神，保护患者隐私；具备突发公共卫生事件的预防、快速反应及救助的素质。

第一节　社区传染病概述

情境导入

情境：某社区卫生服务中心的护士小王正在为一名肺结核病患者家属做健康咨询，该家属是患者的儿子。家属说：“大夫，我们家老爷子吃药已2个多月了，症状减轻了很多，咳嗽也不严重了，现阶段传染性应该没那么厉害了吧？我们家里人应该不那么容易被传染了吧？”

思考：1. 请从这位家属的提问判断他对结核病的认知情况。

2. 如果你是社区护士，应如何回答该家属？

传染病（communicable disease）是由病原微生物（细菌、病毒、衣原体、立克次体、支原体、螺旋体、真菌、朊粒等）和寄生虫（原虫、蠕虫、医学昆虫）感染人体后产生的具有传染性、在一定条件下可造成流行的疾病。

历史上传染病曾猖獗流行，严重危害人类的生命和健康。新中国成立以来，在“预防为主，防治结合”的卫生方针下，围生期保健不断加强，免疫接种覆盖率逐年提高，我国传染病的预防和控制取得了巨大成就，天花得以消灭，脊髓灰质炎、乙型脑炎、麻疹、白喉、百日咳和新生儿破伤风等的发病率也明显下降，其中脊髓灰质炎已接近被消灭。

目前我国传染病已经不再是引起死亡的首要原因，但仍有许多传染病广泛存在，一些已被消灭的传染病正在死灰复燃，新发现的传染病又时有发生，如结核分枝杆菌、肝炎病毒等病原体的感染率仍居高不下，艾滋病的发病和蔓延速度在不断加快，近年来严重急性呼吸综合征（severe acute respiratory syndrome，SARS）也称传染性非典型肺炎、新型冠状病毒感染、甲型H1N1大范围肆虐流行，为新时期传染病的预防和控制提出了新的要求，社区护士应该重点做好社区传染病患者的管理与护理，才能有效控制传染病，达到消灭传染病的目标。

一、传染病的流行过程及影响因素

传染病的流行过程是指传染病在人群中发生、发展和转归的过程。传染源、传播途径和易感人群是传染病流行过程必须具备的三个基本条件。这三个环节必须同时存在，若缺失任何一个环节，流行即可终止。流行又受自然因素、社会因素和个人行为因素的影响。

（一）传染病流行过程的基本条件

1. 传染源（source of infection） 是指体内有病原体生存、繁殖并能将病原体排出体外的人和动物，包括下列四种。

（1）传染病患者　是大多数传染病的重要传染源。急性期及症状相对严重的传染病患者具有典型病原体排出症状（如咳嗽、吐、泻），促进病原体播散；慢性和轻型患者也具有传染性，但因症状不典型而不易被发现，且慢性患者可长期排出病原体污染环境，成为长期传染源。

（2）隐性感染者　隐性感染者由于无任何症状、体征而不易被发现。在某些传染病（如脊髓灰质炎）中，隐性感染者在病原体被清除前是重要传染源。

（3）病原携带者　慢性病原携带者无明显临床症状且长期排出病原体，在某些传染病（如伤寒、细菌性痢疾）中有重要的流行病学意义。

（4）受感染的动物　某些传染病可由动物体内排出病原体，导致人类发病，如鼠疫、狂犬病等。因此，受感染的动物也是重要的传染源之一，以啮齿类动物最为常见，其次是家畜、家禽。由动物为传染源传染的疾病称动物源性传染病。

2. 传播途径（route of transmission） 是指病原体离开传染源后到达另一个易感者所经历的途径，同一种传染病可有多种传播途径。

（1）呼吸道传播　病原体离开传染源后存在于空气中的飞沫或气溶胶中，易感者通过呼吸获得感染，如流感、麻疹、肺结核、禽流感和 SARS 等。

（2）消化道传播　病原体离开传染源后污染食物、水源或食具，易感者进食时消化道获得感染，如伤寒、霍乱和细菌性痢疾等。

（3）接触传播　病原体离开传染源后污染水或土壤，易感者接触水和土壤时获得感染，如钩端螺旋体病、血吸虫病和钩虫病等。易感者伤口如接触被破伤风杆菌污染的土壤则可使人感染破伤风。易感者和传染源日常活动的密切接触，即可能获得感染，如消化道传染病（如痢疾）及呼吸道传染病（如白喉）。通过性接触尤其是不洁性接触（包括同性恋、多个性伴侣的异性恋及商业化性行为）可使易感者感染 HIV、HBV、HCV、梅毒螺旋体及淋病奈瑟菌等。

（4）虫媒传播　被病原体感染的吸血节肢动物如按蚊、人虱、跳蚤、白蛉、硬蜱和恙螨等，叮咬时把病原体传播给易感者，可分别引起疟疾、流行性斑疹伤寒、地方性斑疹伤寒、黑热病、莱姆病和恙虫病等。根据节肢动物的生活习性，虫媒传播疾病往往具有严格的季节性，有些病例还与感染者的职业及地区相关。

（5）血液、体液传播　病原体存在于携带者或患者的血液或体液中，通过应用血制品、分娩或性交等传播，如疟疾、乙型肝炎、丙型肝炎和艾滋病等。

上述传播统称为水平传播，母婴间传播属于垂直传播。婴儿出生前已从母亲或父亲获得的感染称为先天性感染，如梅毒、弓形虫病等。

3. 易感人群（susceptibility of the crowd） 对某一传染病缺乏特异性免疫力的人称为易感者（susceptible person），他们都对该疾病的病原体具有易感性。当易感者在某一特定人群中达到一定比例且又有传染源与适合的传播途径时，则很容易发生该传染病的流行。人群易感性的高低还受自然因素和社会因素的影响。降低人群易感性或减少易感者最有效的方法就是普及人工自动免疫，有些传染病可通过全民长期坚持接种疫苗而被消灭，如天花、脊髓灰质炎、乙型脑炎和麻疹等。

（二）影响流行过程的因素

1. 自然因素（natural factors） 自然环境中的各种因素，包括地理、气象和生态等对传染病流行过程的发生和发展都有重要影响，寄生虫和由虫媒传播的传染病对自然条件的依赖尤为明显。传染病的地区性和季节性与自然因素密切相关，如我国北方有黑热病流行区，南方有血吸虫病流行区，疟疾在夏秋季发病率较高等。自然因素也可以通过降低人体的非特异性免疫力而促进流行过程的发展，如寒冷可降低呼吸道抵抗力，炎热可减少胃酸的分泌等。某些自然环境为传染病在野生动物间传播提供了良好条件，如鼠疫、钩端螺旋体病等，人类进入此类地区亦可受感染，称为自然疫源性传染病或人畜共患病。

2. 社会因素（social factors） 包括社会制度、经济状况、文化水平和风俗习惯等，对传染病的流行过程有非常重要的影响。新中国成立以来，爱国卫生运动的普遍开展和计划免疫的逐步普及，已使许多传染病的发病率明显下降，部分传染病已接近消灭。然而随着社会经济发展，人口流动、生活方式、饮食习惯的改变和环境污染等，促使某些传染病的发病率升高，如结核病、艾滋病、性病等，这应引起广大医务工作者和卫生管理部门的重视。

3. 个人行为因素 人类自身不文明和不科学的行为及生活习惯，有时也可造成传染病的发生和传播，这些行为习惯常出现在旅游、打猎、聚会、日常生活、豢养宠物等过程中。因此，个人旅游应有的防病准备、公共场合的卫生防范、居家卫生措施、自身健康教育等行为在传染病的流行具有重要的意义。

二、传染病的特征

（一）基本特征

传染病与其他疾病的主要区别在于下列四个基本特征。

1. 有病原体（pathogen） 每一种传染病都是由特异性的病原体引起的，包括微生物和寄生虫，以细菌和病毒最常见。临床上检出病原体对诊断和治疗都具有重要意义。

2. 有传染性（infectivity） 这是传染病与其他感染性疾病最主要的区别。传染性意味着病原体能够通过某种途径传播给他人。传染病患者具有传染性的时期称为传染期，每一种传染病都有其相对固定的传染期，是决定患者隔离时间长短的重要依据之一。

3. 有流行病学特征（epidemiologic feature） 传染病的流行过程在自然因素和社会因素的影响下，可表现出以下特征。

（1）流行性　在一定条件下，传染病能在人群中广泛传播蔓延的特性称为流行性。按其强度可分为散发、流行、大流行和暴发。

（2）季节性　某些传染病在每年一定季节的发生和流行有较明显的上升趋势，这一现象称为季节性。如冬春季节，呼吸道传染病发病率高；夏秋季节，消化道传染病发病率高。

（3）地方性　由于受地理气候等自然因素或社会因素的影响，某些传染病仅局限在一定地区内发生，这种传染病称地方性传染病，如血吸虫病。以野生动物为主要传染源的疾病称为自然疫源性传染病或人畜共患病，也属于地方性传染病，如鼠疫、流行性出血热。存在这种疾病的地区称自然疫源地。

（4）外来性　指某个地域范围内原来不存在某传染病，而通过其他地区的外来人口或物品传入，如霍乱从印度蔓延至欧洲。

4. 感染后免疫（postinfection immunity） 指免疫功能正常的人体经显性或隐性感染病原体后，都能产生针对病原体及其产物（如毒素）的特异性免疫，可通过抗体（抗毒素、中和抗体等）检测而获知。感染后免疫属于主动免疫，其持续时间在不同传染病中有很大差异。一般来说，病毒性传染病，如麻疹、脊髓灰质炎、乙型脑炎等，在感染后免疫持续时间最长，往往保持终身，但流感属例外。细菌、螺旋体、原虫性传染病，如细菌性痢疾、阿米巴病、钩端螺旋体病等的感染后免疫持续时间通常较短，仅为数月至数年，但伤寒属例外。蠕虫病感染后通常不产生保护性免疫，因而往往发生重复感染，如血吸虫病、钩虫病、蛔虫病等。

（二）临床类型和分期

根据传染病临床过程的长短可分为急性、亚急性和慢性型；按病情轻重可分为轻型、中型、重型和爆发型。

急性传染病典型的发病过程通常具有阶段性，其发生、发展和转归可以分为以下四个阶段。

1. 潜伏期（incubation period） 从病原体侵入人体至开始出现临床症状为止的时期，它是检疫观察、留验接触者的重要依据。潜伏期的长短通常与病原体的感染量成反比。有些传染病在潜伏期末已具备传染性。

2. 前驱期（prodromal period） 从起病到症状明显开始为止的时期称为前驱期。前驱期的表现通常是非特异性的，如头痛、发热、疲乏、食欲下降和肌肉酸痛等，为许多传染病所共有，一般持续1～3日。前驱期已具较强传染性。起病急骤者可无前驱期。

3. 症状明显期（period of apparent manifestation） 指某传染病所具有的症状和体征表现明显的时期。如具有特征性皮疹、黄疸、肝脾肿大和脑膜刺激征等，有的传染病还具有促进病原体排出的症状，如咳嗽、打喷嚏或腹泻。因此，此期的传染性最强。也有一些传染病如脊髓灰质炎、乙型脑炎等大部分患者可不经此期即进入恢复期。

4. 恢复期（convalescent period） 当机体免疫力增长至一定程度，体内的病理过程基本结束，患者的症状和体征基本消失，此期称为恢复期。此期体内可能尚有病原体残留，但血清抗体水平已经达到最高水平。伤寒、疟疾和细菌性痢疾等传染病在缓解和恢复期间可再度出现症状和体征，出现复发或再燃，此期仍具有一定的传染性。

恢复期过后，有的传染病可完全恢复，如流感、痢疾；有的则会留下后遗症，尤其是以中枢神经系统病变为主的传染病如脊髓灰质炎、流行性脑脊髓炎等；另一些传染病由于变态反应出现免疫性疾病，如猩红热后的急性肾小球肾炎。

第二节　社区传染病的管理

情境导入

情境： 社区卫生服务中心免疫接种室，3岁的帅帅在妈妈的陪同下等待注射流脑疫苗。预诊时社区护士小李测得帅帅体温为37.5℃，体检时发现患儿手掌虎口部、咽峡部和足底都有红色小疱疹，疑似手足口病。

思考： 1. 社区护士应该给帅帅的妈妈什么建议？

2. 社区护士此时应如何处置患儿接触过的医疗设备和床单？

一、传染病的报告制度

严格遵守传染病报告制度是早期发现和控制传染病的重要措施。社区护士要严格执行传染病报告制度，及时按规定程序向卫生行政部门指定的卫生防疫机构报告疫情，并做好疫情登记。

（一）传染病分类

2023 年修订的《中华人民共和国传染病防治法》规定管理的传染病分甲、乙、丙三类，共 40 种。

1. 甲类传染病　甲类传染病为强制管理传染病，共 2 种，包括鼠疫和霍乱。

2. 乙类传染病　乙类传染病为严格管理传染病，共 27 种，包括新型冠状病毒感染、传染性非典型肺炎（SARS）、艾滋病、病毒性肝炎、脊髓灰质炎、人感染新亚型流感、麻疹、流行性出血热、狂犬病、流行性乙型脑炎、登革热、猴痘、炭疽、细菌性和阿米巴性痢疾、肺结核、伤寒和副伤寒、流行性脑脊髓膜炎、百日咳、白喉、新生儿破伤风、猩红热、布鲁氏菌病、淋病、梅毒、钩端螺旋体病、血吸虫病、疟疾。

3. 丙类传染病　丙类传染病为监测管理传染病，共 11 种。包括流行性感冒、流行性腮腺炎、风疹、急性出血性结膜炎、麻风病、流行性和地方性斑疹伤寒、黑热病、包虫病、丝虫病、手足口病，除霍乱、细菌性和阿米巴性痢疾、伤寒和副伤寒以外的感染性腹泻病。

（二）传染病的限时报告

如在所辖社区范围内出现疫情，社区护士应根据传染病防治法的规定通过传染病监测报告信息系统及时上报，同时还要填写传染病报告卡。

1. 甲类及乙类中的 SARS、肺炭疽　对甲类传染病、乙类传染病中的 SARS 和炭疽中的肺炭疽患者，病原携带者或疑似者，城镇应于 2 小时内、农村应于 6 小时内报告。

2. 乙类和部分丙类　对其他乙类传染病患者、疑似患者和伤寒、副伤寒、痢疾、梅毒、淋病、乙型肝炎、白喉、疟疾的病原携带者，丙类传染病中手足口病患者、病原携带者或疑似者，城镇应于 6 小时内、农村应于 12 小时内报告。

3. 丙类和其他传染病　对丙类传染病和其他传染病，应当在 24 小时内报告。

知识链接

中国传染病监测报告信息系统简介

中国疾病预防控制中心（CDC）已经建成对法定传染性疾病的实时网络监测系统，这是中国疾病预防控制以及公共卫生信息系统国家网络的重要组成部分。该系统包含了从乡镇到国家的五级网络传染病监测报告体系以及从地市到国家的三级网络平台，在医院检测到传染病个案要实时通过 Internet/NPN 上报到国家 CDC 的中心数据库。全国范围内的所有卫生/医疗机构都可以随时访问中心数据库获得信息。由于对传染病采取了实时的个案报告以及对于危险因素及症状的监测，使得对于可能的疫情暴发的及时预警成为可能。目前，每天有 10000～20000 例法定传染病上报至国家 CDC。所产生的日报、周报、月报提交至各级卫生管理部门。最近已经逐步将该系统进一步扩展到对各种专病如结核、HIV 感染及艾滋病等的监测。与此同时，各地也正在建设能够沟通区域内各类机构及实现区域信息共享的区域性公共卫生信息系统。

二、传染病的管理措施

根据传染病流行过程中各个环节的特点，做好管理传染源、切断传播途径和保护易感人群三方面的传染病管理措施。

（一）管理传染源

1. 对患者的管理 对传染病患者应尽量做到“五早”，即早发现、早诊断、早报告、早隔离和早治疗。传染病报告制度是早期发现和控制传染病的重要措施，必须严格遵守。一旦发现传染病患者，应立即隔离治疗，防止病原体向外扩散，便于管理、消毒和治疗，是控制传染源的首要内容和措施。隔离期限按照病原体培养结果而定，应隔离至病原体终止从体内排出为止，不同的传染病因其病程不同隔离期限亦有所不同。

2. 对疑似患者的管理 除及时报告外，疑似患者应尽早明确诊断。①甲类传染病的疑似患者和乙类传染病中的SARS、肺炭疽疑似患者必须在指定场所进行隔离观察和治疗；②乙类传染病的疑似患者应在医疗保健机构指导下治疗或隔离治疗。传染病疑似患者必须接受医学检查、随访和隔离治疗措施，无权拒绝。

3. 对病原携带者的管理 要尽早发现和管理，应重点对传染病接触者、曾患过传染病者、恢复期患者、来自流行区的居民、特殊职业人群（如儿童机构、饮食、饮水服务行业等）定期普查，以便及时发现病原携带者，并进行相应的隔离和治疗，教育其养成良好的卫生习惯，必要时调离工作岗位。

4. 对接触者的管理 接触者是指接触过传染源的易感人群。传染病接触者都应接受检疫，检疫的期限一般从接触最后之日算起，相当于该传染病的最长潜伏期。检疫的主要内容包括留验（隔离观察）、医学观察、健康教育、应急预防接种和药物预防等。

5. 对动物传染源的管理 在传染病流行地区，可及早对动物如家禽、家畜等进行预防接种，以降低发病率。若动物已患传染病，应根据动物所患病种及其经济价值，选择隔离、治疗或杀灭。如有一定经济价值的传染病动物，则尽可能给予隔离和治疗；对无经济价值的传染病动物则应杀灭，动物尸体应采取深埋和焚烧等措施，尽可能减少污染。

6. 对疫源地的管理 主要是采取有效的消毒措施，其目的是切断传播途径，杀灭由传染源排到外界环境中的病原体。对传染源的排泄物、分泌物及其所污染的物品进行随时消毒；当患者痊愈或死亡后，对其住所进行终末消毒。

（二）切断传播途径

对于各种传染病，尤其是消化道传染病、虫媒传染病以及许多寄生虫病来说，切断传播途径通常是起主导作用的预防措施。其主要措施包括隔离和消毒。

1. 隔离（isolation） 指将患者或病原携带者妥善安排在指定的隔离单位，暂时与人群隔离开，积极进行治疗、护理，并对具有传染性的分泌物、排泄物、用具等进行必要的消毒处理，防止病原体向外扩散的医疗措施。隔离的种类有以下七种。

（1）严密隔离　对传染性强、病死率高的传染病，如霍乱、鼠疫、狂犬病等，应住单人房间，严密隔离。

（2）呼吸道隔离　对由患者的飞沫和鼻咽分泌物经呼吸道传播的疾病，如SARS、流感、流脑、麻疹、白喉、百日咳、肺结核等，应做呼吸道隔离。

（3）消化道隔离　对由患者的排泄物直接或间接污染食物、食具而传播的传染病，如伤寒、菌痢、甲型肝炎、戊型肝炎、阿米巴病等，最好一个病房只收治一个病种，并加强床边隔离。

（4）血液－体液隔离　对于直接或间接接触感染的血液及体液而发生的传染病，如乙型肝炎、丙型肝炎、艾滋病、钩端螺旋体病等，一个房间只能收治同种病原体感染的患者。

（5）接触隔离　对病原体经体表或感染的部位排出，其他人直接或间接与破溃皮肤或黏膜接触感染引起的传染病，如破伤风、炭疽、梅毒、淋病和皮肤真菌感染等，应做接触隔离。

（6）昆虫隔离　对于以昆虫作为媒介传播的传染病，如乙脑、疟疾、斑疹伤寒、丝虫病等，应做昆虫隔离。病室应用纱门纱窗，做到防蚊、蝇、螨、虱、蚤等。

（7）保护性隔离　对于抵抗力特别低的易感者，如长期大量应用免疫抑制剂者、严重烧伤患者、早产婴儿和器官移植患者等，应做保护性隔离。在诊断、治疗和护理工作中，尤其应避免医源性感染。

对患者采取隔离措施的同时接触者也应进行防护，如进入确诊或可疑呼吸道传染病患者房间时，应戴帽子、医用防护口罩；进行可能产生喷溅的诊疗操作时，应戴护目镜或防护面罩，穿防护服；接触患者及其血液、体液、分泌物、排泄物等物质时应戴手套；手上有伤口时应戴双层手套。从事可能污染工作服的工作时应穿隔离衣，离开隔离病室时应脱下隔离衣，并清洗消毒，甲类传染病应穿防护服。

2. 消毒（disinfection） 指为了防止感染和预防传染病的发生、传播和流行而采取的杀灭或清除人体体表和各种传播媒介上存活的病原体的措施。

（1）消毒种类

1）疫源地消毒：指对目前存在或曾经存在过传染源的场所进行的消毒工作。包括随时消毒和终末消毒。目的是杀灭由传染源排到外界环境中的病原体，避免污染的范围扩大和程度加重，也可避免已消毒的地段或物体重新被污染。

2）预防性消毒：指未发现传染源，对可能受病原体污染的场所、物品和人体进行的消毒措施。目的是预防传染病发生。如对饮水、餐具、空气及垃圾粪便的无害化消毒等就属此类消毒。

（2）常用的消毒方法

1）物理消毒法：是利用物理方法作用于病原体，将其消除或杀灭的方法。常用于被污染的衣物、食具、食物、玻璃器皿、金属器械、废弃物、尸体等的消毒，包括煮沸消毒、流通蒸汽消毒、巴氏消毒、高压蒸汽灭菌、焚烧或烧灼消毒、干烤消毒、紫外线消毒、电离辐射消毒等方法。应根据被消毒物品的特性、病原体的特点等选择恰当的消毒方法。

2）化学消毒法：是应用化学消毒剂使病原体蛋白凝固变性，或使其失去活性而将其杀灭的方法。常用于被污染的家具、墙壁、地面、水源以及传染病患者的呕吐物、排泄物、分泌物等的消毒。常用的化学消毒剂有：高效消毒剂（戊二醛、过氧乙酸、环氧乙烷等）、中效消毒剂（乙醇、部分含氯制剂、氧化剂、溴剂等）和低效消毒剂（汞制剂、氯己定等）。

3）生物消毒法：是利用生物在新陈代谢过程中形成的条件来杀灭或清除病原体。常用于对大量的粪便、垃圾、污水等进行无害化处理。

（三）保护易感人群

1. 增强非特异性免疫力 非特异性免疫是机体对进入体内异物的一种清除机制。增强非特异性免疫力的主要措施包括：加强体育锻炼、规律生活、调节饮食，保持心情舒畅，养成良好的卫生习惯，改善居住和人际环境，增强保健意识等。

2. 增强特异性免疫力 指将人工制备的抗原或抗体输入机体，使机体获得对某种传染病的特异性免疫力，以提高免疫水平，从而预防和控制该传染病的发生和流行。

3. 药物预防 对某些尚无特异性免疫方法的传染病，可在流行期间给易感者口服预防性药物，对降低发病率和控制流行有一定作用，如口服磺胺类药预防流行性脑脊髓膜炎，口服乙胺嘧啶预防疟疾。

三、传染病患者的访视

（一）初访要求

初访是指社区护士对社区传染病患者进行初次随访，应在接到疫情报告后24小时内进行并建立档案。具体内容包括以下几个方面。

1. 核实诊断 社区护士根据医院填写的“诊断依据卡”核实与传染病流行有关的证据。

2. 调查传染源 调查该传染病发生的时间、地点及传播途径，以判断疫情的性质及传播情况。

3. 采取切实可行的防疫措施 按照传染病传播的特性，实施有效、适合具体现场情况的措施。以口头或示教的方式对患者及家属进行耐心、细致的健康教育，传授有关防疫知识、隔离方法和治疗护理措施等，使之真正掌握传染病的预防与控制方法，从而达到治愈患者、控制传播的目的。

4. 做好疫情调查处理记录 认真填写相关表格，以备分析、总结时用。

（二）复访要求

复访是指社区护士对社区传染病患者定期随访，并及时记录随访情况。一般第1次复访在发病后3~10日，第2次复访在发病后40日左右。对于转为慢性病的患者，每年还需进行1~2次访视。具体内容包括以下几个方面。

1. 了解患者病情和周围的继发情况 了解患者病情的发展与转归，并对继发患者立案管理。

2. 了解防疫措施具体落实情况 以便修正初访时的判断及采取的措施，进一步进行卫生宣传教育。

3. 填写相应表格 进一步完善传染病患者的资料。

4. 结束管理 患者痊愈或死亡即结束本案管理。

第三节　社区常见传染病的管理与护理

情境导入

情境： 患者，男，60岁，在专科医院诊断为慢性乙型肝炎，目前无肝硬化、腹水、酒精性肝病和合并其他肝炎病毒感染。专科医生建议患者在家休养治疗，患者及其老伴前来社区卫生服务中心咨询在家休养的相关事宜。

思考： 1. 患者日常生活中的注意事项有哪些？

2. 为避免疾病传播，家属应采取哪些保护性措施？

传染病病原体种类繁多，传播途径也有多种。本节按传染病的主要传播途径介绍，常见呼吸道传播传染病如流行性感冒、肺结核和新型冠状病毒感染；常见消化道传播传染病如甲型病毒性肝炎、细菌性痢疾、手足口病；常见血液传播传染病如乙型病毒性肝炎、艾滋病等。

一、常见呼吸道传播传染病管理

（一）流行性感冒

流行性感冒（influenza），简称流感，是由流感病毒引起的急性呼吸道传染病，发病率高，传染性强，主要通过空气中的飞沫、人与人之间的接触或与被污染物品的接触传播。

1. 病原学与流行病学 流感病毒属正黏液病毒，为RNA病毒，分为甲、乙、丙3型。甲型流感病毒可感染多种动物，为人类流感的主要病原，且易发生变异。乙型及丙型流感相对较少，且仅感染人类。流感病毒对乙醇、碘伏、碘酊等常用消毒剂、紫外线及热均很敏感，56℃条件下30分钟可灭活。但对干燥及寒冷有较强的耐受力，在4℃条件下能存活1个月。

流感主要传染源为流感患者及隐性感染者（动物亦可能为重要贮存宿主和中间宿主），主要经飞沫传播，人群对流感普遍易感，病后虽有一定的免疫力，但不同亚型无交叉免疫力。冬季初春发病率高，主要发生于学校、工厂及公共娱乐场所等人群聚集的地方；一次流行持续6～8周，流行后人群重新获得一定的免疫力；老幼体弱、呼吸道有慢性炎症者更易感染。

2. 临床表现　流行性感冒以上呼吸道症状较轻，而发热与全身中毒症状较重为特点，潜伏期为1～3日。其症状通常较普通感冒重，主要为突然寒战、高热、头痛、肌痛、全身不适；上呼吸道卡他症状相对较轻或不明显，少数病例可有腹泻水样便；发热3～4日后消退，但患者仍感明显乏力。年幼者、老年人和原有基础疾病或免疫受抑制者若感染流感，病情可持续发展，出现高热不退、全身衰竭、剧烈咳嗽、血性痰液、呼吸急促、发绀，严重者可出现肺炎表现。

流感的治疗原则主要是对症（解热镇痛药物）和支持治疗。但儿童患者应避免应用阿司匹林，以免诱发致命的Reye综合征。对继发细菌性肺炎的有效控制亦十分重要，尤以老年患者病死率高，应积极给予恰当的治疗。抗流感病毒药物可应用金刚烷胺和奥司他韦。

3. 社区管理

（1）控制传染源　流感主要传染源为流感患者及隐性感染病毒携带者，应尽可能隔离患者1周。对老幼体弱、呼吸道有慢性炎症者建立健康档案，在流感流行季节，定期检查，做到及时发现，及时治疗，防止流感流行。

（2）切断传播途径　在流感流行期间，加强环境消毒，减少公众集会及集体娱乐活动，防止疫情进一步扩散。

（3）保护易感人群　接种疫苗（灭活流感疫苗、减毒流感活疫苗）是预防流感的基本措施。接种应在每年流感流行前的秋季进行。对易感人群及尚未发病者，亦可给予药物预防。指导社区人群积极参与体育锻炼和耐寒锻炼，增强机体抵抗力，避免受凉、淋雨、过度劳累等；在流感流行季节，尽量少去公共场所，防止感染。

4. 社区护理

（1）对流感患者尽可能实施隔离　患者应养成良好的卫生习惯，避免在人前咳嗽、打喷嚏，常洗手，不随地吐痰；避免去人多或相对密闭的场所；如有咳嗽、咽痛等呼吸道症状时，应注意戴口罩，避免与人近距离接触；患者使用过的玩具、食物和衣物等生活用品，应煮沸消毒或在日光下暴晒2小时以上。

（2）饮食护理　给予高热量、高维生素、低脂肪、清淡易消化的流质、半流质饮食，摄入足够的水、盐和维生素。

（3）加强环境管理　确保住所或活动场所通风，保持室内空气新鲜和适宜的温湿度，病情较重者卧床休息，适当限制活动。

（4）对症护理　发热时按医嘱给予解热镇痛剂，如阿司匹林、感冒退热冲剂等，体温达38.5℃以上时需进行物理降温；鼻塞流涕者用1%盐酸麻黄碱滴鼻；咽喉红肿、疼痛或声音嘶哑者用淡盐水漱口或消炎喉片含服，局部雾化吸入；合并细菌感染时需遵医嘱使用抗生素；大量出汗时要及时用干毛巾擦身并更衣，但要注意避免受凉。

（5）心理护理　关心体贴患者，使患者保持乐观稳定的心态，维持健康的心理，均衡饮食，注意保暖，避免疲劳，保证足够的睡眠，以提高机体免疫力。

（二）肺结核

肺结核（pulmonary tuberculosis）是由结核分枝杆菌引起的发生在肺组织、支气管和胸膜的结核病变，是最为常见的结核病。

1. 病原学与流行病学 结核分枝杆菌具有抗酸性，对外界抵抗力较强，在阴湿处能生存5个月以上，但日光曝晒2小时、70%乙醇2分钟或煮沸1分钟即可被杀灭。常由于自然变异、诱导变异而产生耐药性。

肺结核主要传染源是排菌肺结核患者，主要通过空气传播，其次通过消化道传播。结核分枝杆菌在体内可经淋巴管、支气管、血运或直接蔓延播散，引起躯体其他部位的结核病变，若感染发生在具有变态反应的人体组织，常可导致液化和空洞形成，细菌大量生长繁殖，所以病灶常有干酪样坏死。过度劳累、营养状况差、妊娠等都是本病的诱发因素。

近年因艾滋病、吸毒及免疫抑制剂的应用，耐药菌株的增加，肺结核的发病率呈上升趋势。由于卡介苗的广泛应用，本病的发病年龄后移，60岁以上的老年患者数量增加。

2. 临床表现 肺结核多起病缓慢，部分患者可无明显症状，仅在胸部影像学检查时发现。随着病变进展，可出现咳嗽、咳痰、痰中带血或咯血，或反复发作的上呼吸道感染症状，全身症状有午后低热、盗汗、疲乏、食欲不振、体重减轻等。女性患者可有月经失调或闭经；少数患者起病急骤，有中、高度发热，部分患者伴有不同程度的呼吸困难；病变发生在胸膜和气管、支气管者可有刺激性咳嗽、呼吸困难等症状，发生在胸膜者伴胸痛；少数患者出现结节性红斑、疱疹性结膜炎或角膜炎；儿童肺结核可有发育迟缓；合并肺外结核病时，可出现相应累及脏器的症状。

肺结核的治疗原则在于控制疾病、促使病灶愈合，消除症状，防止复发。控制疾病重要措施是合理应用抗结核药物，常用抗结核药物有异烟肼、链霉素、利福平、对氨水杨酸、乙胺丁醇等。

3. 社区管理

（1）控制传染源 肺结核病的主要传染源是排菌患者，社区人群要定期体检，特别是以往患过结核病者，或密切接触患过结核病的老年人，如果出现低热、不明原因消瘦、咳嗽、气短等症状时，应警惕肺结核的发生，及时就医检查。活动性肺结核患者（有结核毒性症状、痰菌阳性、病原学或病理学检查阳性、X线显示病灶处于进展或好转期）须进行隔离治疗。

（2）切断传播途径 患者应养成良好的卫生与饮食习惯，常洗手，不随地吐痰，咳嗽、打喷嚏时不要直接面向旁人，应掩住口鼻；患者所用的食具须在就餐后煮沸消毒。

（3）保护易感人群 社区应开展结核病的科普宣传；向患者及家属讲解结核病对身体的危害、预防方法及治疗的意义等；培养良好的卫生及饮食习惯；搞好公共环境卫生，保持室内空气清新等。新生儿出生后24小时内、与结核患者密切接触者须接种卡介苗。

4. 社区护理

（1）实施隔离 向患者及家属宣传消毒隔离的重要性；室内要经常通风，减少病菌数量，如果通风不好，带菌飞沫可悬浮长达5个小时，导致他人感染机率增加。

（2）用药护理 按医嘱正确应用抗结核药物，坚持早期、联合、适量、规律和全程用药的原则，告知药物的不良反应。

（3）饮食护理 指导患者进高蛋白、高热量、高维生素营养丰富饮食，如动植物蛋白及富含维生素的蔬菜、水果等。

（4）休息的护理 重症患者应卧床休息；轻症患者和康复期患者可适当活动，如户外散步、打太极拳、做保健操等。保证充足的睡眠和休息时间，避免身心过度劳累。

（5）心理护理 本病治疗和康复周期较长，应给予心理安慰，消除患者紧张、焦虑、恐惧心理，保持情绪稳定，鼓励患者树立战胜疾病的信心。

（三）新型冠状病毒感染

新型冠状病毒感染（COVID－19）是由新型冠状病毒引起的急性呼吸道传染病。

1. 病原学与流行病学　新型冠状病毒（SARS－CoV－2）属于β属冠状病毒，有包膜，颗粒呈圆形或椭圆形，对紫外线和热敏感，乙醚、75%乙醇、含氯消毒剂、过氧乙酸和氯仿等脂溶剂均可有效灭活病毒。

传染源主要是新型冠状病毒感染者，在潜伏期即有传染性，发病后3日内传染性最强；主要传播途径为经呼吸道飞沫和密切接触传播，在相对封闭的环境中经气溶胶传播，接触被病毒污染的物品后也可造成感染；人群普遍易感，感染后或接种新冠病毒疫苗后可获得一定免疫力，老年人及伴严重基础疾病患者感染后重症率、病死率高于一般人群。全球发病，多季节发病，病毒不断变异，其中奥密克戎变异株已成为目前国内外流行优势毒株，其潜伏期缩短，多为2～4日，传播能力更强，传播速度更快，致病力减弱，具有更强的免疫逃逸能力，现有疫苗对预防该变异株所致的重症和死亡仍有效。

2. 临床表现　潜伏期多为2～4日。主要表现为咽干、咽痛、咳嗽、发热、乏力等；部分患者可伴有鼻塞、流涕、嗅觉味觉减退或丧失、结膜炎、肌肉酸痛、腹泻等表现。重症患者多在发病5～7日后出现呼吸困难和（或）低氧血症，严重者可快速进展为急性呼吸窘迫综合征、脓毒症休克、难以纠正的代谢性酸中毒和出凝血功能障碍及多器官功能衰竭等。极少数患者还可有中枢神经系统受累及肢端缺血性坏死等表现。大多数患者预后良好，病情危重者多见于老年人、有慢性基础疾病者、晚期妊娠和围产期女性、肥胖人群等。

新型冠状病毒感染的治疗原则主要是一般治疗（保证充分能量和营养摄入、维持体液平衡、对症治疗、观察病情等）、抗病毒治疗（利托那韦、单克隆抗体等）、免疫治疗（糖皮质激素、托珠单抗等）、抗凝治疗、俯卧位治疗等。

3. 社区管理

（1）控制传染源　感染者尽量减少外出，避免前往人群密集的公共场所，不参加聚集性活动；如需外出，应全程佩戴N95或KN95口罩；接触公共场所用具时，可用纸巾做间隔。自觉收集、消毒、包装、封存和投放生活垃圾，社区也应对这些生活垃圾采取科学收运管理。

（2）切断传播途径　做好社区预防新型冠状病毒感染宣教，养成“一米线”习惯、勤洗手、戴口罩、常通风、公筷制，保持社交距离、咳嗽礼仪、清洁消毒等良好卫生习惯。

（3）保护易感人群　保持良好的个人及环境卫生，均衡营养，适量运动，充足休息，避免过度劳累，保持愉悦心情，增强抵抗力。疫情严重期间减少聚集，尤其是患有基础疾病的老年人及孕妇、3岁以下婴幼儿等尽量少前往人员密集场所，社区为其提供疫苗接种、健康教育、健康咨询、用药指导、协助转诊等分类分级健康服务。

4. 社区护理

（1）做好防护　感染者居家期间，尽可能待在通风较好、相对独立的房间，减少与同住人员近距离接触；做好居室台面、门把手、电灯开关等接触频繁部位及浴室、卫生间等共用区域的清洁和消毒；使用过的玩具和衣物等生活用品，应煮沸消毒或在日光下暴晒2小时以上。

（2）对症护理　每天测量体温两次，一旦有发热或干咳症状，应到当地发热门诊进行检查。高热者可物理降温，或用布洛芬或对乙酰氨基酚等解热药物，多卧床休息；咳嗽咳痰者用祛痰镇咳药物；呼吸困难严重者可氧疗。

（3）饮食护理　坚持食物多样，保持均衡膳食；清淡饮食，足量饮水；三餐规律，定时定量，不节食，不暴饮暴食。

（4）心理护理　多与感染者沟通，讲明清洁消毒、切断传播途径的必要性和重要性，讲明疾病的预后，鼓励战胜疾病的信心。

二、常见消化道传播传染病管理

（一）甲型病毒性肝炎

甲型病毒性肝炎（viral hepatitis A）是由甲型肝炎病毒（hepatiti A virus，HAV）引起的以肝脏损害为主的传染病。

1. 病原学与流行病学 HAV属于微小RNA病毒科中的嗜肝RNA病毒属，主要在肝细胞内复制，通过胆汁进入肠道经粪便排出。HAV对外界抵抗力较强，耐酸碱，在干粪中25℃能存活30天，在贝壳类动物、淡水、海水、污水、泥土中能存活数月。采用高温、紫外线、氯、甲醛可将其灭活。传染源主要是急性患者和隐性感染者。HAV主要从粪便中排出体外，通过日常生活接触而经口传播，水和食物被污染后可引起暴发性流行。甲型肝炎以学龄和学龄前儿童为主，2～10岁为发病主要人群，其次为青少年。甲型肝炎的流行率与卫生条件、居住条件、生活条件有密切关系，农村高于城市，发展中国家高于发达国家。随着社会发展和卫生条件改善，发病年龄有后移的趋势。感染后可产生持久性免疫。

2. 临床表现 人感染HAV后潜伏期一般为2～6周，平均4周，主要表现为急性肝炎，总病程2～4个月，伴黄疸者可分为黄疸前期、黄疸期、恢复期。

（1）黄疸前期　持续5～7日。突出症状为疲倦乏力、食欲不振、恶心、呕吐、厌油、腹胀、肝区痛、尿色可呈浓茶样等。

（2）黄疸期　持续2～6周。患者尿色加深，巩膜及皮肤出现黄疸，可伴有皮肤瘙痒，肝脏肿大、质软，有明显压痛和叩击痛，部分患者有轻度脾大。

（3）恢复期　持续1～2个月。上述症状逐步消失，黄疸消退，肝、脾回缩，肝功能逐渐恢复正常。

甲型肝炎的治疗原则主要是支持疗法、护肝药物治疗（维生素、葡醛内酯）等，一般不用抗病毒治疗，可用中医中药治疗。

3. 社区管理

（1）控制传染源　甲型肝炎无病毒携带状态，传染源主要是急性期患者和隐性感染者，患者在发病前2周至血清丙氨酸转氨酶高峰后1周，从粪便中排出病毒数量最多，传染性最强，需采取消化道隔离至病毒消失，约3周。

（2）切断传播途径　重点是要搞好环境卫生，养成良好的个人卫生习惯，加强粪便、水源管理工作，注意饮食卫生，严格执行食具用物消毒制度，饭前便后洗手等，防止“病从口入”。

（3）保护易感人群　抗HAV阴性者均是易感人群，尤其是初次接触HAV的学龄前儿童或青年人。甲肝流行期间，易感者可接种甲肝纯化灭活疫苗或减毒活疫苗，对接触者可接种人血清免疫球蛋白。

4. 社区护理

（1）实施隔离　对患者实施适当的家庭隔离，生活用品如毛巾、牙具、脸盆、餐具等应一人一份，避免交叉感染。保持餐具的清洁，定期煮沸消毒。患者的粪便、呕吐物、尿及鼻咽分泌物应放在有消毒剂（3%～5%漂白粉）的有盖容器中浸泡约1小时后，再倾倒。照顾者应注意环境卫生，养成良好的个人卫生习惯，勤洗手（特别是接触和照顾患者后），使用杀菌肥皂和流动水洗手，室内经常通风，保持空气清新。家属应及早进行预防接种。

（2）合理饮食　甲型肝炎患者应予以清淡易消化饮食，适当补充维生素，蛋白质摄入量争取达到每天1～1.5g/kg，热量不足者应静脉补充葡萄糖。

（3）适当休息　肝炎症状明显或病情较重者，嘱患者卧床休息。初起活动时，可在室内散步，如症状继续好转，体力增加，可逐渐扩大活动范围，延长活动时间，以不觉疲乏为度。

（4）用药护理　按医嘱正确用药，禁用磺胺类和苯巴比妥类等加重肝肾损害的药物。

（5）心理护理　通过系统的健康教育，使患者正确对待疾病，保持情绪稳定，对肝炎的治疗有耐心和信心。

（6）定时复查　出院后第1个月复查1次，以后每1～2月复查1次，半年后每3个月复查1次，定期复查1～2年。查肝功能、血常规、甲胎蛋白、肝纤维化等，监测病情变化。

（二）细菌性痢疾

细菌性痢疾（bacillary dysentery）简称菌痢，是由志贺菌属引起的肠道传染病。

1. 病原学与流行病学　痢疾杆菌属于肠杆菌科，为革兰阴性杆菌，有菌毛，无鞭毛。根据抗原结构和生化反应不同可分为A、B、C、D四群（分别称为痢疾、福氏、鲍氏、宋内志贺菌）及47个血清型，国内以B群多见。各种痢疾杆菌均可释放内毒素，是引起全身毒血症状的重要因素，A群还产生外毒素（志贺毒素），具有神经毒、细胞毒活性和肠毒素作用，导致更严重的临床表现。痢疾杆菌在体外生存力较强，在蔬菜、瓜果及污染物上可生存1～3周，但对各种化学消毒剂均很敏感。

传染源是痢疾患者和带菌者。主要是通过粪－口途径传播。志贺菌随患者粪便排出，污染食物、水、生活用品或手，经口使人感染，亦可通过苍蝇传播。本病在夏秋季发病率升高，与降雨量多、苍蝇密度高以及进食生冷瓜果等有关。儿童多因未养成良好的个人卫生习惯而易感染。病后可获得一定的免疫力，但短暂不稳定，且不同菌群及血清型之间无交叉免疫，易复发。流行季节如食物或水源污染可导致暴发流行。

2. 临床表现　主要临床表现为畏寒高热、腹痛、腹泻、里急后重和黏液脓血便，严重者可有感染性休克和（或）中毒性脑病。潜伏期数小时至7日，一般为1～4日。

（1）急性菌痢（普通型）　大多起病急，有畏寒、发热，体温可达39℃；伴头痛、乏力、食欲减退，继而出现腹痛、腹泻和里急后重，每日排便数十多次，每次量少，初起为稀便，1～2日后转为黏液脓血便；可出现左下腹压痛，肠鸣音亢进。呕吐、腹泻严重者可有脱水、酸中毒及电解质紊乱等表现。多数患者于1～2周内康复，少数转为慢性菌痢。

（2）中毒型菌痢　多见于2～7岁、体质较好的儿童。起病急骤，突然出现畏寒、高热，体温可达40℃以上，全身毒血症症状严重，精神萎靡，迅速出现循环衰竭（如面色苍白或青灰、四肢厥冷及发绀、脉细速、血压降低或测不出）和呼吸衰竭（如烦躁不安、惊厥、嗜睡、昏迷、呼吸异常等）的表现，而胃肠道症状轻微或出现较晚。

（3）慢性菌痢　是指病程超过2个月以上者。常发生腹痛、腹泻、黏液脓血便，也有便秘和腹泻交替出现者，左下腹可有压痛，久病者还可有乏力、贫血、营养不良、维生素缺乏等表现。

急性菌痢的治疗原则是以抗菌消炎即病原治疗和对症处理为主。选用有效抗菌药物是治疗急性菌痢、减少和防止转为慢性菌痢的关键措施。目前较理想的药物是喹诺酮类（首选环丙沙星），其他WHO推荐的二线药物如头孢曲松和匹美西林用于任何年龄组、阿奇霉素可用于成人等，小檗碱（黄连素）有减少肠道分泌的作用，可与抗生素同时使用。大部分急性菌痢患者经治疗后多于1～2周内痊愈；少数患者迁延不愈或反复发作，转为慢性或带菌者；中毒型菌痢预后差，病死率高。

3. 社区管理

（1）控制传染源　对社区居民进行定期体检，特别是对菌痢高危人群（学龄前儿童、青壮年等）定期筛查，以及时发现患者。菌痢患者和带菌者应隔离或者定期进行访视管理，期间不得从事炊事员、保育员、水源管理等工作；要彻底治疗，直至粪便培养呈阴性。

（2）切断传播途径　注意饮食及饮水卫生，搞好个人和环境卫生。

（3）保护易感人群　向患者、家属及社区群众宣讲急性菌痢的致病因素、预防及家庭隔离措施，说明养成良好的个人卫生习惯、餐前便后洗手的重要性，不饮生水、不吃不洁或腐败的食物，保持居家环境卫生，防蝇灭蝇，接触患者后用消毒液或流动水洗手等。口服多价痢疾减毒活菌苗可减少或避免发病。

4. 社区护理

（1）实施隔离　对患者实施家庭隔离，有条件者可住单人房间，单独使用一套生活用品，食具等每日煮沸消毒15分钟，便盆及地面每日用消毒液清洁，内衣及被褥应勤换洗并曝晒或煮沸消毒，患者的排泄物与分泌物随时消毒后再弃去，接触患者后用消毒液或流动水洗手；注意加强体育锻炼，保持生活规律；患者应遵医嘱按时、按量、按疗程服药，争取急性期彻底治愈。

（2）饮食护理　给予少渣易消化的流质、半流质饮食，如米汤、脱脂奶、温热果汁等，忌食生冷、油腻或刺激性食物；忌暴饮暴食；脱水轻而又无呕吐者可口服补液；不能进食者及呕吐、腹泻严重引起脱水者，须按医嘱静脉输液，保持水、电解质及酸碱平衡。

（3）用药护理　按医嘱使用抗菌药物和对症治疗药物。

（4）心理护理　社区护士应安慰关心患者，消除患者焦虑、恐惧及紧张心理，树立增强恢复健康的信心。

（三）手足口病

手足口病（hand foot and mouth disease，HFMD）是由肠道病毒（entero virus，EV）感染引起急性传染病，多见于学龄前儿童。

1. 病原学与流行病学　手足口病由肠道病毒引起，属小RNA病毒科肠道病毒属。主要致病血清型包括柯萨奇病毒A组16型和肠道病毒EV71型。

患儿和隐性感染者为主要传染源。肠道病毒适合在湿、热的环境下生存，可通过感染者的粪便、唾液、咽喉分泌物和疱疹液等广泛传播。密切接触是手足口病重要传播方式，通过接触被病毒污染的手、毛巾、牙杯、玩具、食具、奶具以及床上用品、内衣等引起感染；也可通过呼吸道飞沫传播；饮用或食入被病毒污染的水和食物亦可感染。一年四季均可发病，具有季节性分布特点，南方可出现春夏季主高峰和秋冬季次高峰，北方主要出现夏秋流行，尤其是夏季。流行期间，可在幼儿园、托幼机构、家庭等地出现聚集性或暴发疫情。

2. 临床表现　潜伏期多为2～10日，平均3～5日。普通型手足口病急性起病，主要表现为发热，手、足、口、臀等部位出疹，表现为斑丘疹、丘疹、疱疹。皮疹周围有炎性红晕，疱疹内液体较少，不疼不痒，皮疹恢复时不结痂、不留疤。可同时伴有咳嗽、流涕、食欲不振、恶心、呕吐、头痛等症状。部分病例仅表现为皮疹或疱疹性咽峡炎。大多数患儿预后良好，一般在1周内痊愈，无后遗症。少数重症病例可并发脑炎、脑膜炎、心肌炎、肺炎等，如不及时治疗可危及生命。

普通病例门诊对症治疗、合理休息。注意隔离，避免交叉感染；积极控制高热、保持患儿安静；清淡饮食；做好口腔和皮肤护理。目前尚无特效抗肠道病毒药物，干扰素α喷雾或雾化、利巴韦林静脉滴注早期使用可有一定疗效。重症患者需住院治疗。

3. 社区管理

（1）控制传染源　手足口病的传染源是患儿和隐性感染者。发现患儿出现发热、皮疹等症状，及时到医疗机构就诊，同时密切观察并居家隔离治疗。该病常在婴幼儿聚集场所发生，因此，托幼机构、学校等单位要做好晨检，及时发现疑似患者，并隔离治疗。

（2）切断传播途径　患儿避免与其他孩子接触玩耍，其使用过的餐具、玩具等物品及时消毒；

其排泄物要妥善处理；衣物置阳光下暴晒；保持室内通风换气；不要去幼儿园和人群密集的公共场所。

（3）保护易感人群　保持良好的个人卫生习惯是预防手足口病的关键。饭前便后、外出后要用肥皂或洗手液洗手，不要让儿童喝生水，吃生冷食物。避免儿童与手足口病患儿密切接触。居室及时通风、勤晒衣被。6月龄至5岁儿童可通过接种EV－A71型灭活疫苗，预防EV－A71感染所致的手足口病。流行期可每天晨起检查孩子皮肤（主要是手心、脚心）和口腔有没有异常，注意孩子体温的变化，发现异常及时就诊。

4. 社区护理

（1）实施隔离　普通型手足口病患儿在家休息，隔离治疗，患病期间少去人口密集的公共场所。

（2）合理饮食　患儿应清淡饮食，多喝水。

（3）保护皮肤　保持患儿卫生清洁，不要让患儿抓破皮疹，已经破溃的皮疹要避免污染。

（4）用药护理　按医嘱使用退热药物、惊厥患儿使用止惊药、中药以及抗病毒药等，观察药物的治疗效果。

（5）观察病情　观察患儿精神情况、呼吸、脉搏、四肢皮温等。如治疗过程中出现嗜睡、易惊、谵妄等神经系统异常表现，或呼吸浅促、口唇发绀、咳粉红色泡沫样痰等呼吸系统异常，或面色苍白、四肢发凉、心率减慢、血压下降等循环系统表现时，立即去医院就诊。

（6）心理护理　社区护士应关心安慰患儿，消除患儿焦虑情绪，提高战胜疾病的信心。

三、常见血液传播传染病管理

（一）乙型病毒性肝炎

1. 病原学与流行病学　乙型病毒性肝炎（viral hepatitis B）是由乙型肝炎病毒（hepatitis B virus，HBV）引起的以肝脏损害为主的传染病。HBV属于嗜肝DNA病毒科的哺乳动物病毒属，完整的病毒颗粒又名戴恩（Dane）颗粒，由包膜与核心两部分组成，包膜内含乙型肝炎表面抗原（HBsAg）、细胞脂肪和糖蛋白；核心内含环状双股DNA、DNA聚合酶、核心抗原（HBcAg），是病毒复制的主体；HBV在肝细胞内合成后释放入血，同时可存在于唾液、精液、汗液及阴道分泌物等体液中。HBV抵抗力很强，对热、低温、干燥、紫外线及一般浓度的消毒剂均能耐受。病毒在37℃可存活7日，56℃可存活6小时，在30～32℃血清中可保存6个月。煮沸10分钟可灭活，65℃加热10小时或高压蒸汽消毒可被灭活，对0.5%过氧乙酸敏感。

传染源主要是急、慢性患者和病毒携带者。HBV主要通过血液及体液传播，其传播途径主要有医源性传播、母婴传播和性接触传播。婴幼儿是获得HBV感染的最危险时期，随着年龄增长，感染率逐渐减少。感染后或疫苗接种后HBsAb阳性者提示已获得免疫力。乙型肝炎的发生无明显季节性；男性高于女性；以散发为主、有家族聚集倾向；我国为高流行区，农村高于城市，南方高于北方，西部高于东部。

2. 临床表现　乙型肝炎以慢性肝炎表现为主，病程超过6个月以上。

（1）轻度　可反复出现疲乏无力、食欲减退、头晕、厌油、尿黄、肝区不适、肝稍大有轻微压痛，可伴有轻度脾大，大多数患者可好转甚至痊愈。

（2）中度　少数患者转为中度慢性肝炎，则症状加重。

（3）重度　表现为乏力、食欲减退、肝大、肝区叩痛及压痛、腹胀、腹泻，可伴有肝病面容、蜘蛛痣及肝掌等内分泌失调现象。

少部分患者发展为重症肝炎，发生率低，病死率高，是一种最严重的临床类型，较多见于孕妇、营养不良者、嗜酒者、曾患有慢性肝病者、过度疲劳、长期应用对肝脏有损害的药物者以及合并细菌感染者。急性重症肝炎多以黄疸型开始，2 周内出现极度乏力、严重消化道症状，常有皮肤和黏膜出血、腹水、下肢浮肿、蛋白尿，并出现烦躁不安、谵妄、狂躁、抑郁、扑翼样震颤等神经精神症状。黄疸出现后迅速加深，肝浊音界明显缩小，有出血倾向，肝臭、肝功能下降，中毒性鼓肠，急性肾功能衰竭等。2 周后出现上述症状则为亚急性重型肝炎；若在慢性肝炎或肝硬化的基础上出现上述症状则为慢性重症肝炎。

乙型肝炎治疗原则除适当休息、营养、心理平衡外，还需要保肝、抗病毒和对症治疗，避免饮酒、过度劳累和使用肝脏损害药物。

3. 社区管理

（1）控制传染源　本病的传染源主要是肝炎患者和病毒携带者，故应对社区人群特别是对高危人群（凡接受过大手术、输血或应用血制品者、血液透析患者、与肝炎患者接触者）进行定期体检和肝功能监测，以及时发现传染源。凡是病毒感染者不能从事食品加工、餐饮、托幼保育等工作。

（2）切断传播途径　重点是提倡使用一次性注射用具，对带血及体液污染物应进行严格消毒处理，加强血制品管理，HBsAg 阳性者不得献血，防止通过血液和体液传播；加强美容美发及洗浴中心的消毒管理制度；还应加强托幼保育单位及食品服务等行业的监督管理，严格执行食具用物消毒制度。采取主动和被动免疫阻断母婴传播；避免与 HBV 阳性者发生无防护性接触和多个性伴侣，阻断性接触传播。

（3）保护易感人群　对社区人群进行健康教育指导，通过各种途径向大众进行乙型肝炎有关知识宣教，使人群认识到乙型肝炎的危害、预防措施及治疗的意义等。解释劳累、营养不良、吸烟、饮酒、暴饮暴食、不合理用药、感染及情绪不稳定等是肝炎复发和病情加重的危险因素，应尽量避免。接种乙肝疫苗或注射乙型肝炎免疫球蛋白。

4. 社区护理

（1）实施隔离　对患者实施适当的家庭隔离，生活用品如牙具、剃须刀、指甲刀应单独使用，应隔离至乙肝病毒表面抗原（HBsAg）转阴。

（2）合理饮食　给予患者适当的高蛋白、高热量、高维生素易消化饮食，避免高脂肪饮食，以防发生脂肪肝，此外，还应禁烟酒。

（3）适当休息　规律生活，注意劳逸结合。

（4）用药护理　不滥用药物，如吗啡、巴比妥类、磺胺类及异丙嗪等药物，以免加重肝损害。

（5）心理护理　正确对待疾病，保持乐观情绪，增强治疗的耐心和信心。

（6）定时复查　定期复查肝功能、病毒的血清学指标、肝脏 B 超和肝纤维化有关指标，为调整治疗方案做指导。

（二）艾滋病

艾滋病是获得性免疫缺陷综合征（acquired immunodeficiency syndrome，AIDS）的简称，是由人类免疫缺陷病毒（Human immunodeficiency virus，HIV）引起的慢性传染病。本病主要经性接触、血液及母婴传播。HIV 主要侵犯、破坏 $CD4^+$ T 淋巴细胞，导致机体免疫细胞结构和（或）功能受损乃至缺陷，整个免疫系统功能丧失，对各种疾病的感染都失去抵抗力，最终并发各种严重的机会感染和肿瘤。具有传播迅速、发病缓慢、病死率高的特点。

1. 病原学与流行病学　HIV 为单链 RNA 病毒，由核心、包膜两部分组成，属于反转录病毒科慢性病毒中的人类慢病毒组。根据其基因差异可分为 HIV－1 型和 HIV－2 型，目前全球流行的主要病毒株为 HIV－1 型。

HIV 对外界抵抗力低，对热敏感，56℃30 分钟能使 HIV 在体外对人的 T 淋巴细胞失去感染性；100℃20 分钟能使 HIV 完全灭活；75% 乙醇、0.2% 次氯酸钠及含氯石灰可灭活 HIV；0.1% 甲醛、紫外线和 γ 射线均不能灭活 HIV。HIV 侵入人体后亦可刺激机体产生抗体，但并不是中和抗体，血清中同时存在抗体和病毒时仍有传染性。

HIV 感染者和艾滋病患者是本病唯一的传染源，HIV 存在于血液、精液和阴道分泌物中，唾液、眼泪、乳汁等体液中也含 HIV。艾滋病的传播途径包括：①性传播，是传播的主要途径（包括同性、异性和双性性接触），性接触摩擦导致的任何破损即可使病毒侵入机体致病；②血液传播，共用针具静脉吸毒、输入被 HIV 污染的血液和血制品及介入性医疗操作均可导致传播；③母婴传播，感染 HIV 的孕妇可经胎盘将病毒传给胎儿，也可经产道及产后血性分泌物、乳汁等传给婴儿，母婴传播的概率为 11% ~60%；④其他，接受 HIV 感染者的器官移植、人工授精或污染的器械等，被 HIV 污染的针头刺伤或破损皮肤受污染等均可导致 HIV 感染。目前无证据表明艾滋病可经食物、水、昆虫或生活接触传播。人群对 HIV 普遍易感，15 ~49 岁发病者占 80%，儿童和妇女感染率逐年上升，近年来我国 60 岁以上老年人感染率也在持续升高。高危人群为男性同性恋者、静脉药物依赖者、性乱者、血友病患者及多次接受输血或血制品者。

联合国艾滋病规划署 2023 年 7 月公布的统计数字显示，全球有 3900 万名 HIV 感染者，2022 年有 130 万 HIV 新发感染，63 万人死于 HIV 相关疾病。

2. 临床表现 人感染 HIV 后潜伏期短则数月，长可达 15 年，平均为 8 ~9 年，从初始感染到终末期是一个复杂漫长的过程。根据感染后临床表现及症状严重程度将艾滋病分为急性期、无症状期和艾滋病期。

（1）急性期（primary infection） 通常发生在初次感染 HIV 2 ~4 周，部分感染者出现 HIV 病毒血症和免疫系统急性损伤的轻微症状，可持续 1 ~3 周。临床表现以发热最为常见，可伴有全身不适、恶心、呕吐、肌痛、盗汗、关节痛、皮疹等非特异症状。血清检查可查出病毒，抗体要几周后才出现，$CD4^+$ T 淋巴细胞计数一过性减少。

（2）无症状期（asymptomatic infection） 可从急性期进入此期，也可无明显的急性期症状而直接进入此期，持续时间一般为 6 ~8 年。其持续时间与病毒感染的数量、类别、途径、机体免疫状况、营养卫生条件和生活习惯等因素相关。此期由于 HIV 在感染者体内不断复制，免疫系统受损，$CD4^+$ T 淋巴细胞计数逐渐下降。

（3）艾滋病期 感染 HIV 的最终阶段。患者 $CD4^+$ T 淋巴细胞计数明显下降，血浆 HIV 病毒载量明显升高。此期主要的临床表现为：①HIV 相关症状，主要包括持续一个月以上的发热、盗汗、腹泻；体重减轻 10% 以上；部分患者表现出记忆力减退、精神淡漠、性格改变、头痛、癫痫及痴呆等精神神经症状；另外还可出现持续性全身淋巴结肿大。②各种机会性感染及肿瘤，主要包括肺孢子菌肺炎、各种细菌病毒性神经系统、消化系统炎症、鹅口疮、带状疱疹、视网膜炎症等；亦可出现恶性淋巴瘤、卡波西肉瘤等。

抗反转录病毒治疗是针对病原体的特异治疗。目标是最大限度地抑制病毒复制，获得免疫功能重建或维持免疫功能；降低病死率和 HIV 相关疾病的罹患率，提高生活质量；减少艾滋病的传播。本病强调综合治疗，包括一般治疗、抗病毒治疗、恢复或改善免疫功能的治疗及机会性感染和恶性肿瘤的治疗。

3. 社区管理

（1）控制传染源 传染源是 HIV 感染者和艾滋病患者。本病为乙类传染病，发现 HIV 感染者应尽快向当地疾病预防控制中心（CDC）报告，并对患者进行隔离治疗，随访无症状 HIV 感染者。加强国境检疫，对艾滋病抗体阳性者应禁止入境。

（2）切断传播途径　主要措施包括禁止不洁性行为或使用安全套；严禁吸毒，不与他人共用注射器；不要擅自输血和使用血制品，要在医生的指导下使用；不要借用或共用牙刷、剃须刀、刮脸刀等个人用品；避免直接与艾滋病患者的血液、精液、乳汁和尿液接触；对 HIV 感染的孕妇可采用产科干预、加强抗病毒药物治疗以及人工喂养措施阻断母婴传播；严格消毒患者用过的医疗器械，如胃镜、肠镜、血液透析器械，防止医源性感染。

（3）保护易感人群　对社区人群进行健康教育指导，通过各种途径向公众进行 AIDS 有关知识宣教。HIV 疫苗目前仍处于试验研究阶段。

4. 社区护理　对无症状 HIV 感染者，仍可保持正常的工作和生活。根据具体病情进行抗病毒治疗，密切监测病情的变化。对艾滋病前期或已发展为艾滋病的患者，应注意休息，给予高热量、富含维生素的饮食。不能进食者，可选择静脉输液补充营养。加强支持疗法，包括输血及营养支持疗法等。

（1）实施隔离　对于居家患者实行血液体液隔离，照顾者皮肤黏膜的保护尤为重要，接触血液、体液及污染物品时必须戴手套。被血液、体液污染的被服经高压消毒后再与一般同类物统洗。患者的送检标本放在固定的容器内，容器外不得污染，并有特殊标记，专送检测。

（2）合理饮食　AIDS 患者和感染者的饮食应以高蛋白质及较高热量的食物为主，并遵循“多样、少量、均衡”的饮食原则，注意补充维生素和矿物质，多吃新鲜的水果和蔬菜。

（3）适当休息　症状明显或病情较重者，应卧床休息。初起活动时，可在室内散步，以不觉疲乏为度。慢性患者或病毒携带者应规律生活，注意劳逸结合。

（4）健康指导　对患者及家属进行疾病知识宣教，必要时行医学检查（如 HIV 检测等）。保护自己，防止继发感染，正确对待疾病，防止传染他人，减少母婴传播的机会。按医嘱正确用药以延缓并发症的发生。

（5）心理护理　通过系统的健康教育，使患者和家属正确对待疾病，保持情绪稳定。遵守保密原则，营造友善、理解、宽松和健康的生活和工作环境。理解尊重患者，满足其合理要求，对心理障碍者予以疏导，解除其恐惧感，配合治疗，维护感染者的利益、尊严和权利，建立其自尊、自信。

第四节　突发公共卫生事件的管理

情境导入

情境： 2021 年某地区出现 2 例炭疽确诊病例，1 人死亡，引起了附近居民的恐慌，给当地医疗卫生机构的管理和治疗工作带来了极大挑战。

思考： 1. 根据该事件特点，判断是否属于突发公共卫生事件？属于哪个级别？

2. 作为该社区的护士，应该采取哪些应对措施？

近年来，我国突发公共卫生事件频发，如环境污染导致的各种自然灾害；重大急性传染病暴发流行；有毒有害物质的滥用和管理不善导致化学污染、中毒和放射事故等逐年增多，这些突发公共卫生事件有时是人类社会很难规避的，但可利用现代科学技术把影响降到最低。社区作为应急管理最基层的组织，在各类突发公共卫生事件防控中承担监测、报告、预防突发事件发生和控制其发展的责任。

一、突发公共卫生事件的概念与特点

（一）突发公共卫生事件的概念

2003 年国务院颁布的《突发公共卫生事件应急条例》将突发公共卫生事件定义为：突然发生，造成或可能造成社会公众健康严重损害的重大传染病疫情、群体性不明原因疾病、重大食物和职业中毒以及其他严重影响公众健康的事件。主要包括：重大急性传染病暴发流行，重大食物中毒，重大环境污染，以及由于自然灾害、事故灾难或社会治安等突发事件引发的严重影响公众健康的卫生事件，突发公共卫生事件针对的是群体而不是个体。

（二）突发公共卫生事件的特点

1. 突发性　指事件是突然、紧迫、非预期发生的。突发公共卫生事件的发生往往比较突然，一般只能做一些模糊的预测，导致日常工作计划被打乱，支持系统不能有效保障等。

2. 公共性　突发公共卫生事件是一种公共事件，在事件发生区域内或影响范围内的所有人，都有可能受到突发公共卫生事件的威胁和损害。

3. 严重性　突发公共卫生事件发生后，可在短时间内造成人群的发病和死亡，使公共卫生和医疗体系面临巨大的压力，致使医疗资源相对不足，甚至冲击医疗卫生体系本身、威胁医务人员自身健康、破坏医疗基础设施。

4. 紧迫性　突发公共卫生事件事发突然、情况紧急、危害严重，如不能采取迅速、有效的应对措施，事件的危害将进一步加剧，造成更大范围的影响。所以，要求在尽可能短的时间内做出决策，采取具有针对性的措施，将事件的危害控制在最低程度。

5. 复杂性　突发公共卫生事件种类繁多，原因复杂。事件的发展很难根据经验预测，其蔓延范围、发展速度、趋势和结局都很难确定。

（三）突发公共卫生事件的分级

根据突发公共卫生事件的性质、危害程度、涉及范围及可控性等因素，划分为特别重大（Ⅰ级）、重大（Ⅱ级）、较大（Ⅲ级）和一般（Ⅳ级）四个等级。

Ⅰ级：涉及范围广，人数多，出现大量患者或多例死亡，影响重大，危害严重并有扩散趋势，如发生肺鼠疫、肺炭疽、人感染高致病性禽流感及 2020 年初的新型冠状病毒感染疫情。

Ⅱ级：在较大范围内发生，出现疫情扩散，尚未达到Ⅰ级公共卫生事件的标准，如霍乱在 1 个地级以上市行政区域内流行，1 周内发病 30 例以上。

Ⅲ级：在局部地区发生，尚未引起大范围的扩散和传播。如一次发生急性职业中毒 10～49 人，或死亡 4 人以下。

Ⅳ级：尚未达到Ⅲ级标准的事件，如一次发生急性职业中毒 9 人以下（含 9 例），未出现死亡病例。

二、突发公共卫生事件的预防和应急处理

（一）突发公共卫生事件的预防

对于基层医疗卫生机构的社区护士，预防突发公共卫生事件应从日常做起。

1. 掌握突发事件应激处理的流程　通过日常学习和演练，熟练掌握突发公共卫生事件应对措施和流程，在事件来临时能够快速反应和正确应对。

2. 组织并参与日常演练　组织社区居民针对常见的突发公共卫生事件进行日常演练，社区护士

应主持或参与建立应急小组、准备物资、现场救护、卫生处置、疫情防范等，提高社区突发事件的应对意识、管理水平及急救技能。

3. 评估社区存在的隐患和救援环境 社区护士应熟悉社区周边的环境，与相关部门合作，深入社区，了解社区在交通、卫生、饮食、饮水、安全等方面存在的隐患，及时采取措施，控制这些危险因素，预防各种突发事件的发生；熟悉可利用的救援设施和救援路径，在事件发生时能及时联系和利用，降低民众的生命和财产损失。

4. 健康教育和家庭访视 通过健康教育和家庭访视对居民进行《突发公共卫生事件应急条例》等相关法规知识的宣传教育，强化居民自救、互助、避险、逃生等个人防护技能的培训，提高居民自我防护意识和救护技能。

（二）突发公共卫生事件的应急处理

作为医疗卫生机构的一线工作人员，社区护士应根据《突发公共卫生事件应急条例》规定，主持或参与以下应急处理措施。

1. 现场救援及病患转运 为突发事件致病的人员提供医疗救护和现场救援，对就诊患者必须接诊治疗，并书写详细、完整的病历记录；对需要转送的患者，应当按照规定将患者及其病历记录的复印件转送至接诊的或者指定的医疗机构。

2. 卫生防护 医疗卫生机构内应当采取卫生防护措施，防止交叉感染和污染。

3. 管理与传染病患者密切接触者 应当对传染病患者密切接触者采取医学观察措施，并促使其予以配合。

4. 依法报告突发事件 医疗机构收治传染病患者、疑似传染病患者，应当依法报告所在地的疾病预防控制机构。

（三）突发公共卫生事件报告制度

事件发生后，各级各类医疗卫生机构、监测机构和卫生行政部门以及有关单位为责任报告单位。执行职务的医护人员、检疫人员、疾病预防控制人员、乡村医生、个体开业医生均为责任报告人，医疗卫生机构应执行首诊负责制。

1. 报告时限 各级医疗卫生机构（含卫生院、个体诊所）初次报告必须在核实确认发生突发公共卫生事件后 24 小时内上报，阶段报告可按日报告，总结报告在事件处理结束后 10 个工作日内上报。

遇到下列情形之一的，应在 2 小时内通过网络向上一级卫生机构及卫健委上报：①发生或者可能发生传染病暴发、流行的；②发生或者发现不明原因的群体性疾病的；③发生传染病菌种、毒种丢失的；④发生或者可能发生重大食物和职业中毒事件。

2. 报告内容 包括事件名称、初步判定的时间类别和性质、发生时间、发生地点、发患者数、死亡人数、主要临床症状、可能的原因、已采取的措施、报告人员及通讯方式等。填写《突发公共卫生事件相关信息报告卡》（表 10－1）。

表 10－1 突发公共卫生事件相关信息报告卡

初步报告　　进程报告（次）　　结案报告

填报单位（盖章）__________　填报日期：________年________月________日
报告人：__________　联系电话：________
事件名称：__________
信息类别：1. 传染病；2. 食物中毒；3. 职业中毒；4. 其他中毒事件；5. 环境卫生；6. 免疫接种；7. 群体性不明原因疾病；8. 医疗机构内感染；9. 放射性卫生；10. 其它
公共卫生突发事件等级：1. 特别重大；2. 重大；3. 较大；4. 一般；5. 未分级；6. 非突发事件

续表

初步诊断：____________ 初步诊断时间：____年____月____日

订正诊断：____________ 订正诊断时间：____年____月____日

确认分级时间：____年____月____日 订正分级时间：____年____月____日

报告地区：________省________市________县（区）

发生地区：________省________市________县（区）________乡（镇）

详细地点：________________________

事件发生场所：1. 学校；2. 医疗卫生机构；3. 家庭；4. 宾馆饭店写字楼；5. 餐饮服务单位；6. 交通运输工具；7. 菜场、商场或超市；8. 车站、码头或机场；9. 党政机关办公场所；10. 企事业单位办公场所；11. 大型厂矿企业生产场所；12. 中小型厂矿企业生产场所；13. 城市住宅小区；14. 城市其他公共场所；15. 农村村庄；16. 农村农田野外；17. 其他重要公共场所；18. 如是医疗卫生机构，则：（1）类别：①公办医疗机构；②疾病预防控制机构；③采供血机构；④检验检疫机构；⑤其它及私立机构；（2）感染部门：①病房；②手术室；③门诊；④化验室；⑤药房；⑥办公室；⑦治疗室；⑧特殊检查室；⑨其他场所；19. 如是学校，则类别：（1）托幼机构；（2）小学；（3）中学；（4）大、中专院校；（5）综合类学校；（6）其它

事件信息来源：1. 属地医疗机构；2. 外地医疗机构；3. 报纸；4. 电视；5. 特服号电话95120；6. 互联网；7. 市民电话报告；8. 上门直接报告；9. 本系统自动预警产生；10. 广播；11. 填报单位人员目睹；12. 其它

事件信息来源详细：________________________

事件波及的地域范围：________________________

新报告病例数：________ 新报告死亡数：________ 排除病例数：________

累计报告病例数：________ 累计报告死亡数：________

事件发生时间：____年____月____日____时____分

接到报告时间：____年____月____日____时____分

首例患者发病时间：____年____月____日____时____分

末例患者发病时间：____年____月____日____时____分

主要症状：1. 呼吸道症状；2. 胃肠道症状；3. 神经系统症状；4. 皮肤黏膜症状；5. 精神症状；6. 其它（对症状的详细描述）

主要体征：

主要措施与效果：

注：传染病、食物中毒、职业中毒、农药中毒、其他化学中毒、环境卫生事件、群体性不明原因疾病、免疫接种事件、医疗机构内感染、放射性卫生事件、其他公共卫生事件相关信息：请在相应选项处划“○”

答案解析

目标检测

A 型选择题

1. 传染病的基本特征应除外（ ）
   A. 有病原体　B. 有传染性　C. 有流行病学特征
   D. 有感染后免疫　E. 有临床症状
2. 属于甲类法定传染病的是（ ）
   A. 鼠疫、炭疽　B. 霍乱、艾滋病　C. 霍乱、炭疽
   D. 鼠疫、艾滋病　E. 鼠疫、霍乱
3. 熟悉各种传染病的潜伏期，最重要的意义是（ ）
   A. 确定检疫期　B. 协助诊断　C. 追踪传染来源
   D. 预测流行趋势　E. 协助治疗
4. 对传染病的确定诊断价值最大的检查是（ ）
   A. 血常规检查　B. 尿常规检查　C. 病原学检查
   D. 超声检查　E. X 线检查
5. 构成传染过程必须具备的 3 个因素是（ ）

A. 病原体、环境、宿主
B. 微生物、媒介、宿主
C. 传染源、传播途径、易感人群
D. 病原体、人体和它们所处的环境
E. 病原体的数量、致病力、特异性定位

6. 一般情况下传染病传染性最大的时期是（ ）
A. 潜伏期　B. 前驱期　C. 症状明显期
D. 恢复期　E. 后遗症期

7. 甲类传染病疫情报告时间为（ ）
A. 城镇发现后2小时内，农村6小时内
B. 城镇6小时内，农村6小时内
C. 城镇12小时内，农村12小时内
D. 城镇12小时内，农村6小时内
E. 城镇6小时内，农村24小时内

8. 突发卫生公共事件报告内容不包括（ ）
A. 事件名称
B. 初步判定的时间类别和性质
C. 发生时间和发生地点
D. 发生患者数及死亡人数
E. 全部涉及人员

9. 急性传染病的发生、发展和转归，通常分为（ ）
A. 早期、中期、晚期
B. 初期、极期、恢复期
C. 前驱期、出疹期、恢复期
D. 体温上升期、极期、体温下降期
E. 潜伏期、前驱期、症状明显期、恢复期

10. 关于流行性感冒下列哪项是正确的（ ）
A. 传染性弱　B. 甲型流感不易发生变异　C. 肺炎型流感多见于成年人
D. 胃肠型流感较多见　E. 单纯型流感全身症状重，呼吸道卡他症状较轻

11. 甲型肝炎的传播途径是（ ）
A. 粪－口传播　B. 血液传播　C. 飞沫传播
D. 接触传播　E. 虫媒传播

12. 艾滋病的传播途径不包括（ ）
A. 针刺　B. 性接触　C. 血液制品
D. 医疗器械污染　E. 一般生活接触

13. 下列手足口病的描述哪项是错误的（ ）
A. 发热、体温可达38℃以上
B. 疱疹处痒、痛，有结痂
C. 口腔黏膜、手、足和臀部出现斑丘疹、疱疹
D. 可伴有咳嗽、流涕、食欲不振、头痛等症状
E. 严重者可有神经系统、呼吸循环系统受累症状

14. 患者男，25 岁。咳嗽 3 个月，咳白色粘痰，痰中带血丝，午后低热、盗汗，面色潮红、疲乏无力，伴心悸。痰结核菌素试验阳性。对该患者的社区护理措施，正确的是（　）

A. 不需隔离

B. 常到室外晒太阳

C. 服药至症状消失

D. 加强体育锻炼，增强体质

E. 做好用具、餐具、病室和痰液的消毒

（闫春梅）

书网融合……

思维导图　　重点小结　　微课　　微课课件　　习题

第十一章 社区紧急救护

PPT

学习目标

知识目标： 掌握社区紧急救护的概念、要素；熟悉社区各种常见急症及意外伤害的救护措施；了解社区紧急救护的原则。

技能目标： 能够有效判断病情，熟练实施现场复苏；具备向公众进行紧急救护技能宣传与培训的能力。

素质目标： 增强紧急救护意识，提升团队协作能力。

第一节 概 述

情境导入

情境： 2023 年 5 月 15 日下午，发烧两天的王先生来到上海市浦锦社区卫生服务中心发热哨点，还没来得及挂号就一头摔了下去。当班医生评估患者情况后确认其已停止心跳，立刻对其进行胸外按压，值班护士立即拨打社区急救专线。2 分钟后，浦锦社区卫生服务中心急救团队赶到现场，迅速加入这场生死营救中。后经急救团队积极抢救，患者恢复心跳并由 120 转往上级医院行后续治疗。

思考： 1. 何谓第一现场？

2. 社区紧急救护的特点有哪些？

一、社区紧急救护的概念

社区紧急救护是指对在社区内遭受各种危及生命的急危重症、意外创伤、灾难性事件及突发公共卫生事件的救护，包括对急诊患者的院前急救、初步诊断并处理、组织转运、突发公共卫生事件的救护、管理以及预防。广义的社区紧急救护除专业医务人员外，还包括公众救护力量的参与。

社区紧急救护是建立健全急救医疗区域性、连续性网络体系的基础，是整个医疗体系中的前沿阵地。正确有效地实施现场救护并安全护送，直接关系到社区居民的安危和抢救的成败。

知识链接

国际红十字会全球目标

国际红十字会与红新月国际联合会将每年 9 月的第二个周六定为"世界急救日"，呼吁世界各国重视急救知识的普及，让更多的人掌握急救技能，在事发现场挽救生命和降低伤害程度。基本原则为：人道、公正、中立、独立、志愿服务、统一、普遍。

二、社区紧急救护的要素

1. 现场急救技术 急救技术包括心肺复苏术、止血、包扎、固定及转运等。

2. 急救时间窗　一定的伤病在一定的时间段内存在急救成功的可能性，超出这个时间范围就失去了急救成功的机会，这个时间范围称为“急救时间窗”。如心跳呼吸骤停者：4～6 分钟；创伤者：“黄金 1 小时，白金 10 分钟”。在此期间内，抢救及时、正确，生命就有可能被挽救。

3. 第一目击者　是指能在现场为突发伤害、危重疾病的患者提供紧急救护的人，包括亲属、同事、社区护士、警察、消防员、保安人员等。

4. 第一现场　是指在医疗区以外的任何地方，包括家庭、路途、公共场所等出现急性心脑血管疾病、创伤、溺水和中毒等意外伤害事件的地点。在公共场所等各种现场推广配置自动体外除颤器（Automated External Defibrillator，AED），是提高心搏骤停伤病员生存率的有效策略。

5. 畅通的通讯、急救网络　应用可穿戴设备、手机 APP 等呼救能够实现“互联网＋急救”，一旦突发意外，立即启动“一键呼救”功能。运用急救医疗服务系统（EMSS），将需救护者迅速送到就近的医疗机构，实施进一步救治。

三、社区紧急救护的特点

1. 时间紧迫　需分秒必争，最大程度减轻伤亡。

2. 病种多样复杂，服务对象广泛　常为病况突发，患者表达能力降低或丧失，若无家人陪伴则患者年龄、社会关系、病史资料难以准确获取，增加现场救护难度。这就要求实施救护者能对被救护者做出及时恰当的处理，提高抢救效率。

3. 现场救护环境、设备条件有限　院前救护不同于院内，现场救护设备有限，这就要求实施救护者要随机应变，就地取材。尽量做好个人防护，在保证自身安全的前提下实施救助。

4. 社会性、协作性强　如遇突发卫生公共事件，需要大量人员协作和参与，这就要求实施救护者有较强的组织和协调能力。

四、社区紧急救护的原则

（一）现场救护的原则

1. 先复苏后固定　指遇心搏呼吸骤停同时合并其他病症者，应先行心肺复苏术使患者复苏，待基本生命体征趋向平稳后，再处理其他合并症。

2. 先止血后包扎　指遇有大出血又有创口者，应立即用指压、止血带、药物等方法止血，防止因持续性失血而发生休克，然后再进行消毒、包扎创口。现场救护 4 项基本技术包括止血、包扎、固定、搬运，应遵守五字原则：快、轻、准、美、牢。

3. 先重伤后轻伤　指遇到群伤事故时，应分清急缓、轻重，优先抢救急、危、重伤员，后抢救伤势较轻者。

4. 先救治后转送　当患者情况危及生命时，应先争取时间现场抢救，待病情稳定再转送。转送途中，不能停止对患者的抢救，继续观察病情变化，确保平安抵达目的地。

5. 急救与呼救并重　当遇有大批伤病员且多人在场时，应保持镇定、忙而不乱、分工合作，做到急救和呼救同时进行；当只有一人在场时，应先进行急救，而后在短时间内呼救。

6. 急救与转运的一致性　急救和转运应做到任务要求一致、协调步骤一致、完成任务的指标一致。尽量避免因协调配合不够，导致途中抢救中断，增加患者不应有的痛苦和死亡。

7. 抢救记录规范　现场救护应记录规范，随患者转至上级医院。

8. 安全施救

1）先排险，后施救：对于存在危险隐患的现场，第一目击者应保持安全距离，拨打急救电话寻求专业人士评估险情。比如地震的余震或坍塌、火灾的浓烟、触电未切断电源、交通事故现场未设置路障或警示标识、精神疾病患者未受控制等，都可能伤害施救者。

2）先防护，后施救：接触伤病员伤口、血液及分泌物时应戴手套或使用塑料袋，及时清洗并消毒双手。根据现场情况先佩戴好合适的口罩、防护服、手套、眼罩、帽子和工作靴等。对于需要 CPR 者，可以使用复苏面罩或一次性人工呼吸隔离面膜。

知识链接

检伤分类

检伤分类是灾害医学的重要组成部分，是开展应急医疗救援的首要环节。检伤分类时应首先快速对现场伤亡人数、伤情轻重和发展趋势做出全面正确的评估，准确及时地向有关部门汇报灾情；同时，保护现场，采用不同颜色彩旗做好标志分区：红旗区为危重症患者；黄旗区为中重伤患者；绿旗区为轻伤患者；黑旗区为死亡人员。其次，按照“先救命、后治病、先重后轻、先急后缓”的原则，进行快速检伤分类并做好标记：Ⅰ类用红色标志带，为危重伤患者应立即抢救；Ⅱ类用黄色标志带，为中重伤患者应优先抢救；Ⅲ类用绿色标志带，为轻伤患者其次救治；Ⅳ类用黑色标志带，为致命伤或者死亡患者，按规定程序对死者进行处理。

（二）社区救护的管理原则

1. 科学化、标准化、法制化 针对社区救护的各个环节，制定和健全急救医疗服务体系的基本标准、服务规范和管理办法，使社区救护科学化、标准化、法制化。如社区医疗服务中心的专业救护人员应具备相关资质；急救站需安排 2 人以上 24 小时值班；配置必要的急救药品和设备，药品主要包括：呼吸兴奋剂、抗休克药、止血药、镇痛药及抗过敏药等，设备主要包括氧气瓶或氧气袋、心电图机、复苏垫板、外伤固定器具、搬运器具、各种注射器、输液器和针头等。

2. 提高联系方式的知晓率 社区医疗服务中心或服务站应设立醒目的紧急救护标志，通过媒体、网络等途径使社区人群知晓社区紧急救护的地址及电话，以便发生紧急情况时能迅速联系。

3. 加强各方协调 明确各急救中心和社区救护站的转诊流程；加强指挥调度，保持信息流通，做好车辆管理等。

4. 建立健全评价指标体系 常用的评价指标有急救培训率、急救技能和理论合格率、急救药品和用品完好率、复苏成功率、职业暴露情况等。

5. 预防为主 定期开展急救知识宣讲，提高个人紧急避险与应急救护意识，增强应急反应能力。发生突发事件时，社区居民能够积极正确地配合政府紧急预案的实行，进行避险救护行动，将人民群众的生命和财产损失减到最小。

6. 职业素养培训与心理疏导 对社区医护人员展开应急救护培训，通过强化急救知识、操作技能培训等，最大限度提升社区医护人员院前应急救护理论知识掌握水平与操作技能，提升抢救效率。对社区医护人员加强职业素养培训，心理疏导，使社区医护人员能明确自身职责，以平静向上的心态积极投入院前急救工作中，避免因工作疏忽导致不良事件发生。

五、社区紧急救护护士的基本要求

1. 具有执业护士资格并注册，具有在上级医疗机构从事临床护理工作 5 年上的工作经历。
2. 通过地（市）以上卫生行政部门规定的社区护士岗位培训。
3. 熟悉救护中的相关法律法规、伦理原则及社区卫生服务机构的规章制度。

4. 具有良好的心理素质、专业技术素质和身体素质。

5. 掌握社区救护的基本流程及向公众进行急救知识宣传的技能。

6. 掌握基础和高级生命支持的基本原理和操作技术。

7. 掌握常用急救药物的作用原理、应用剂量和观察要点。

8. 掌握院前急救中患者常见急症的病因、病理、症状和体征、救护要点，并能熟练配合医生完成进一步的现场救治工作。

9. 掌握救护车内所有设备的使用，如除颤监护仪、呼吸机、心电图、AED、简易呼吸器等。

10. 在执行救护过程中必须服从统一命令，不得擅离岗位，随时关注患者健康问题。

第二节　社区常见急症的紧急救护

情境导入

情境： 据新华网报道，我国每年有超过100万人死于各种意外伤害，其中70%因在病发后的“黄金时刻”内得不到有效救助而死于院外，因此冠心病、脑卒中、气道异物阻塞、烧/烫伤、动物致伤等常见急症与突发意外的急救，在社区显得尤为重要。近几年，随着各种医护志愿服务团队的组建，为公众免费开展社区应急救护知识和技能培训，使社区紧急救护能力有了较大的提升。

思考： 1. 社区常见急症及意外事件有哪些？如何进行处理？

2. 社区紧急救护公众培训的意义是什么？

随着人口老龄化和生活方式的改变，各种心脑血管急症、交通事故、严重创伤、急性食物中毒等突发事件逐年增多，随之伴发的心脏骤停、昏迷、休克、喉阻塞、烧/烫伤等社区急症频发。急救与公民的生命安全息息相关，是人人都可以参与的公益事业，公众急救知识培训工作的开展对降低突发事件和灾难发生时的伤残率，提高生存质量起到重要作用。因此，社区护士在熟练掌握各种急救技能的同时，还应加强对社区民众急救相关知识的培训。双方共同合作，提高抢救的成功率，保障生命安全。

知识链接

2020年美国心脏协会（AHA）成年人生存链

2020年美国心脏协会（AHA）心肺复苏（CPR）及心血管急救指南（ECC）提出的成年人生存链包括院内心脏骤停（IHCA）和院外心脏骤停（OHCA））生存链，在OHCA生存链中，强调及早启动应急反应系统和第一时间进行高质量CPR。OHCA生存链的6个环节如下。

1. 立即识别心脏骤停并启动应急反应系统。
2. 立即进行高质量的心肺复苏。
3. 使用AED进行快速除颤。
4. 有效的高级生命支持。
5. 心脏骤停恢复自主循环后治疗。
6. 康复治疗。

一、心搏骤停的社区紧急救护

（一）概述

心脏骤停（sudden cardiac arrest，SCA）是指心脏有效射血功能的突然终止，是心脏性猝死的最主要原因。心脏性猝死（sudden cardiac death，SCD）指急性症状发作后 1 小时内发生的以意识突然丧失为特征、由心脏原因引起的死亡。我国心脏性猝死发生率为 41.84/10 万，男性高于女性。

（二）临床表现

意识突然丧失；心音消失，血压测不出，大动脉（如颈动脉、股动脉）搏动消失；瞳孔散大；面色苍白或发绀；呼吸异常或停止。

（三）心脏骤停的社区救护措施

为使心脏骤停者恢复循环、呼吸、脑功能而实施的抢救措施称为心肺脑复苏（Cardiac Pulmonary Cerebral Resuscitation，CPCR），完整的心肺脑复苏包括 3 个阶段：基础生命支持（Basic Life Support，BLS）、高级生命支持（Advanced Life Support，ALS）和进一步生命支持（Advanced Cardiovascular Life Support，ACLS）。

1. 基础生命支持（BLS） 《2020 年 AHA 心肺复苏和心血管急救指南》指出，“CAB ”即胸外按压、开放气道和人工呼吸，强调非专业施救者尽早启动心肺复苏（图 11 –1），发现心脏骤停应立即启动应急反应系统并开始胸外按压。

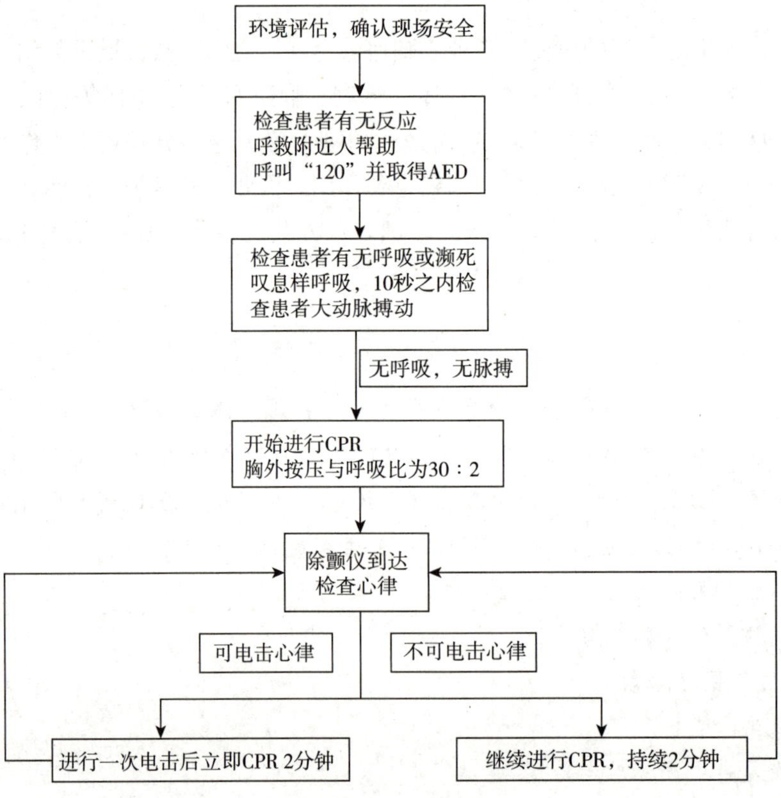

图 11 –1 心肺复苏步骤

（1）胸外按压（C）

1）按压部位：为两乳头连线中点（胸骨下半部分）。

2）按压深度：成人胸骨下陷 5～6cm，儿童为胸廓前后径的 1/3 约 5cm，婴儿为胸廓前后径的 1/3，约 4cm。

3）按压频率：100～120 次/分。

（2）开放气道（A）

1）仰头抬颏法：适用于普通急救患者开放气道。

2）推举下颌法：适用于怀疑颈椎有损伤时。开放气道时肘部应放置在患者头部两侧，双手同时将患者双侧下颌角托起，使下颌骨前移，头后仰。

（3）人工呼吸（B）

1）成人复苏：无论是单人或双人操作，胸外按压与人工呼吸的比例均为 30∶2。

2）婴幼儿和儿童复苏：双人操作时比例为 15∶2，单人操作时为 30∶2。

（4）复苏效果评估：每 5 个按压－通气周期（约 2 分钟）评价一次，评估患者是否恢复意识、呼吸和大动脉搏动。

2. 高级生命支持（ALS）和进一步生命支持（ACLS）　待院前急救人员到达现场后，转送入医院行高级生命支持和心脏骤停后的综合治疗。

二、昏迷的社区紧急救护

（一）概述

昏迷是脑功能严重障碍，中枢神经系统活动受到严重抑制，意识丧失和随意运动消失，且对刺激无反应或出现异常反射活动的病理状态。昏迷属于急危重症，必须迅速做出判断，争分夺秒进行抢救，才能挽救患者生命。在院前急救中引起昏迷原因以低血糖较为常见；引起昏迷的颅内局部病变，以脑血管意外及脑外伤较多见。

（二）社区中几种常见昏迷的临床表现及救护措施

1. 低血糖

（1）临床表现　轻者可出现多汗、心悸、饥饿、焦虑、面色苍白等，严重者可出现昏迷。

（2）社区救护措施

1）疑为低血糖昏迷的患者，随机血糖＜3.0mmol/L，应考虑有严重的、需要关注的显著低血糖。疑似严重低血糖的患者，伴有或不伴有意识障碍，立即静脉或口服补充葡萄糖或替代物，并在 15 分钟后再次检测血糖进行评估。

2）昏迷患者不得经口补充糖水，以免误咽；应迅速建立静脉通路，静脉注射 50% 葡萄糖溶液 60～100ml；若患者仍未清醒，可静脉滴注 5%～10% 葡萄糖溶液直至清醒；若患者血糖不能恢复，或神志仍不清醒，必要时可用升糖激素肌内或静脉注射。

3）患者意识恢复后，仍需静脉滴注 5%～10% 的葡萄糖，维持血糖在较高的水平（11.1mmol/L），并密切观察数小时或 1 天，避免患者再度陷入紧急状态。但糖尿病患者清醒后不宜再输注葡萄糖，仍需密切监测血糖水平。

4）经上述处理，仍神志不清者需立即送医院治疗。

2. 脑出血

（1）临床表现　脑出血症状突发，多在活动中起病，常表现为头晕、头痛、恶心、呕吐、不同程度的意识障碍及肢体瘫痪等。

（2）社区救护措施

1）体位：昏迷患者取仰卧位，头部抬高15°~30°，以利于脑水肿的消除。

2）保持呼吸道通畅：头偏向一侧，清除口腔及呼吸道分泌物、呕吐物，防止窒息；解开衣领及腰带，若有义齿需取出；舌后坠时，可使用口咽通气管，立即给予吸氧。

3）搬动患者时，宜用担架将患者抬至救护车上，不可抱起或肩扛患者，以免加重病情。

4）及时建立静脉通道，遵医嘱给药。

5）密切观察生命体征、意识形态、瞳孔大小及对光反射、角膜反射，并准确记录。

6）防止意外损伤：抽搐时用纱布裹好舌压板置于患者上下磨牙之间，防止舌咬伤；牙关紧闭者，不要强行撬开；应做好抽搐者的防护措施，避免损伤及坠床。

三、休克的社区紧急救护

（一）概述

休克是指由多种病因引起的，以有效循环血量锐减、组织灌注不足、细胞代谢紊乱和功能受损为主要病理生理改变的综合征。可分为低血容量性休克、感染性休克、心源性休克、神经性休克及过敏性休克。休克常继发于大面积烧伤、严重创伤、心脏器质性病变、严重的感染及过敏等。

休克早期的微循环变化可引起皮肤、腹腔内脏和肾脏的缺血缺氧，如继续发展至晚期，可致重要脏器如心、肝、脑、肺、肾等的损害。

（二）临床表现

1. 休克早期 表现为神志清醒，兴奋或烦躁不安、开始出现皮肤及面色苍白、手足湿冷、心率和呼吸增快，脉压减小，尿量正常或减少。

2. 休克期 表现为神志尚清、表情淡漠、皮肤黏膜由苍白转为青紫、手足发冷、脉压小、出现少尿或无尿。

3. 休克后期 表现为昏迷、脉搏极弱或无脉、血压测不到、无尿、全身出血倾向、皮肤黏膜下瘀点，可并发多器官功能衰竭。

（三）社区救护措施

社区护士抢救休克患者时应以挽救生命为第一原则，应采取的主要措施如下。

1. 安置休克体位 将头和躯干抬高20°~30°，下肢抬高15°~20°，有利于膈肌下移，增加肺活量，并可增加回心血量。

2. 保持呼吸道通畅 遵医嘱予以吸氧，提高肺静脉血氧含量；呼吸困难者行气管插管或气管切开，并尽早使用呼吸机辅助呼吸；昏迷者，头偏向一侧，预防舌后坠，及时清除气道内分泌物。

3. 迅速建立静脉通路 迅速建立至少两条以上大静脉通路，待条件允许时，根据情况予中心静脉置管，以恢复有效循环血量。

4. 病因处理 根据休克的病因，采取正确的处理措施。如为低血容量性休克，应快速补液，恢复有效循环血量；感染性休克应在抗休克的基础上控制感染；过敏性休克则应注射0.1%盐酸肾上腺素。

5. 止血、止痛 体表、四肢动脉持续出血者，应在加压止血的基础上进行抗休克治疗；对剧痛引起的休克者，应及时予以止痛。

6. 严密监测生命体征 密切观察体温、脉搏、呼吸、血压、瞳孔、意识、尿量及皮肤黏膜情况。

7. 减少搬动，及时转运 避免过多搬运患者，待病情稍稳定，立刻送医院抢救。

四、喉阻塞的社区紧急救护

（一）概述

喉阻塞亦称喉梗阻，它不是一个独立的疾病，而是一个症状，常因呼吸道异物、喉部或其临近组织的病变使喉腔变窄或发生阻塞引起的严重呼吸困难。若救治不及时可导致窒息死亡。

（二）临床表现

有喉阻塞表现，如突发呼吸困难，以吸气性呼吸困难明显，伴烦躁不安、多汗、全身发绀、吸气时有哮鸣音及三凹征，听诊肺部呼吸音减弱或消失。危重者即刻出现意识丧失、血压下降、脉搏细弱及呼吸停止。

（三）社区救护措施

救护原则：根据病因，采取相应救护措施。

（1）呼吸道异物者可用海姆立克氏（Heimlich）操作法清除气道异物。

（2）因炎症等原因所致的完全性喉部阻塞，应立即行环甲膜穿刺术或切开术，以暂时性缓解呼吸困难。

（3）紧急情况或经上述处理无效，立即行气管插管或气管切开术。发生呼吸心脏骤停时，立即行心肺复苏。

（4）经初步处理后，及时转院。

知识链接

海姆立克氏（Heimlich）操作法

1. 当患者为成人或年长儿时 需保持患者呈站立位，抢救者站在病人背后，双臂环抱病人腰部，一手握拳，另一只手抓住握紧的拳头置于病人的肚脐与剑突的中点，给予迅速、有力、向内向上的力量冲击，连续6~8次，以造成人工咳嗽，重复进行，直至异物排出。

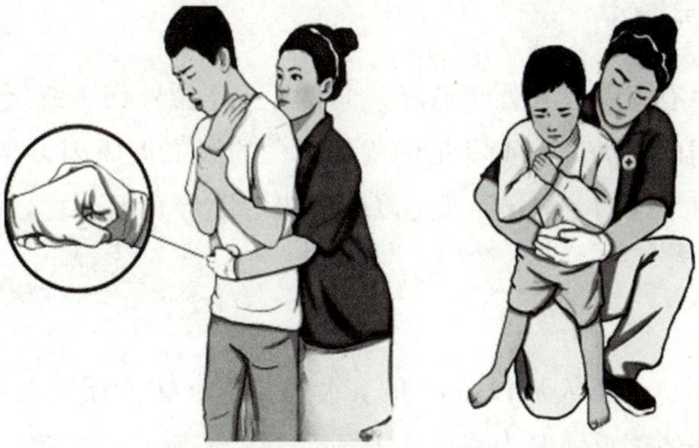

2. 当患者为婴幼儿时 需将婴幼儿两腿分开，置于操作者一侧手臂或一侧膝盖上。头部低于身体，用手掌根在肩胛间区快速拍背5次。然后将婴幼儿翻转身，仍保持头低位，在胸骨中部给予5次快速胸部推压，手法同胸外心脏按压，重复进行。应避免用手指清除气道异物，除非已经能看见异物，并容易抓住。

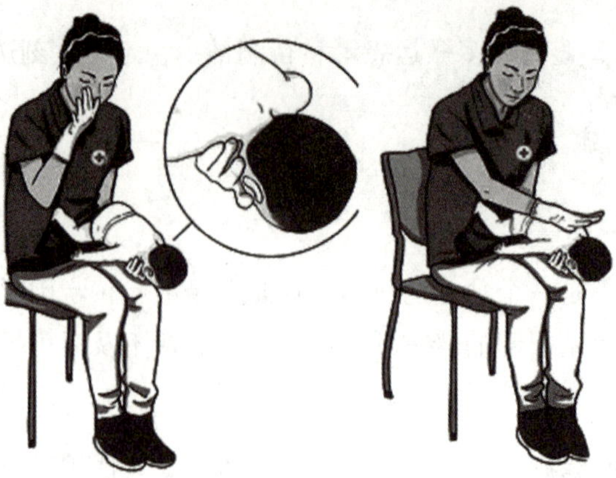

3. 自救 如果自己不小心被食物卡住了，而周围又没有其他人，该怎么办？

可以弯下腰，靠在固定的水平物体上，用它的边缘来压迫我们的上腹部，快速向上冲击直到异物排出。椅子的靠背、桌子的边缘、栏杆扶手、窗台的边缘都能成为自救工具。如果实在找不到这样的物品，自己用拳头来冲击腹部施救，也具有良好的救治效果。

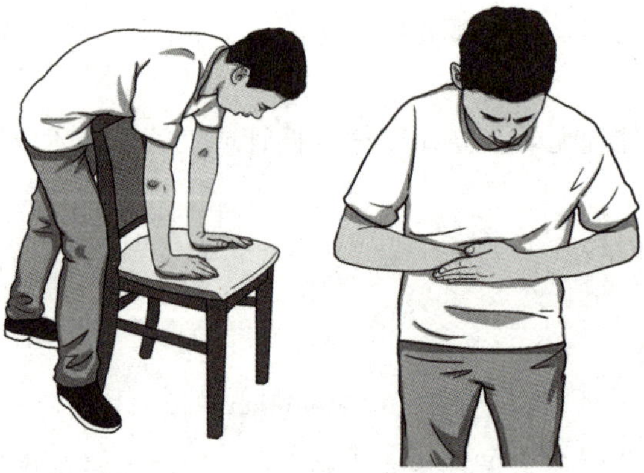

五、溺水的社区紧急救护

据不完全统计，我国每年有5万余人死于淹溺，而在青少年意外伤害致死的事故中，平均每年有近3万名儿童死于淹溺，淹溺已成为1～14岁儿童意外死亡的第二大原因，高危年龄段为1～4岁和11～14岁。溺水的过程很快，一般4～6分钟就可以因呼吸心跳停止而死亡。因此，要争分夺秒迅速积极抢救。

（一）概述

淹溺又称溺水（submersion），指人淹没或浸润于水或其他液体介质中并受到伤害的状况，是常见的意外死亡原因之一。淹溺的严重情况为溺死（drowning），淹溺性心搏骤停或心脏停搏（drowning cardiac arrest，DCA）是淹溺最严重的临床过程。

（二）临床表现

1. 落水时间短者，或人体吸入水量2.2 ml/kg时，可出现轻度缺氧现象，表现为口唇、四肢末端青紫，面部肿胀，四肢发硬，呼吸浅表。

2. 人体吸入水量在10 ml/kg以上者则1分钟内即出现低氧血症，落水时间长者，出现严重缺氧，表现为面色青紫，口鼻腔充满血性泡沫或泥沙，四肢冰冷，昏迷，瞳孔散大，呼吸、心搏停止。

3. 溺死者多呈面色青紫、两眼红肿，口腔、气管、胃及肺内有很多水泡沫，上腹部膨隆，皮肤肿胀，全身冰冷。淡水淹溺后出现溶血，引起血钾升高，导致室颤，造成死亡。海水淹溺后，造成严重的肺水肿，导致心力衰竭、生命丧失。

知识链接

干性溺水

干性溺水是冷水进入呼吸道刺激声门引起反射性痉挛，发生急性窒息；或因冷水刺激皮肤、咽喉部及气管黏膜，引起反射性迷走神经抑制作用，导致心跳骤停或发生原发性休克而死亡。具体表现如下。

1. 出水后不断咳嗽；
2. 喘气费力，鼻孔不断翕动，胸部起伏剧烈；
3. 表现出疲倦状态；
4. 健忘或有呕吐表现。

出现以上症状应及时送至医院进行治疗，必要时进行心肺复苏。

（三）社区救护措施

1. 保持呼吸道通畅　脱离水源后，清除口鼻内的泥沙、污物，必要时用手帕、纱布将舌包裹拉出，开放呼吸道，检查呼吸、脉搏。

2. 对症处理　无呼吸心跳者，立即进行 CPR。无反应的溺水者一旦被移出水中，施救者即应立即开放气道，给予 2 ~5 次能见到胸廓抬起的人工呼吸，普通施救者应立即进行胸外按压及通气循环支持。如仍无反应和呼吸，如果证实有可除颤心律，应立即连接 AED 除颤，但使用 AED 除颤不能停止人工呼吸及胸外按压。低温者要注意保暖。不推荐对溺水者作常规的腹部冲击或倒挂控水或海姆立克氏（HeimLich）操作手法。

3. 建立静脉通路　淡水淹溺者可给予 2% ~3% 氯化钠溶液，但要适当限制输液量；海水淹溺者可给予 5% 葡萄糖溶液和血浆液体，切忌输入 0. 9% NaCl 溶液。可适当使用糖皮质激素，有利于减轻肺、脑水肿、ARDS 等。

4. 经初步处理后，转送医院。

六、急性细菌性食物中毒的社区紧急救护

（一）概述

细菌性食物中毒是因摄入被致病菌或其毒素污染的食物后，引起的一系列临床症状，是社区食物中毒中较为常见的一种。引起的细菌大多是沙门氏菌、变形杆菌、大肠杆菌、肉毒杆菌等。

（二）临床表现

夏秋季发病率高，通常以急性胃肠炎症状为主，如恶心、呕吐、腹痛、腹泻、发热等。不同细菌引发的食物中毒，症状有所不同。

（三）社区救护措施

（1）立即停止进食（可疑）中毒食品。

（2）轻症者无需治疗即可自愈；重症者应立即采取急救措施：①迅速采取排毒措施：如催吐、

洗胃、导泻、清肠；②对症治疗，如输液纠正酸中毒和电解质紊乱、抢救循环衰竭和呼吸衰竭等；③特殊治疗，如合理使用抗生素、抗毒素血清、调节饮食等。

七、烧（烫）伤的社区紧急救护

（一）概述

烧（烫）伤是由热力、化学物品、电流、放射性物质或有害气体及烟雾等致机体组织损害，可伤及皮肤、皮下组织、肌肉、骨骼、关节、神经、血管、内脏等，不仅是局部组织损伤，在一定程度上可引起全身性反应或损伤。

（二）临床表现

烧（烫）伤依据程度分为Ⅰ度、Ⅱ度（浅Ⅱ度、深Ⅱ度）和Ⅲ度。（图 11－2）

1. Ⅰ度 皮肤红肿，疼痛剧烈多为火烧样痛。

2. 浅Ⅱ度 皮肤肿胀有水泡，伴有疼痛。水泡皮脱落后创面渗液较多，红肿。

3. 深Ⅱ度 水泡较小，创面呈淡红色或白中透红，可见小红点。深层可见黑紫色小血管网，渗液较少，感觉迟钝，但也有疼痛感。

4. Ⅲ度 创面苍白或焦黄色，干燥、较硬，多能见到黑紫色树枝样粗大的皮下静脉网，无疼痛感。

严重者可发生休克，一般发生于大面积烧伤（Ⅱ度、Ⅲ度烧伤面积成人占 15%；小儿占 5% 以上）的早期。主要因为在烧伤早期（体液渗出期）体内水分、蛋白质及盐分电解质大量渗出丢失，使人体血容量减少引起。表现为血压下降、心率加快、口渴、烦躁，甚至昏迷而死亡。

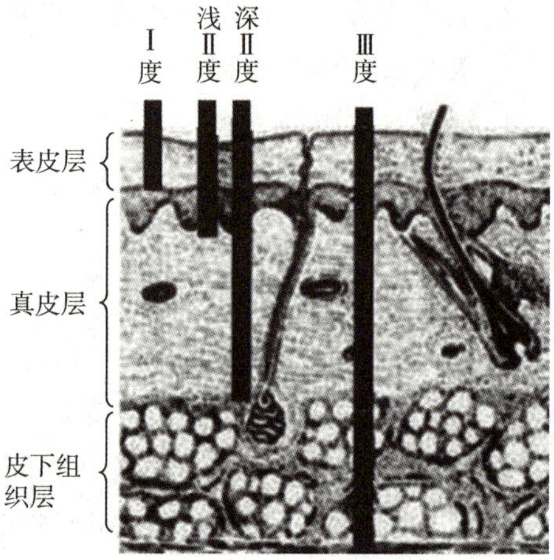

图 11－2 烧伤分度

（三）社区救护措施

1. 迅速消除致病因素 迅速脱离致伤现场，切勿惊慌乱跑、呼喊或用手扑打，以免引起呼吸道烧伤或双手烧伤。被沸水、蒸汽、热油等烫伤，应立即将烫伤的肢体浸入清洁的冷水中或用自来水冲洗，以便迅速局部降温，减少和防止组织损伤。被化学物质烧伤时，创面迅速以大量清水长时间冲洗，不强调使用中和剂。

2. 保护创面 可剪除已经粘连在创面上的衣服，再用无菌敷料或清洁的被单覆盖，尽快送医院救治。注意烧（烫）伤的创面不可涂抹任何药物，更不可以在伤处涂抹油、灰等物，以免造成伤口的感染。

3. 保持呼吸道通畅 检查有无呼吸道烧伤，清除口、鼻腔分泌物和异物，呼吸困难者尽快去除病因、给氧，必要时建立人工气道。

4. 预防休克 较大面积的烧（烫）伤，常有体液的大量丢失，应尽早补充液体，可以口服或静脉补液，并及时转送医院进一步救治。

八、中暑的社区紧急救护

（一）概述

中暑是指人体在高温环境下，由于水和电解质丢失过多，散热功能障碍所引起的以中枢神经系统和心血管功能障碍为主要表现的热损伤性疾病。它是一种威胁生命的急症，可因中枢神经系统和循环功能障碍导致永久性脑损害、肾衰竭甚至死亡。

（二）临床表现

临床上依照症状轻重可将中暑分为先兆中暑、轻症中暑和重症中暑，统称为热致疾病。

1. 先兆中暑　主要表现为大汗、口渴、头晕眼花、头痛、胸闷心悸、注意力不集中，体温正常或略升高，不超过38℃。

2. 轻症中暑　上述症状加重，体温升至38℃以上，早期出现面色潮红或苍白、大汗、皮肤湿冷、脉搏细弱、血压下降、心率快等循环功能紊乱表现。

3. 重症中暑　根据损伤因素作用于机体引起的特定病理生理表现，或者进展过程中特定器官或系统的受损表现，重症中暑又分为热痉挛、热衰竭、热射病，但临床上难以严格区分，可单独或合并存在。

知识链接

热射病

热射病即重症中暑，是由于暴露在高温高湿环境中机体体温调节功能失衡，产热大于散热，导致核心温度迅速升高，超过40℃，伴有皮肤灼热、意识障碍（如谵妄、惊厥、昏迷）及多器官功能障碍的严重急性热致疾病，是中暑最严重的类型。

热射病分为经典型热射病（又称非劳力型热射病）和劳力型热射病。

经典型热射病多见于体温调节能力不足者（如年老体弱者、儿童）、伴有基础疾病者（如精神障碍、脑出血后遗症等）及长时间处于高温环境者（如环卫工人、交警、封闭车厢中的儿童）等；

劳力型热射病多见于既往健康的年轻人，如参训指战员、消防员、运动员、建筑工人等。临床表现：昏迷、抽搐、谵妄、行为异常等；核心温度超过40℃；严重凝血功能障碍或弥散性血管内血。

（三）社区救护措施

（1）迅速离开高温环境，搬运至通风良好的阴凉处，解开衣扣，取平卧位，保持气道通畅。

（2）快速测量体温，脱去多余的或者紧身的衣服，用湿的凉毛巾放置于患者的头部和躯干部以降温，或将冰袋置于患者的腋下、颈侧和腹股沟处帮助患者降温。

（3）饮用含盐冰水或清凉饮料，或遵医嘱给予药物降温，观察降温效果。

（4）有周围循环衰竭者应静脉补充0.9% NaCl溶液、葡萄糖溶液，必要时使用升压药，在积极降温的同时，尽快转院。

九、犬咬伤的社区紧急救护

（一）概述

犬咬伤是指犬齿咬合、切割人体组织导致的皮肤破损、组织撕裂、出血和感染等损伤。犬咬伤处理不当可能导致化脓性感染，还可引起狂犬病、破伤风、气性坏疽等特殊感染。

（二）临床表现

犬咬伤可导致多种组织损伤，如：划伤、穿刺伤、撕裂伤等。大型犬的咬合可产生强大力量并伴有撕扯，可导致严重损伤。致死性的损伤通常发生在幼儿的头部和颈部，或见于幼儿重要器官的直接贯穿伤。当大龄儿童或成人被犬咬伤时，四肢（尤其是优势手）是最易受伤的部位。

咬伤伤口感染的临床表现包括发热、红肿、压痛、脓性分泌物和淋巴管炎，并发症包括皮下脓肿、掌深间隙感染、骨髓炎、化脓性关节炎和菌血症。感染的全身体征包括发热和淋巴结肿大等。局部蜂窝织炎可亚急性发作，损伤后 24～72 小时开始出现；不到 20% 的患者会发生全身性感染，但可能累及骨、关节、血液和脑膜。咬伤后治疗延迟是导致犬咬伤后感染发生率高的重要因素之一。受伤后超过 24 小时才就诊的患者很可能已经出现感染，并且就诊的原因往往是因为感染性症状或体征。

（三）社区救护措施

1. 伤口处理 对于有活动性出血的伤口应给予直接压迫止血，并应在伤口远端区域进行神经血管评估，深至重要结构的伤口应作为严重穿透伤处理。伤口的处理不仅有利于重要解剖结构及功能恢复，同时是预防伤口感染，预防破伤风、狂犬病的重要措施，临床必须重视伤口处置，减少并发症的发生。

2. 伤口冲洗和清洗 充分而正确的伤口冲洗和清洗可使伤口里可能存在的各种病原微生物达到最大程度的清除。用肥皂水（或其他弱碱性清洗剂）和一定压力的流动清水交替清洗所有咬伤处约 15 分钟，然后用无菌纱布或脱脂棉将伤口处残留液吸尽，若清洗时疼痛剧烈，可给予局部麻醉，如条件允许，可以使用专业的清洗设备对伤口内部进行冲洗，以确保达到有效冲洗，最后用生理盐水冲洗伤口，避免在伤口处残留肥皂水或其他清洗剂。

3. 消毒处理 彻底冲洗后用稀碘伏或其他具有灭活病毒能力的医用制剂涂擦或清洗伤口内部，可以灭活伤口局部残存的狂犬病病毒。

4. 清创及扩创 犬咬伤伤口尤其是撕裂伤应清创去除坏死组织，必要时行扩创术，穿刺伤伤口可以进行必要扩创确保清创效果。缝合咬伤伤口时，需要进行充分的冲洗、清创，避免深部缝合（如果可能），预防性抗生素治疗以及密切随访。

目标检测

答案解析

A 型选择题

1. 关于社区紧急救护的要素，下列说法正确的是（ ）
   A. 心跳呼吸骤停患者的急救时间窗为 10 分钟以内
   B. 第一目击者是指第一时间赶到现场紧急救护的医务人员
   C. 第一现场是指在医疗区以外的任何地方
   D. 现场急救技术包括心肺复苏术、除颤等
   E. 社区紧急救护要素包含有第一施救者
2. 猝死患者抢救的黄金时间是（ ）
   A. 最初 4 分钟之内　B. 8 分钟之内　C. 10 分钟之内
   D. 15 分钟之内　E. 20 分钟之内
3. 成人、儿童与婴儿的按压深度分别是（ ）
   A. 5～6cm、5cm、4cm　B. 5～6cm、4cm、3cm　C. 至少 5cm、5cm、4cm
   D. 至少 5cm、4cm、3cm　E. 5～6cm、3cm、2cm
4. 患者昏迷，测得随机血糖，应考虑有严重的、需要关注的显著低血糖（ ）
   A. ＜5.0 mmol/L　B. ＜4.0 mmol/L　C. ＜3.0 mmol/L
   D. ＞5.0 mmol/L　E. ＞4.0 mmol/L
5. 刘先生，30 岁，因车祸导致呼吸心脏骤停，现场抢救时发现患者颈部有外伤，开放气道的方

法是（ ）

A. 推举下颌法 B. 仰面举颏法 C. 单手托领法

D. 双手抬颈法 E. 双手托领法

6. 关于休克早期的表现，下列说法错误的是（ ）

A. 神志清醒，兴奋或烦躁不安

B. 皮肤及面色苍白、手足湿冷

C. 心率和呼吸增快

D. 血压明显降低，脉压增大

E. 尿量正常或减少

7. 陈先生就餐时突发呼吸困难，表情痛苦，伴烦躁不安、全身发绀，其可能出现了（ ）

A. 心绞痛发作 B. 突发脑卒中 C. 突发癫痫

D. 喉阻塞 E. 阑尾炎

8. 无反应的溺水者被施救者移出水中后，施救者需要立即进行的是（ ）

A. 立即开放气道，给予 2 ~5 次能见到胸廓抬起的人工呼吸

B. 立即进行胸外按压

C. 立即寻找并连接自动体外除颤仪（AED）除颤

D. 立即送往医院救治

E. 立即进行常规的腹部冲击或 HeimLich 手法

9. 烧（烫）伤的社区急救护理措施中，首优措施为（ ）

A. 迅速脱离致伤现场 B. 保护创面 C. 保持呼吸道通畅

D. 预防休克 E. 补液

10. 狂犬病病毒常存在于患有狂犬病的狗的（ ）中

A. 唾液 B. 牙齿 C. 四肢指甲

D. 毛发 E. 血液

（张小红）

书网融合……

思维导图 重点小结 微课 习题

第十二章 社区安宁疗护

PPT

学习目标

知识目标：掌握死亡、脑死亡及安宁疗护的概念；社区安宁疗护的工作内容；熟悉死亡教育的目的、作用、意义和内容，以及安宁疗护的服务对象；了解缓和医学开展的条件和原则，安宁疗护起源和发展历程。

技能目标：能正确判断患者对待死亡的态度，并据此提供适当的安宁疗护；具备减轻终末期患者不适，做好终末期患者及家属的沟通和抚慰工作的能力。

素质目标：树立“尊重生命，关爱生命，礼赞生命”理念，具备减轻终末期患者及其家属生理和心理层面不适的能力，能为其提供情感上的支持和抚慰，帮助他们应对临终过程中的困难和挑战。

第一节 死亡及死亡教育

情境导入

情境：沈某，男，63 岁，胰腺癌晚期，子女担心老人接受不了，全家决定对老人隐瞒病情。随着病情的发展，老人身体每况愈下，此时已卧病在床，不能行走。家人看老人即将走到生命的尽头，于是将其罹患胰腺癌的事实告知老人，老人摇着头，眼角噙着眼泪，叹了口气说：“应该早点告诉我的，我还有很多事情没有完成，如今要成为遗憾了。”5 天后，老人离世。

思考：1. 家人隐瞒病情的做法是否妥当？

2. 对沈老先生要如何进行死亡教育？

一、死亡概述

（一）死亡概念和标准

1. 死亡 美国布拉克法律辞典将死亡定义为：血液循环全部停止及由此导致的呼吸、心跳等身体重要生命活动的终止。医学界认为，死亡是人本质特征的消失，是生命活动的终止，也是机体完整性的解体。

2. 科学死亡观 死亡观是人们对待死亡问题的基本观点和态度，是世界观、人生观的有机组成部分。随着社会的进步和科学的发展，人们认识事物能力的提高，死亡观也在发生变化。唯物主义观点认为：生命是物质最高级最复杂的运动形式，人的生命作为具体事物的存在是一个有始有终的过程。有生就有死，生是死的前提条件，死是生的必然发展，死亡是人生的必然归宿，我们应该坦然面对死亡，珍惜有限的人生，创造最大价值，让生命变得更有意义。当死亡来临时，能做到心中无憾，安详无痛苦地面对。

3. 死亡标准 随着科学技术的进步和社会的发展，呼吸机、体外膜肺氧合（ECMO）等现代化仪器的出现，死亡的标准由传统的心死亡向脑死亡演变。

(1)死亡标准演变 ①心死亡标准:一直以来,心脏停止跳动是公认的死亡标准。心跳和呼吸作为生命存在的指征,检查方法简单迅速,具有较高的可靠性,能在短时间内判断人的生死。心跳、呼吸停止代表整个机体功能的瓦解,大脑因缺氧将在短时间内发生脑死亡。②脑死亡标准:随着医学科技的发展,患者的心跳、呼吸、血压等生命体征都可以通过一系列药物和先进设备加以维持或替代,但目前大脑功能尚不能被仪器所替代,死亡标准由心死亡向脑死亡转变。

(2)脑死亡 包括全脑死亡(即脑干死亡和大脑皮质死亡)、脑干死亡及大脑皮质弥漫性死亡3种。1968年,WHO国际医学科学组织委员会规定的脑死亡标准为:①对环境失去一切反应;②完全没有反射和肌肉张力;③自主呼吸停止;④动脉压陡降;⑤脑电图平直。死亡除依据临床判断,必要时可辅以若干诊断技术。

知识链接

美、英、中脑死亡诊断标准

1968年美国哈佛大学医学院制定了人类首个脑死亡判定标准:①不可逆深度昏迷,无感应性和反应性;②自主运动和自发呼吸停止;③脑干反射消失;④脑电活动消失。凡符合以上标准,并在24小时或72小时内反复测试,多次检查,结果无变化,即可宣告死亡。但需排除体温过低(<32.2℃)或刚服用过巴比妥类及其他中枢神经系统抑制剂这两种情况。

英国皇家医学会于1976年提出脑干死亡为脑死亡,1995年英国皇家医学会提出了脑干死亡标准,认为患者脑干反射消失,时间超过12小时以上就可以诊断脑死亡。

2002年,国家卫生部首次推出成人《中国脑死亡诊断标准》,2019年《中国成人脑死亡标准与操作规范》(第二版):①先决条件:昏迷原因明确,排除各种原因的可逆性昏迷;②临床诊断:深昏迷、脑干反射全部消失、无自主呼吸(依赖呼吸机维持,自主呼吸激发试验证实无自主呼吸),以上三项必须全部符合;③确认试验标准:脑电图显示电静息;正中神经短潜伏期体感诱发电位显示双侧N9和(或)N13存在,P14、N18和N20消失;经颅多普勒超声显示颅内前循环和后循环血流呈振荡波、尖小收缩波或血流信号消失,以上三项确认试验至少两项符合。

(二)安乐死

1. 安乐死 安乐死一词来源于希腊文euthanasia,意为“安逸、快乐、无痛苦地死亡”。指患不治之症者,由于不能承受危重状态时精神和躯体的痛苦,在患者及其家属的要求下,经过医生的认可,用人为的方法,使患者在无痛苦状态下度过死亡阶段而终结生命的全过程。

2. 安乐死演进 在古希腊、古罗马普遍允许患者及残疾人“自由辞世”,并可请旁人帮助实施。中国佛教净土宗早期有一本名为《安乐集》的著作,其中“安乐”一词即为善终之意。“文艺复兴”运动赋予人以生的尊严,却不提倡安乐死。19世纪,安乐死开始被视为一种减轻死者不幸的特殊医护措施而被运用于临床实践;2001年,荷兰议会通过了默认安乐死的法律,使荷兰成为第一个正式承认安乐死合法化的国家。2002年,比利时参议院批准通过了安乐死法案,成为继荷兰之后第二个安乐死合法化的国家。截止至2023年,卢森堡、哥伦比亚、加拿大、西班牙、新西兰成为继荷兰、比利时之后,拥有安乐死法规的国家。目前,尽管多数国家在立法上并未承认安乐死的合法性,但大都采取宽容的态度。

知识链接

中国首例安乐死案件始末

1986年6月,一位名叫夏素文的女患者处于肝硬化晚期,伴有肝性脑病、肝功能失代偿。虽经多方救治，病情仍不能控制，4 天后，病情恶化，患者的儿子王明成和女儿看到母亲痛苦难忍，提出能否采取措施，尽快结束母亲的痛苦。医院在患者子女的再三要求下，分两次注射了 100ml 的氯丙嗪。事前在处方上写明了家属要求“安乐死”，并由王明成签名。次日凌晨 5 点，患者死亡。随后两位当事医生和死者的子女以故意杀人罪被逮捕，我国首例安乐死杀人案立案。经过 6 年漫长的审理，被告人被宣告无罪释放。17 年后，当事人王明成因胃癌晚期希望安乐死的要求未能被满足。

3. 安乐死方法 安乐死的方法必须符合社会伦理道德和人道主义原则，在最短的时间内，以无知觉的方式，避免因任何意外而造成痛苦，如冬眠、麻醉、口服安眠药；撤除疾病晚期患者的一切治疗仪器，让其自然死亡，也属安乐死方法之一。安乐死可分为主动安乐死和被动安乐死两类。主动安乐死是指医务人员或其他人采取某种措施加速患者死亡；被动安乐死是指中止维持患者生命的措施，任患者自然死亡。

二、死亡态度

（一）死亡态度概念

指人们对于死亡的思考或看法，及做出反应的心理状态。不同的历史时期，不同的国家、地域、民族，不同的传统文化、社会习俗、政治环境，不同的年龄、文化程度、社会阅历、宗教信仰、健康状况等都影响着人的死亡态度，使每个人对死亡都有独特的思考与看法。

（二）死亡态度的分类

1. 理智型 此类人意识到死亡即将来临，会客观对待，在临终前安排好家庭、工作及身后之事，从容面对死亡。

2. 积极应对型 此类人有强烈的生存意识，会想尽办法努力延长生命，以顽强的毅力与疾病作斗争，积极寻找各种治疗方法以获取生机。

3. 接受型 此类人往往有信仰，他们相信死亡只是一场前往异地的旅行，可以坦然接受。

4. 恐惧型 此类人惧怕死亡，过分珍惜生命，他们不想失去美好的生活，会不惜一切代价寻找药方或治疗方法以延长寿命。

5. 解脱型 此类人可能家境贫寒，不忍拖累家人，觉得活着是一种痛苦，希望尽早结束生命。

三、死亡教育

（一）死亡教育概念

死亡教育指引导人们科学地、艺术地认识和对待死亡，利用死亡学知识服务于医疗实践和社会的教育。死亡教育面向整个社会和全人类，是每个人从小就应接受的基本教育，也是人一生中任何时期都可以接受的教育。

（二）死亡教育的目的

死亡教育的目的在于帮助人们以虔诚及理解的态度面对无法改变的死亡。

1. 使人们获得有关死亡的知识 通过死亡教育帮助人们正确认识死亡的各种表象、情境及反应，了解死亡的原因，预防与延缓死亡的措施，提高为濒死患者及家属提供帮助的能力。

2. 正确、科学地认识死亡 认识到死亡是一个有限生命体的终结，尽可能降低人们对死亡的恐惧，以坦然、积极的态度面对死亡，做好人生最后旅程的规划，毫无遗憾地离开世界。

3. 尊重生命 赋予人们对生命意义的重新思考，懂得尊重、维护及不伤害他人的生命。

（三）死亡教育的作用

1. 帮助人们正确面对死亡 促进人们树立正确的人生观、价值观，同样重视“优死”和“优生”。

2. 提升人们对死亡的认识 使人们以健康、正常的观点来谈论生死，提升人类文明水平，提高人口素质。

3. 帮助患者正确理解和迎接死亡 死亡教育可以使患者对死亡有正确的认识，帮助其真实地表达内心的感受，得到家属支持，认识到自己的价值意义，缓解患者恐惧、焦虑的心理，有尊严的迎接死亡。

4. 给予临终者的家属情绪支持和安慰 良好的死亡教育可使死亡后亲友的心理得以平衡，给予家属以慰藉、关怀，疏导悲痛过程，减轻死者亲属的精神痛苦，保证其健康。

5. 提高临终关怀工作人员的素质 使临终关怀工作者既提高了自身对死亡的科学认识，同时又提升了对临终者及家属身心整体照护的能力。针对死亡不同阶段的心理特点，帮助临终者尊严地、安宁地死去，也帮助丧亲者渡过最困难的哀伤阶段。

6. 预防不合理性自杀 促使人们建立自身的责任感和义务感，正确对待荣辱得失，珍惜生命，有效减少和防止自杀。

（四）普及死亡教育的意义

死亡教育的意义在于：①提高老年人的心理健康水平；②提高青少年的心理健康水平，引导他们用积极的心态面对困境，感悟生命的价值所在；③在力所能及的情况下，尽量缓解家人或朋友对死亡的恐惧；④让人们重新认识生命，尊重生命，降低因漠视生命而不断攀升的自杀率。

（五）死亡教育的内容

死亡教育是死亡知识社会化、大众化的过程，是实施安宁疗护的先决条件。

1. 认识人生的意义，树立正确的生命观 正确的人生观、价值观，是每个人心理活动的关键，生活、学习、工作、娱乐等构成了人生的意义。

2. 认识死亡的本质，树立科学的死亡观 生命有尽，认识到死亡是一个生命体的终结，是个体生命历程中不可缺少的一部分，任何人都无法避免。

3. 保持乐观情绪，端正死亡态度 积极的心理活动有利于提高人的免疫力，良好的情绪、乐观的态度和充足的信心是战胜疾病的良药。人的一生要做到优生优育、优活优死，认识生命的价值所在，做好生病或濒死时调适，克服恐惧死亡的心理，乐观、积极地面对死亡。

总之，开展死亡教育要因人而异，不同的年龄、性格、职业、家庭背景等所采用的教育途径及侧重内容应有所不同。

（六）普及死亡教育的途径

普及死亡教育的途径应根据教育对象和内容的不同进行合理选择，主要有以下几种途径。

1. 家庭教育 死亡教育是从出生到死亡，贯穿人一生所要接受的教育，对于儿童青少年的死亡教育，家长们应该通过电视、电影、文学作品适时给予教育，把握“契机”，如可在孩子熟悉的邻居或老人逝世时，适时给予教育。

2. 学校教育 死亡教育应列入从小学到大学以及成人教育的教学计划。在一些发达国家如美国、日本等，死亡教育已日渐成熟，但我国死亡教育相关课程在学校开展较少。不少专家呼吁，应在医学大中专院校设立死亡教育相关课程，帮助医学生树立科学的死亡观，以便日后可通过医院教育和社会教育等途径，为社会大众死亡教育贡献自己的力量。

3. 医院教育 医务人员面对终末期患者及其家属时，应适时进行死亡教育，使患者能够消除对死亡的恐惧，正视并接受死亡，最终安详、有尊严地死亡；使家属接受亲人死亡的现实，尽快从悲痛中解脱，回归到正常的生活轨道。

4. 社会教育 家庭教育、学校教育及医院教育的对象针对性强。但社会教育面向全部社会大众，可通过电影、电视、新闻、报纸、文学作品及相关的专题讲座完成。

知识链接

死亡教育电影——《寻梦环游记（COCO）》

《COCO》是90届奥斯卡最佳动画长片，2017年由迪士尼和皮克斯动画联合出品。影片以墨西哥的亡灵节为故事背景，讲述了小男孩米格为了追寻音乐梦想，意外进入亡灵世界的故事，让观众体验了亲情、爱和宽恕、追寻的勇气。电影中通过对亡灵世界的描述，让人们和逝去的亲人搭起一座桥，慰藉了生者的心。

四、护士与死亡教育

（一）护士在死亡教育中的作用

1. 护士是死亡事件的重要参与者，在临终阶段为患者实施整体护理，协助其做好死亡准备；待宣布死亡后做好尸体护理。
2. 护士是特殊的死亡教育者，适时地将死亡教育融入日常工作中。
3. 具备死亡调适技能，帮助人们正确面对死亡及丧亲事件，调适悲伤，尽快从悲痛中走出。

（二）护士实施死亡教育的方法与技巧

1. 准确判断、评估终末期患者对死亡的心理反应，针对不同心理阶段特点，正确实施死亡教育。
2. 支持关心患者，了解患者需求，支持、关心、陪伴他们，建立信任，尽量满足需求，与他们共同面对。
3. 学会倾听，在谈论死亡时，患者往往倾向于诉说，而不是听取意见，护士应用心倾听，准确把握他们的真实想法，帮助、鼓励患者把恐惧、忧虑表达出来。
4. 满足患者在宗教信仰方面的特殊要求。
5. 在日常护理工作中，适时融入死亡知识宣教。
6. 帮助死者亲属减轻悲伤。

第二节 缓和医学与安宁疗护

一、缓和医学

缓和医学作为一门学科，已有近50年的发展历史。现代缓和医学起源于一场基督教人士发起的临终关怀运动，该运动的主要宗旨为让临终者在生命的最后时光得以尽量舒适、有尊严、有准备和平静地离世。

1. 缓和医学的定义 1990年，WHO将缓和医学定义为：对一位用当今科技已无法治愈的终末期患者及其家属提供整体性照顾，借以解除疼痛及其他不适症状。2002年，WHO将缓和医学定义修改为：缓和医学是一门临床学科，通过早期识别、积极评估、控制疼痛和治疗其他痛苦症状，包括躯体、社会心理和宗教（心灵）的困扰，来预防和缓解身心痛苦，从而改善终末期患者和家人的生活质量。

2. 实施缓和医疗的原则 ①重视生命，并将死亡视为正常过程；②既不有意加速也不过度延缓死亡；③提供解除疼痛和其他痛苦症状的干预；④为家属提供丧亲辅导；⑤可与以治愈为目标的治疗并行；⑥尊重患者的偏好和价值，满足患者和家属的合理需求。除此之外，实施缓和医疗还应遵守伦理道德原则：①预防和解除患者、家属和照护者的痛苦，不过度延缓死亡等体现了有利和不伤害原则；②尊重患者偏好和价值则体现了尊重自主性原则。

3. 实施缓和医疗的条件 缓和医疗服务是以提高临终阶段质量为根本目的，给予此阶段患者最适当的医疗，以达到控制疼痛及症状的首要服务目标。实施缓和医疗的条件如下：

（1）确诊为不可逆转末期患者，如患恶性肿瘤晚期、高龄久病伴 4 个主要脏器（心、脑、肺、肾）严重功能衰竭、艾滋病等疾病，且预期在短期内会死亡的患者。

（2）在保证患方对相关情况充分知情的基础上，由患者和至少一名家属共同签署相关知情同意书，以明确表达其是否同意接受安宁疗护、放弃维生医疗的一部分或全部。

（3）不给予心肺复苏者。

二、安宁疗护

（一）安宁疗护的概念

安宁疗护（hospice care/palliative care），又叫临终关怀、舒缓医疗、姑息治疗、慈怀疗护、善终服务，是指以终末期患者和家属为中心，以多学科协作模式进行实践，为患者提供身体、心理、精神等方面的照料和人文关怀服务，控制患者的痛苦和不适症状，提高生命质量，帮助患者舒适、安详、有尊严地离世，并使家属的身心健康得到维护和增强。

（二）安宁疗护起源和发展历程

安宁疗护一词译自英文 hospice，原意为“招待所”“济贫院”。在中世纪的欧洲是指设立在修道院附近为朝圣者或旅行者提供中途休息和获得给养的场所。安宁疗护发展成为一门相对独立、成体系的学科开始于 20 世纪，现代临终关怀机构与服务诞生于英国。1967 年 7 月由英国西希里·桑德斯（Dr Dame Cicely Saunders）博士和许多热心奉献人士创办了世界上第一家现代临终关怀护理院即圣克里斯托弗临终关怀院。

“临终关怀”一词的正式应用，始于 1988 年天津医学院临终关怀研究中心的建立，标志我国大陆临终关怀事业的起步。1998 年 10 月我国建立第一家机构型临终关怀医院——上海南汇护理院。2006 年中国生命关怀协会成立，是我国临终关怀事业的里程碑。直至 2017 年，国家卫生计生委颁布的《安宁疗护实践指南（试行）》中确定用词“安宁疗护”，同时将临终关怀、舒缓医疗/护理、姑息治疗、缓和医疗/护理统称为安宁疗护。2017 年，国家卫生计生委印发《关于安宁疗护中心的基本标准和管理规范（试行）的通知》和《关于印发安宁疗护实践指南（试行）的通知》，明确了安宁疗护中心的准入标准、服务管理和操作规范，促进机构规范化建设。同年，通过修改《医疗机构管理条例实施细则》，在医疗机构类别中增加“安宁疗护中心”，进一步加强了安宁疗护机构管理。

2019 年 12 月我国《基本医疗与健康促进法》规定：各级各类医疗卫生机构应当分工合作，为公民提供预防、保健、治疗、护理、康复、安宁疗护等全方位和全周期的医疗卫生服务。至此，安宁疗护上升到法律层面在全国推动。在安宁疗护的发展过程中，国家卫生健康委牵头在安宁疗护人才培养制度、收费制度、医保支付制度等方面进行了探索。但对分级安宁疗护服务体系的建设、医疗机构绩效考核、服务人员工作报酬和职称晋升以及服务人员的从业资质、培训要求、病人收治标准、转诊标准、服务规范及相关法律法规等有待进一步探索和建设。

（三）安宁疗护的意义

安宁疗护更多地强调缓解症状和提高生命质量，给终末期患者提供死亡安抚及职业性的医疗关怀，给予生命意义上的支持；同时，为患者家属提供舒缓性的关怀。

1. 让生命更有尊严 死亡是人生的必然，是生命过程发展的最后归属，能否正确认识死亡影响着人们的生活态度。安宁疗护符合人类自身发展的要求，弥补了在死亡过程中的照护缺陷，帮助患者舒适、安详、有尊严地离世。

2. 社会文明的标志 安宁疗护是医学人道主义的升华，其照料模式使终末期患者的生理、心理和精神得到慰藉；深化和升华了医学人道主义，尊敬老人，善待终末期患者，彰显了人类社会的文明与进步。

（四）安宁疗护的服务原则

1. 以疾病终末期或老年患者及其家属为中心。
2. 以患者自愿、尊重患者、平等公正为导向。
3. 提供身、心、社、灵多方面的医疗照护和人文关怀等支持，以解除痛苦和不适，维护其尊严，直至生命最后一刻。
4. 由多学科团队为患者和家属提供全方位帮助，包括居丧期哀伤辅导。

（五）安宁疗护的服务对象

由于对生命末期的界定没有统一的标准，现有的医学手段无法准确预测生存期，安宁疗护服务对象的准入仍然在探索中。目前只要病人符合以下条件都可以获得安宁疗护服务：①疾病终末期，出现症状者；②拒绝原发疾病的检查、诊断和治疗者；③接受安宁疗护的理念，具有安宁疗护的需求和意愿者。

安宁疗护的服务对象为经医疗机构医师明确诊断疾病终末期或老年患者经评估预期生存期在6个月以内；有安宁疗护服务需求，患者和家属同意接受服务约定或协议。居家安宁疗护的服务对象为：卡氏功能评分量表（Kamofky performance status，KPS）≤70分，姑息功能量表（palliative performance scale，PPS）评估预期生存期≤6个月；住院安宁疗护的服务对象为：卡氏功能评分量表≤50分，姑息功能量表评估预期生存期≤3个月。

知识链接

安宁疗护常用评估量表

卡氏功能评分量表（Karnofky performance status，KPS）是评价患者功能状况的工具，已被证明是评估生存期的可靠指标。主要依据患者能否正常活动、病情、生活自理程度，把患者的健康状况视为总分100分，每10分为一个等级，分值越高代表患者功能状态越好。

姑息功能量表（palliative performance scale，PPS）是对KPS的一种改进，由医生或者熟悉患者的工作人员从安宁疗护患者的移动、活动能力和疾病情况、自理能力、进食情况、意识水平进行评估，能预测终末期患者的生存期限。PPS得分共分为11个水平，分值越高代表患者功能状态越好。

（六）安宁疗护患者的权利

1. 生命的维持权 终末期患者同样享有维持生命的权利，他人不能剥夺。

2. 公正的医疗权 终末期患者应享受平等、周到、得体的医疗护理服务，不受经济、文化、教育及宗教等背景以及医疗费用支付方式的影响。

3. 知情同意权 终末期患者有获得自己病情、预后及选择和同意治疗计划的权利。

4. 隐私保密权 患者有要求保护个人隐私的权利，有权要求医院以保密的方式处理所有与其医疗和住院有关的信息和记录。

5. 尊重死亡权 当死亡已不可避免，终末期患者有体面地死去的权利，他人不能剥夺其死亡的尊严。

（七）安宁疗护疗法

1. 尊严疗法 “尊严”是每个人与生俱来的权利，伴随着人的成长、成熟、衰老直至死亡。当患有各种疾病或临终时，尊严的相关问题不容忽视。尊严疗法采用访谈形式，由医护人员、心理师或精神学家实施。访谈前评估患者的尊严基线水平，介绍尊严疗法，让患者阅读访谈提纲并进行思考。加拿大马尼托巴大学 Chochinov 教授等创立的“尊严疗法”在提升终末期患者对生命意义的认知、增强其尊严感等方面卓有成效。

2. 音乐疗法 指个体在治疗期间或处于疾病状态时，有控制地使用音乐对其生理、心理以及情绪产生影响的一种治疗方法。其运用于安宁疗护中有利于减轻患者的疼痛以及焦虑、抑郁情绪等。中医音乐疗法则是指根据不同调式音乐的特性，匹配五行关系，从而选择合适的曲目进行治疗。亦可采用音乐按摩治疗、音乐针灸治疗、音乐气功治疗、音乐运动治疗等综合音乐疗法。

3. 人生回顾疗法 是一种通过回顾、评价及重整一生的经历，使人生历程中一些未被解决的矛盾得以剖析、重整，帮助个体发现新的生命意义的心理、精神干预措施。该疗法有助于提升患者的自尊心、自信心及减轻抑郁情绪等，亦可增进患者与他人的沟通并肯定人生的意义。人生回顾疗法可采取个别或小组团体的形式，选择终末期患者感兴趣的主题，并运用引导物如照片、音乐、旧的玩具、气味、地图和食物，或者一些与特定历史阶段联系在一起的收藏品等进行干预。

4. 绘画疗法 是让绘画者通过绘画活动的创作过程，利用非言语工具，将潜意识压抑的情感与冲突呈现出来，并且在绘画的过程中获得疏解和满足，从而达到诊断与治疗的效果。绘画治疗是以绘画活动为媒介的艺术治疗方式之一，通常采用的方法有画曼陀罗、“房 - 树 - 人”等。其中曼陀罗是结构严密、完整且以圆轮等形状相结合组成的图案，可以帮助患者从中获得圆满感，增强内心秩序感。

5. 叙事疗法 “叙事”即讲故事，或者类似讲故事的事件或行为，用来描述前后连续发生的系列事件，通过咨询者倾听他人的故事，运用适当的方法，使问题外化，帮助当事人找出遗漏的片段，从而引导来访者重构积极故事，以唤起当事人发生改变的内在力量的过程。

6. 放松疗法 是通过机体的主动放松使人体验到身心的舒适，以调节因紧张反应所造成的心理、生理功能紊乱的一种行为治疗方法。

7. 意义疗法 是一种引导个体寻找和发现生命的意义、树立明确目标、以积极的态度来面对和驾驭生活的整合性心理治疗和咨询方法。意义疗法将意义、价值纳入心理治疗的范畴，根本目的是让患者面对生活中的痛苦，找到生命存在的意义，改善精神健康，提高生活质量。

8. 沙盘游戏疗法 又称箱庭疗法，是一种心理治疗技术。求助者在心理咨询师的陪伴下，利用各种沙具和沙子，在沙箱中制作一个场景，以展现求助者的潜意识，促进意识与潜意识的沟通与融合；并且通过将集体潜意识的原型表现在沙盘中使原型进入意识层面而促进这些原型的发展最后实现心理治疗。一般较适合儿童、不擅长语言表达、想象力丰富、思维空间强的人群。

知识链接

美国——《临终患者的权利》

美国国会制订《临终患者的权利》，规定临终患者具有以下权利：①直到我死，我有权享受任何生者的权利；②我有对未来抱着希望的权利，纵使希望可能是很渺茫的；③无论情况发生什么变化，我有权接受那些抱着希望的人的照护；④我有权以自己的方式表达对临近死的感受及情绪；⑤我有权参与决定照顾我的方式；⑥我有权要求医疗及护理的继续照顾，即使治疗的目标必须从治愈转变为安慰；⑦我有权要求不要自己一人孤独地离开人世；⑧我有权要求不受痛苦；⑨我有权要求自己的提问得到真实的回答；⑩我有权不受欺骗；⑪我有权要求我的家属在接受我死亡的事情上得到帮助，并希望从我的家人处得到帮助；⑫我有权死得平静而有尊严；⑬我有权保留自己的个性及决定权，如与别人的决定或信仰不同时不受批评；⑭我有权与具有共同宗教信仰的人讨论或扩大自己的宗教信仰及精神感受，不论这样的事情对别人意味着什么；⑮我有权要求死后的遗体能够得到尊重；⑯我有权要求受到细心、敏锐、有知识的人的照顾，因为他能充分了解并尽力满足我的需要，而且在照顾我死亡的过程中使我也得到满足。

（八）安宁疗护患者的需求

安宁疗护患者的需求包括生理、心理、社会和精神四个方面。

1. 安宁疗护患者的生理需求

（1）症状护理　终末期患者可能会出现高热不退、虚汗不止、疼痛难忍甚至大小便失禁等严重症状，应及时给予患者合理有效的护理措施，控制患者的疼痛，改善其症状以提高舒适度。

（2）环境　患者所处环境应有利于患者的活动、治疗和护理的实施，保持居室的整洁、安静、阳光充足、空气流通。

（3）体位　协助患者翻身并安置舒适、安全的体位。

（4）饮食和睡眠　鼓励患者多进食高蛋白、高热量食品；保证患者的睡眠质量，必要时，按医嘱服用镇静剂或安眠药。

（5）口腔和皮肤的护理　包括：①保持口腔清洁，避免感染，增加舒适度；②保持床单、被褥、衣服的干燥、舒适；③用热毛巾擦浴，及时消除临终前散发的气味，维护其尊严。

（6）排泄护理　保持患者大小便通畅及导尿管的清洁卫生。

2. 安宁疗护患者的心理需求

（1）接触和关爱　随着疾病给终末期患者身体带来的变化日益增大，容易引起他们的不安、恐惧、压抑和痛苦。此时，需要我们与患者多接触，给予更多的关爱，尽量满足他们的心理需求，帮助他们度过人生最困难的时刻。

（2）身体接触　身体接触是一种基本需要，是传递爱意和安全感的最好方式，对于处于恐惧中的终末期患者尤为重要。

3. 安宁疗护患者的社会需求

（1）尊重患者的人格尊严，维护其社会权利。

（2）提供人性化环境，提高终末期患者生活质量：①营造温馨的家庭式临终病房；②组织丰富多彩的文化娱乐活动；③尽力满足终末期患者的最后遗愿。

（3）增加社会支持：在护理工作中，同样要重视对患者家属的心理辅导，指导家属主动为患者营造和谐的氛围；生活上给予患者照顾，精神上给予患者安慰，及时疏导和排除患者的不良情绪。另外，还可鼓励患者加入终末期患者互助小组，志愿者可参与陪伴和提供支持等增加其社会支持。

4. 精神需求　终末期患者往往因为疾病带来的痛苦和心理负担，对生活失去信心，希望找人诉说，急需找到精神上的寄托，对精神方面的需求较高。医护人员要尊重不同宗教信仰、文化背景和社会环境的患者对死亡与临终的态度，为患者和家属提供人性化服务，帮助其寻求生命存在的意义和价值以面对自己的境遇，减轻其对死亡的恐惧、忧虑，使其得到精神上、感情上、信仰上的关怀。

三、社区安宁疗护

（一）社区安宁疗护机构

广义的安宁疗护机构是指各种以临终关怀学术研究、教育培训和临床服务为主要任务的组织和团体；狭义的安宁疗护机构是指直接向晚期患者及其家属提供各种安宁疗护服务的组织和团体。一般有独立的安宁疗护中心、附设的临终关怀机构及家庭临终关怀机构三种类型。

1. 日间照护中心　又称“日间照护部”或“日间临终关怀部”，不隶属于任何医疗护理或其他医疗保健服务机构，属于独立的临终关怀院的一种。包括“周末型”日间临终关怀服务和“平日型”日间临终关怀服务两种服务方式。

（1）“周末型”日间临终关怀服务　是家庭临终关怀的补充。终末期患者每周有5天时间是在自己家中接受家庭临终关怀服务，主要由家属对其进行照顾。为了缓解家属每日照顾的辛苦与压力，终末期患者周末2天时间在此度过。

（2）“平日型”日间临终关怀服务　主要针对那些白天由于工作等原因无暇照顾临终者的家属，且临终者的身体条件允许其每日回家人群。终末期患者在日间关怀部一般是上午接受医护人员的照护，下午在活动室活动，晚上回到家中。与24小时独立临终关怀部的照护相比，接受该服务方式的患者和其家属相处时间较长，白天得到了照护，特别是躯体疼痛得到了有效控制，晚上回到家中会感到舒适，能更加体会到家的温暖。

2. 居家照护　又称“家庭临终关怀”，是临终关怀基本服务方式之一，指终末期患者住在家中，由家属提供日常照护，家庭临终关怀机构常规地提供临终患者和其家属所需的各种服务。家庭临终关怀服务应能提供每周7天，每天24小时的昼夜服务。

（二）社区安宁疗护的工作内容

1. 缓解疼痛　疼痛是终末期患者最恐惧的症状，疼痛如果得不到缓解，将极大地影响到他们的生活质量。因此，缓解疼痛是安宁疗护服务的重要任务。终末期患者镇痛治疗应遵循“三阶梯止痛原则”。

知识链接

面部表情疼痛评估法

面容1：表示面带笑容全无疼痛，0分。

面容2：极轻微疼痛，2分。

面容3：疼痛稍微明显，4分。

面容4：疼痛显著，6分。

面容5：重度疼痛，8分。

面容6：最剧烈的疼痛，10分。

Wong-Baker面部表情量表

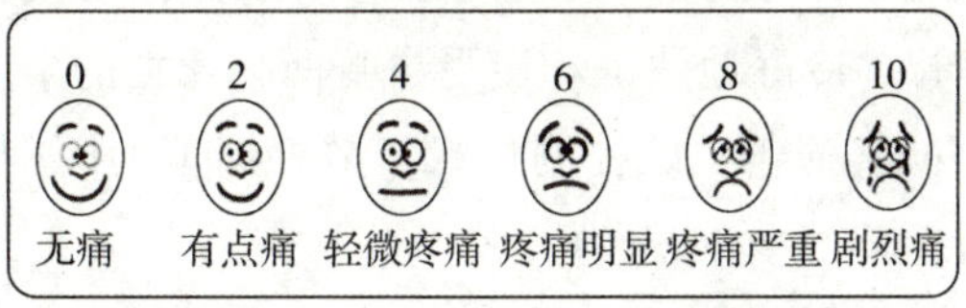

（1）首选无创途径（口服或贴剂）给药，方便患者家庭用药和使用安全。

（2）按阶梯给药：根据患者疼痛的程度按阶梯给药，轻度疼痛选用非甾体类抗炎药；中度疼痛选用弱阿片类药物；重度疼痛选用强阿片类药物。

（3）按时给药：即按药物的半衰期定时给药，保证有效平稳的血药浓度，患者突发剧痛时，可按需给予止痛药控制。

（4）个体化用药：根据患者的疼痛程度及性质、药物的副反应、年龄、用药习惯等实行个体化给药，以获得最佳的镇痛效果和最小的不良反应。

2. 控制症状 症状控制是安宁疗护的核心内容。安宁疗护病人常见的症状包括躯体方面的疼痛、呼吸困难、恶心呕吐、睡眠障碍等，还可能包括精神方面的症状，如谵妄、神智混乱、抑郁症等。这些症状常常合并以症状群的形式出现，相互影响，给病人带来极大的痛苦。

3. 心理抚慰 终末期患者除躯体疼痛等不适外，还伴有极大的精神压力，沉重的精神负担会严重影响患者的生活质量，因此，要注重对终末期患者的心理抚慰。

（1）疾病的不确定性使终末期患者感到恐惧及抑郁，此时家属的陪伴和在场就等于发出了信息：“我在这儿，我不会放弃你。”

（2）患者自尊心较强，情绪易高涨，当痛苦呻吟时，应体谅和包容，更加细心地照顾患者。

（3）临终者常因自己成为家人的负担与累赘而觉得内疚和自责，此时，应想办法解决患者的后顾之忧。

（4）临终者易感到孤独，照顾者可陪患者读报、听音乐、进行户外活动，以改善其心境。

4. 死亡教育 是临终关怀的重要内容。在进行死亡教育时护理人员应与患者建立相互信任的治疗性关系，坦诚沟通关于死亡的话题，不敷衍，不回避，尊重患者对死亡的态度。

5. 遗体护理 指在患者去世后对其身体的照顾，保持遗体清洁，使逝者干净、整齐、安详。既能维护逝者尊严，又能使家属心里得到抚慰。

6. 哀伤辅导 哀伤（grief）也称为悲伤，是人在面对失落或丧失时所产生的心理状态和情感反应。丧亲是重大的个人生命危机，会对健康造成严重影响。哀伤辅导的目的是帮助病人家属顺利度过悲伤阶段，恢复正常的日常生活。狭义的哀伤辅导是指对丧亲者的辅导。包括患者临终阶段的家属哀伤辅导和丧亲者居丧期的哀伤辅导。

（1）患者临终阶段的家属哀伤辅导 ①提供患者的治疗和病情等信息；②解决缓和和家属间的冲突，鼓励其表达情感，协助患者完成心愿；③允许家属陪伴，并为家属提供治疗性陪伴；④引导患者和家属为临终决策做准备。

（2）丧亲者居丧期的哀伤辅导 ①提供安静、隐私的环境；②在尸体料理过程中，尊重逝者和家属的习俗，允许家属参与，满足家属的需求；③陪伴、倾听，鼓励家属充分表达悲伤情绪；④尊重葬礼或其他不同的悼念仪式，并为家属提供支持性信息，帮助家属接受现实，与逝者真正告别；⑤鼓励家属参与社会活动，通过朋友、同事等的社会支持，顺利度过居丧期，开始新的生活等辅导内容。

（三）社区安宁疗护护士应具备的素质

1. 安宁疗护护士的道德责任

（1）让患者减少对死亡的恐惧 医务人员应鼓励患者表露内心的感受，满足患者的心理需求，以恰当的方式让终末期患者理智、冷静地认识和接受自身面临死亡的事实。

（2）努力控制患者症状，减轻痛苦 以控制症状、减轻痛苦为原则，结合适当治疗安慰、援助、照护，增加终末期患者的舒适。

（3）关怀安抚患者，让其安然逝去 ①医务人员应该表情亲切，语言恳切；②在医护操作上，动作应轻巧、敏捷、稳当、有序，尽量减少噪声；③患者濒死时，医务人员应守护在患者身边，避免产生孤独感，精心照料。使患者在生命最后时刻，感受到关怀、体贴和慰藉，安然逝去。

2. 安宁疗护护士的沟通技巧　美国纽约东北部的撒拉纳克湖畔，镌刻着西方特鲁多医生的名言："有时去治愈；常常去帮助；总是去安慰。"对于任何治疗技术都显得苍白无力的终末期患者，真正需要的是摆脱死亡带来的内心痛苦与恐惧，获得心理的平静。因此，有效的沟通显得尤为重要。

（1）安宁疗护护士沟通的基本要求

1）真正关心患者：从终末期患者角度考虑问题，观察患者的动作和表情，捕捉他们的心理变化信息，及时与其沟通，尽量满足患者的需求，解除心理上的痛苦。

2）避免伤害患者：终末期患者心理脆弱，在沟通中要尽量避免在语言和情感上的伤害。

3）心灵的沟通：与终末期患者建立彼此信任的关系，鼓励其表达内心真实的想法，如有的患者想与某位朋友或亲人见面，有的患者想重返故居，有的患者想老伴陪伴等，在条件允许的情况下，应尽量满足。

（2）安宁疗护护士的沟通方式

1）目光接触：通过目光接触，安宁疗护护士要能发现患者的心理和情感需求，也要善于通过目光的接触表达对患者的关注、鼓励和支持。

2）触摸：当终末期患者感觉功能已经衰退，听觉和视觉变得迟钝，意识处于半清醒状态时，温暖的触摸可以传递我们的关心。触摸方式有：①双手握住患者的手，做一些轻柔的按摩，或抚摸患者的身体；②单手与患者的手轻轻相握，做一些缓慢的手指运动；③抚触患者的手臂。

3）关注：通过目光、神态等非语言行为表达关切，告诉患者你与他同在，且正在仔细倾听其忧虑、痛苦。

4）倾听：即积极、主动、全神贯注地聆听终末期患者的诉说，做出相应的反应。倾听时应有耐心，做出会心的呼应，让患者乐意向你敞开内心世界。

（3）安宁疗护护士的告知技巧

1）告知时机：在患者情绪平稳时告知，容易被接受。患者情绪不稳定时对医护人员缺乏信任，若此时告知，患者不易接受。另外，还应根据患者性格选择合适的告知时机，性格开朗者应尽早告知，多愁善感、性格内向者要选择恰当的时机并讲究告知方法。

2）告知环境：选择安静、保密、舒适的环境进行告知，有利于患者在得知病情后心理反应保持平稳，不至于波动过大。

3）告知方式：选择面对面告知方式可随时观察患者的情绪变化，在交流过程中除巧妙运用鼓励性、安慰性和保护性语言沟通外，还可运用眼神交流和肢体语言。

（四）丧亲者的护理

1. 丧亲者的心理历程　在深爱的人去世后，随之而来的是一段痛苦的适应期，其中涉及丧亲和悲痛。丧亲是指对某个人死亡这一客观事实的承认和接受，而悲痛则是指对他人去世的一种情感反应。

（1）震惊与怀疑期　这是丧失亲人后的第一反应，是一种防卫机制，将死亡事件暂时拒之门外，让自己有充分的时间加以调整，特点是震惊、拒绝接受、感觉麻木。此阶段在病程较短或突发意外死亡时反应明显。

（2）觉察期　意识到亲人确实死亡，痛苦、空虚、气愤等情绪伴随而来，哭泣常是此阶段的主要特征。

（3）恢复常态期　家属带着悲痛的情绪着手处理死者后事，准备丧礼。

（4）释怀期　随着时间的流逝，丧亲者认清亲人已逝，逐渐从颓丧中解脱出来，重新对生活产生兴趣，将逝者永远怀念。

2. 帮助家属正确应对丧亲事件　如果应对不当，长期的抑郁和痛苦，必将影响到丧亲者的身体健康和生活质量。作为安宁疗护护士，应给予丧亲者情感上的支持和心理的疏导，帮助他们正确应对丧亲事件。

（1）正确评估丧亲者的心理应激反应程度，分析丧亲者的悲伤症状和相关影响因素，对其应激水平和适应能力给予全面、准确的评估，并按悲伤的不同阶段制定相应护理措施。

（2）认真倾听丧亲者的诉说，鼓励他们宣泄悲伤情绪，运用非语言方式如鼓励的眼神、强有力的握手等表达理解和支持。

（3）讲解有关死亡教育的相关知识，提供应对方法，安慰丧亲者面对现实，使其意识到安排好未来的工作和生活是对死者最好的悼念，积极地面对现实。

（4）加强支持系统，让丧亲者信任的朋友经常陪伴，使他们感觉自己并不孤单；鼓励丧亲者与有相同经历的个人或相关团体建立联系，使他们获得慰藉，淡化个人丧失；对丧亲者进行不定期的随访工作，了解他们的心理状况，便于及时进行心理疏导。

目标检测

答案解析

A 型选择题

1. 下列哪项不是 WHO 对脑死亡的判断标准
   A. 对环境失去一切反应
   B. 完全没有反射和肌肉张力
   C. 自主呼吸停止
   D. 心跳停止
   E. 脑电图平直
2. 下列对待死亡的心理类型描述正确的是
   A. 积极应对型能从容地面对死亡，并在临终前安排好后事
   B. 理智型能用顽强的意志与病魔做斗争
   C. 恐惧型极端害怕死亡，十分留恋人生
   D. 接受型对生活已毫无兴趣，觉得活着是一种痛苦
   E. 解脱型认为死亡是到天国去，是到另一个世界去
3. 某丧亲者沉浸在巨大的悲痛之中，并开始承认将与死者永久分离的现实，家属带着悲痛的情绪着手处理死者后事，准备丧礼。他属于丧亲后悲痛哪一阶段
   A. 震惊与怀疑期　　B. 恢复常态期　　C. 觉察期
   D. 释怀期　　E. 适应期
4. 张护士，在临终病房工作，她每天的重要工作内容之一就是无论患者当时是否有疼痛的主诉，都给予止痛药。该护士遵循的是哪一原则
   A. 无创给药　　B. 个体化给药　　C. 按时给药
   D. 按需给药　　E. 按阶梯给药
5. 安宁疗护的服务原则不包括
   A. 以疾病终末期或老年患者及其家属为中心

B. 以患者自愿、尊重患者、平等公正为导向

C. 提供身、心、社、灵多方面的医疗照护和人文关怀等支持，以解除痛苦和不适，维护其尊严，直至生命最后一刻

D. 由多学科团队为患者和家属提供全方位帮助，包括居丧期哀伤辅导

E. 延长患者生命

6. 安宁疗护的服务对象不包括

A. 疾病终末期，出现症状者

B. 拒绝原发疾病的检查、诊断和治疗者

C. 接受安宁疗护的理念者

D. 具有安宁疗护的需求和意愿者

E. 患有急/慢性病患者

（郑翠红）

书网融合……

思维导图　重点小结　微课　微课课件　习题

参考文献

[1] 徐国辉．社区护理学［M］．4 版．北京：人民卫生出版社，2019.

[2] 王晓莉．社区护理学［M］．2 版．北京：人民卫生出版社，2020.

[3] 江刚，王晓松，赵允伍，等．大健康视角下社区健康管理问题与思考［J］．南京医科大学学报（社会科学版），2022，22（1）：31－35.

[4] 李婧，杜颖，徐腾达，等．健康管理行业和学术体系在中国的兴起及展望［J］．中国科学：生命科学，2021，51（8）：1156－1161.

[5] 卫丹，刘沫，田园．国内基于奥马哈系统的护理研究现况分析［J］．中国实用护理杂志，2016，32（11）：5.

[6] 张雪．互联网＋社区健康管理服务模式探究［J］．健康大视野，2020（6）：1.

[7] 吴文君．社区护理学［M］．北京：中国医药科技出版社，2022.

[8] 刘楠，李卡．康复护理学［M］．北京：人民卫生出版社，2022.

[9] 谢家兴．康复护理常规与技术［M］．北京：人民卫生出版社，2022.

[10] 胡秀英，肖惠敏．老年护理学［M］．北京：人民卫生出版社，2022.

[11] 左凤林．社区护理学［M］．北京：中国医药科技出版社，2018.

[12] 左凤林．社区护理学［M］．北京：人民卫生出版社，2016.

[13] 李葆华，赵志新．传染病护理学［M］．北京：人民卫生出版社，2022.

[14] 姜丽萍．社区护理学［M］.5 版．北京：人民卫生出版社，2021.

[15] 李兰娟，任红．传染病学［M］.9 版．北京：人民卫生出版社，2018.

[16] 郑晓，田峰，陈一鸣，等.2002—2022 年我国多重慢病领域研究热点及演进趋势分析［J］．中国全科医学，2023，26（21）：2567－2573.

[17] 李为民，罗汶鑫．我国慢性呼吸系统疾病的防治现状［J］．西部医学，2020，32（1）：1－4.

[18] 吴静，郭立新．中国糖尿病地图［M］．北京：人民卫生出版社，2022：23－28.

[19] 中华医学会糖尿病学分会．中国 2 型糖尿病防治指南（2020 年版）［J］．中华糖尿病杂志，2021，13（4）：317411.

[20] 王卫庆，王桂侠，王颜刚，等．国家标准化代谢性疾病管理建设规范及管理指南［J］．中华内分泌代谢杂志，2019，35（11）：907－926.

[21] 李春玉．社区护理学［M］．4 版．北京：人民卫生出版社，2017.

[22] 崔焱，张玉侠．儿科护理学［M］．7 版．北京：人民卫生出版社，2021.

[23] 安力彬，陆虹．妇产科护理学［M］．7 版．北京：人民卫生出版社，2022.

[24] 张晓霞．社区护理学［M］．北京：中国医药科技出版社，2021.

[25] 乌建平，何凤英，代爱英．社区护理学［M］．北京：北京大学医学出版社，2019.

[26] 姜新峰，王秀清．社区护理学［M］．北京：人民卫生出版社，2019.

[27] 朱海玲．社区老年慢性病患者应用“互联网＋”家庭护理管理模式的效果［J］．互联网周刊，2022（17）：65－67.

[28] 盛艳蕾，胡露红，何丽，等．丧亲者哀伤辅导及其干预模式的研究进展［J］．护理研究，2024，

38（5）：843－848.

[29] 纪光伟，周明飞，周雨欣，等. 国内外安宁疗护发展模式的研究与评价［J］. 实用医学杂志，2024，40（7）：877－886.

[30] 姜姗，李忠，路桂军，等. 安宁疗护与缓和医疗：相关概念辨析、关键要素及实践应用［J］. 医学与哲学，2019，40（2）：37－42.

[31] 史曙生，均衡，博弈. 青少年体质健康促进的生态竞争模式及其实践［M］. 南京：河海大学出版社，2019.

[32] 中国老年保健协会第一目击者现场救护专业委员会. 中国现场救护第一目击者行动公众指南(2023)［J］. 中华危重病急救医学，2023，35（2）：113－123.

[33] 周明，张娜，蒋新军，等.《院前急救待援期公众应对措施专家共识》解读［J］. 中华急危重症护理杂志，2023，4（1）：71－74.

[34] 中华医学会神经病学分会，中华医学会神经病学分会脑血管病学组. 中国脑出血诊治指南(2019)［J］. 中华神经科杂志，2019，52（12）：994－1005.

[35] 中国研究型医院学会心肺复苏学专业委员会，中国老年保健协会心肺复苏专业委员会，中国老年保健协会全科医学与老年保健专业委员会，等. 中国淹溺性心脏停搏心肺复苏专家共识［J］. 中华急诊医学杂志，2020，29（8）：1032－1045.

[36] 刘统治，金国娥. 浅谈对《常见动物致伤诊疗规范（2021年版）》紧急处置的认识［J］. 中国实用乡村医生杂志，2022，29（3）：15－19.

[37] 桂莉，金静芬. 急危重症护理学［M］. 5版. 北京：人民卫生出版社，2022.